常用中药
养生图册

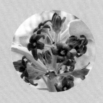

张贵君　主编

U0297658

中国医药科技出版社

图书在版编目（CIP）数据

常用中药养生图册 / 张贵君主编.-- 北京：中国医药科技出版社，2017.2

ISBN 978-7-5067-8687-4

Ⅰ.①常… Ⅱ.①张… Ⅲ.①中草药—养生（中医）—图集 Ⅳ.①R212-64 ②R243-64

中国版本图书馆CIP数据核字（2016）第216687号

美术编辑　陈君杞
版式设计　锋尚设计

出版　中国医药科技出版社
地址　北京市海淀区文慧园北路甲22号
邮编　100082
电话　发行：010-62227427　邮购：010-62236938
网址　www.cmstp.com
规格　958×650mm　¹/₃₂
印张　30¹/₂
字数　502千字
版次　2017年2月第1版
印次　2018年7月第2次印刷
印刷　北京盛通印刷股份有限公司
经销　全国各地新华书店
书号　ISBN 978-7-5067-8687-4
定价　88.00元

内容提要

　　中药是养生健体的最佳选择。本书收录了400余种中药饮片，多为药食两用之品，对于居家使用来说，已经是品种齐全、得心应手的中药养生书。

　　本书开本小，携带方便，随手翻随时看。药材图片又大又清晰，看图辨识一目了然，一旁的图注让识别更加精准方便。无论是学生学习，还是居家用药，都能轻松辨别。

　　本书对中药的文字介绍非常全面，不仅有功效和主治，还有古代医书中的"经典配方"，更有"养生药膳"，让中药进入餐桌，更加适用于居家生活。

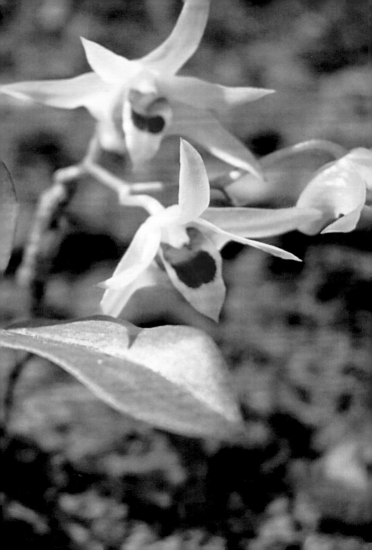

编委会

前言

　　中药是中华民族得以繁衍生息的物质保障，具有悠久的传承历史和临床使用的科学依据。基于长期的临床实践，中药与近代的化学药物和生物药物相比，具有药品安全性的优势，因此备受世界各国人民的青睐。为了普及中药知识，使广大使用中药的人群对中药有深刻了解，指导和监督合理使用中药，保证其临床使用或食疗保健的安全性和有效性，作者在参考《中华人民共和国药典》（2015年版）基本饮片基础上，撰写了《常用中药养生图册》一书。

　　本书以图文结合的形式收载了400余味常用中药饮片，尤其注重中药的传承内涵，图文并茂，好记易懂，集中药科学知识、技术、文化于一体。本书以基本知识为主线，传统与现代结合，继承与发展结合，为家庭药房提供了用药常识。内容主要

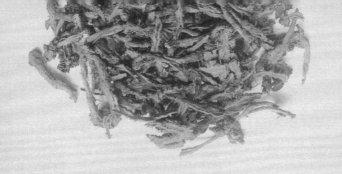

有：中药的基本概念、中药性能（四气、五味、归经、升降浮沉）、中药配伍原则、中药配伍禁忌（"十八反""十九畏"及妊娠禁忌）、中药剂型、用法用量、中药调剂基本知识等中药学基本的知识。同时，每味饮片的主要内容有：名称（中文名和汉语拼音）、饮片特征及其高清晰彩图、性味归经、功能、主治、用法用量、禁忌以及经典配方，尤其是介绍了简单易做的养生药膳，无论是用中药泡茶、煲汤、煮粥，还是炖菜，都能找到详尽的方法和作用。

本书编著者是北京中医药大学、淄博万杰中医药研究所等单位的一线专家学者，他们专业的解读使本书更具权威性及可读性。通过本书，您可以快速了解最基本的中药知识和更对症的中药使用方法、食疗保健的基本药膳。值得一提的是，本书所

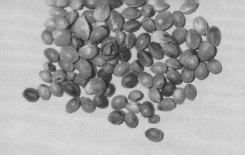

载的部分药物虽有毒性，但在规定剂量范围内使用相对安全、功能确定，因此也予以载录，但具体使用剂量及方法应参考标准或咨询中药专家。

由于时间仓促和水平有限，书中的疏漏之处在所难免，敬请广大读者不吝赐教、批评指正。

张贵君

2016年11月

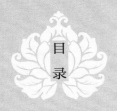

目 录

第一章 中药的基本概 念及性能

中药的概念 | 002

中药性能 | 002

四气 | 003

五味 | 004

四气与五味的关系 | 006

归经 | 007

升降浮沉 | 008

补泻 | 010

毒性 | 012

第二章 中药配伍

配伍应用 | 016

配伍禁忌 | 017

第三章 中药剂型与 用法用量

中药剂型 | 022

常见中药剂型 | 022

汤剂的主要煎煮方法 | 023

用法与用量 | 026

用法 | 026

用量 | 027

服用禁忌 | 029

第四章 中药调剂基本 知识

中药处方 | 032

处方审核 | 032

处方调配与复核 | 033

取药须知 | 035

第五章　解表药

一、发散风寒药 | 038

麻　黄 | 038

桂　枝 | 040

紫苏叶 | 042

生　姜 | 044

香　薷 | 046

荆　芥 | 048

防　风 | 050

胡　荽 | 052

西河柳 | 054

羌　活 | 056

白　芷 | 058

细　辛 | 060

藁　本 | 062

苍耳子 | 064

辛　夷 | 066

葱　白 | 068

鹅不食草 | 070

二、发散风热药 | 072

薄　荷 | 072

牛蒡子 | 074

蝉　蜕 | 076

桑　叶 | 078

菊　花 | 080

木　贼 | 082

蔓荆子 | 084

柴　胡 | 086

升　麻 | 088

葛　根 | 090

淡豆豉 | 092

浮　萍 | 094

第六章　清热药

一、清热泻火药 | 098

石　膏 | 098

知　母 | 100

芦　根 | 102

天花粉 | 104

淡竹叶 | 106

栀　子 ｜ 108

夏枯草 ｜ 110

决明子 ｜ 112

寒水石 ｜ 114

谷精草 ｜ 116

青葙子 ｜ 118

鸭跖草 ｜ 120

密蒙花 ｜ 122

二、清热燥湿药 ｜ 124

黄　芩 ｜ 124

黄　连 ｜ 126

黄　柏 ｜ 128

龙　胆 ｜ 130

马尾连 ｜ 132

秦　皮 ｜ 134

苦　参 ｜ 136

白鲜皮 ｜ 138

三颗针 ｜ 140

三、清热解毒药 ｜ 142

金银花 ｜ 142

连　翘 ｜ 144

蒲公英 ｜ 146

紫花地丁 ｜ 148

野菊花 ｜ 150

穿心莲 ｜ 152

大青叶 ｜ 154

板蓝根 ｜ 156

青　黛 ｜ 158

绵马贯众 ｜ 160

漏　芦 ｜ 162

金荞麦 ｜ 164

青　果 ｜ 166

金果榄 ｜ 168

马齿苋 ｜ 170

地锦草 ｜ 172

翻白草 ｜ 174

千里光 ｜ 176

白　蔹 ｜ 178

鱼腥草 ｜ 180

大血藤 ｜ 182

败酱草 ｜ 184

射　干 ｜ 186

山豆根 ｜ 188

白头翁 ｜ 190

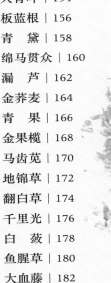

重　楼｜192

白花蛇舌草｜194

土茯苓｜196

拳　参｜198

马　勃｜200

锦灯笼｜202

木蝴蝶｜204

鸦胆子｜206

委陵菜｜208

半边莲｜210

绿　豆｜212

四、清热凉血药｜214

生地黄｜214

玄　参｜216

牡丹皮｜218

赤　芍｜220

紫　草｜222

水牛角｜224

五、清虚热药｜226

青　蒿｜226

地骨皮｜228

白　薇｜230

银柴胡｜232

胡黄连｜234

第七章　泻下药

一、攻下药｜238

大　黄｜238

芒　硝｜240

番泻叶｜242

芦　荟｜244

二、润下药｜246

火麻仁｜246

松子仁｜248

郁李仁｜250

三、峻下逐水药｜252

甘　遂｜252

大　戟｜254

芫　花｜256

第八章　祛风湿药

一、祛风湿散寒药｜260

独　活｜260

威灵仙｜262

蕲　蛇｜264

乌梢蛇｜266

伸筋草｜268

海风藤｜270

木　瓜｜272

蚕　沙｜274

松　节｜276

青风藤｜278

路路通｜280

丁公藤｜282

二、祛风湿热药｜284

秦　艽｜284

防　己｜286

桑　枝｜288

老鹳草｜290

穿山龙｜292

豨莶草｜294

络石藤｜296

海桐皮｜298

丝瓜络｜300

三、祛风湿强筋骨药｜302

五加皮｜302

桑寄生｜304

鹿衔草｜306

狗　脊｜308

千年健｜310

第九章　化湿药

藿　香｜314

厚　朴｜316

佩　兰｜318

砂　仁｜320

苍　术｜322

豆　蔻｜324

草　果｜326

草豆蔻｜328

第十章　利水渗湿药

一、利水消肿药｜332

茯　苓｜332

泽　泻｜334

薏苡仁｜336

猪　苓｜338

冬瓜皮｜340

玉米须 | 342

葫 芦 | 344

枳椇子 | 346

蝼蛄 | 348

二、利尿通淋药 | 350

车前子 | 350

地肤子 | 352

滑 石 | 354

海金沙 | 356

木 通 | 358

萆 薢 | 360

瞿 麦 | 362

灯心草 | 364

石 韦 | 366

冬葵子 | 368

萹 蓄 | 370

茵陈蒿 | 372

虎 杖 | 374

金钱草 | 376

垂盆草 | 378

地耳草 | 380

鸡骨草 | 382

第十一章 温里药

附 子 | 386

小茴香 | 388

干 姜 | 390

高良姜 | 392

肉 桂 | 394

花 椒 | 396

吴茱萸 | 398

丁 香 | 400

胡 椒 | 402

荜 茇 | 404

荜澄茄 | 406

第十二章 理气药

陈 皮 | 410

川楝子 | 412

青 皮 | 414

乌 药 | 416

枳 实 | 418

荔枝核 | 420

木 香 | 422

佛　手 | 424

沉　香 | 426

薤　白 | 428

香　附 | 430

柿　蒂 | 432

刀　豆 | 434

九香虫 | 436

娑罗子 | 438

大腹皮 | 440

甘　松 | 442

香　橼 | 444

檀　香 | 446

第十三章　消食药

山　楂 | 450

谷　芽 | 452

神　曲 | 454

莱菔子 | 456

麦　芽 | 458

鸡内金 | 460

稻　芽 | 462

阿　魏 | 464

第十四章　驱虫药

使君子 | 468

南瓜子 | 470

苦楝皮 | 472

槟　榔 | 474

雷　丸 | 476

鹤　虱 | 478

榧　子 | 480

芜　荑 | 482

第十五章　止血药

一、凉血止血药 | 486

大　蓟 | 486

侧柏叶 | 488

小　蓟 | 490

白茅根 | 492

地　榆 | 494

苎麻根 | 496

槐　花 | 498

二、化瘀止血药 | 500

三　七 | 500

蒲　黄｜502

茜　草｜504

花蕊石｜506

降　香｜508

三、收敛止血药｜510

白　及｜510

棕榈炭｜512

仙鹤草｜514

紫　珠｜516

血余炭｜518

藕　节｜520

四、温经止血药｜522

炮　姜｜522

艾　叶｜524

灶心土｜526

第十六章　活血化瘀药

一、活血止痛药｜530

川　芎｜530

乳　香｜532

延胡索｜534

没　药｜536

郁　金｜538

五灵脂｜540

姜　黄｜542

夏天无｜544

枫香脂｜546

二、活血调经药｜548

丹　参｜548

益母草｜550

红　花｜552

牛　膝｜554

桃　仁｜556

鸡血藤｜558

泽　兰｜560

月季花｜562

凌霄花｜564

王不留行｜566

三、活血疗伤药｜568

土鳖虫｜568

骨碎补｜570

自然铜｜572

苏　木｜574

血　竭｜576

刘寄奴 | 578

儿　茶 | 580

四、破血消癥药 | 582

莪　术 | 582

水　蛭 | 584

三　棱 | 586

穿山甲 | 588

虻　虫 | 590

第十七章　化痰止咳
　　　　　平喘药

一、化痰药 | 594

半　夏 | 594

川贝母 | 596

浙贝母 | 598

天南星 | 600

禹白附 | 602

瓜　蒌 | 604

白芥子 | 606

竹　茹 | 608

皂　荚 | 610

竹　沥 | 612

旋覆花 | 614

天竺黄 | 616

白　前 | 618

海　藻 | 620

前　胡 | 622

昆　布 | 624

桔　梗 | 626

黄药子 | 628

猫爪草 | 630

胖大海 | 632

海蛤壳 | 634

海浮石 | 636

瓦楞子 | 638

礞　石 | 640

二、止咳平喘药 | 642

苦杏仁 | 642

马兜铃 | 644

紫苏子 | 646

枇杷叶 | 648

百　部 | 650

桑白皮 | 652

紫　菀 | 654

葶苈子 | 656

款冬花 | 658

白　果 | 660

矮地茶 | 662

洋金花 | 664

罗汉果 | 666

满山红 | 668

胡颓子叶 | 670

第十八章　安神药

一、重镇安神药 | 674

朱　砂 | 674

龙　骨 | 676

磁　石 | 678

琥　珀 | 680

二、养心安神药 | 682

酸枣仁 | 682

远　志 | 684

柏子仁 | 686

灵　芝 | 688

合欢皮 | 690

第十九章　平肝息风药

一、平抑肝阳药 | 694

石决明 | 694

赭　石 | 696

珍珠母 | 698

蒺　藜 | 700

牡　蛎 | 702

紫贝齿 | 704

罗布麻叶 | 706

生铁落 | 708

二、息风止痉药 | 710

地　龙 | 710

牛　黄 | 712

全　蝎 | 714

钩　藤 | 716

蜈　蚣 | 718

天　麻 | 720

僵　蚕 | 722

第二十章　开窍药

麝　香 | 726

石菖蒲 | 728

冰 片 | 730

苏合香 | 732

第二十一章 补虚药

一、补气药 | 736

人 参 | 736

白 术 | 738

西洋参 | 740

山 药 | 742

党 参 | 744

白扁豆 | 746

太子参 | 748

甘 草 | 750

黄 芪 | 752

大 枣 | 754

饴 糖 | 756

蜂 蜜 | 758

刺五加 | 760

绞股蓝 | 762

二、补阳药 | 764

鹿 茸 | 764

沙苑子 | 766

巴戟天 | 768

杜 仲 | 770

淫羊藿 | 772

续 断 | 774

补骨脂 | 776

蛤 蚧 | 778

益 智 | 780

冬虫夏草 | 782

肉苁蓉 | 784

紫河车 | 786

菟丝子 | 788

胡芦巴 | 790

核桃仁 | 792

仙 茅 | 794

锁 阳 | 796

韭菜籽 | 798

阳起石 | 800

海狗肾 | 802

海　马 | 804

哈蟆油 | 806

三、补血药 | 808

当　归 | 808

制何首乌 | 810

熟地黄 | 812

阿　胶 | 814

白　芍 | 816

龙眼肉 | 818

楮实子 | 820

四、补阴药 | 822

北沙参 | 822

黄　精 | 824

南沙参 | 826

枸杞子 | 828

百　合 | 830

墨旱莲 | 832

麦　冬 | 834

女贞子 | 836

天　冬 | 838

龟　甲 | 840

石　斛 | 842

鳖　甲 | 844

玉　竹 | 846

明党参 | 848

桑　椹 | 850

黑芝麻 | 852

第二十二章　收涩药

一、固表止汗药 | 856

麻黄根 | 856

浮小麦 | 858

糯米稻根 | 860

二、敛肺涩肠药 | 862

五味子 | 862

诃　子 | 864

乌　梅 | 866

肉豆蔻 | 868

五倍子 | 870

赤石脂 | 872

石榴皮 | 874

禹余粮 | 876

三、固精缩尿止带 | 878

山茱萸 | 878

莲　子 | 880

桑螵蛸 | 882

芡　实 | 884

海螵蛸 | 886

覆盆子 | 888

金樱子 | 890

刺猬皮 | 892

椿　皮 | 894

鸡冠花 | 896

第二十三章　涌吐药

常　山 | 900

瓜　蒂 | 902

胆　矾 | 904

人参芦 | 906

第二十四章　解毒杀虫燥
　　　　　　湿止痒药

雄　黄 | 910

蛇床子 | 912

硫　黄 | 914

土荆皮 | 916

白　矾 | 918

蜂　房 | 920

蟾　酥 | 922

樟　脑 | 924

木鳖子 | 926

大　蒜 | 928

第二十五章　拔毒化腐
　　　　　　生肌药

升　药 | 932

炉甘石 | 934

硼　砂 | 936

轻　粉 | 938

铅　丹 | 940

药名笔画索引

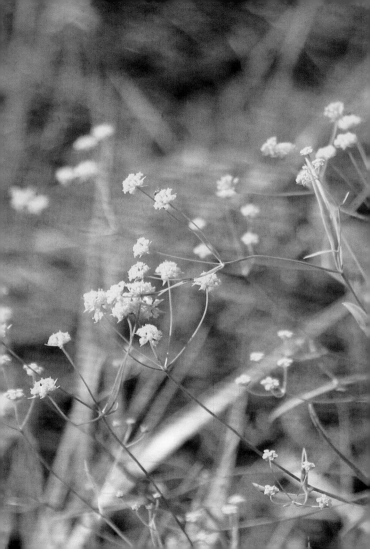

第一章

中药的基本概念及性能

中药是中医用以治疗疾病的药品，即在中医药理论和临床实践指导下用于治疗疾病的药物。一般认为，凡是以中国传统的医药学理论（如四气五味、升降浮沉、归经、补泻润燥、配伍反畏等）为指导，来解释其作用和用途，用以治疗或食药两用的物质，均可称为中药。中药是一个药效组分，中药药效组分理论是指导中药传承的新理论。

几千年来，它对保障人类健康、促进中华民族的繁衍昌盛做出了不可磨灭的贡献。中药材来源于植物、动物和矿物，中药材经过炮制后称为饮片，饮片具有药品的性能，是中药的起点。由于中药以植物类居多，故有"诸药以草为本"之说。自汉代起，记载中药的典籍被称为"本草"。我国本草学典籍和文献资料十分丰富，记录着历代先辈发明和发展中医药的智慧、创造力和贡献。本草文献较完整地保存和传承下来，成为中华民族优秀文化宝库中的重要内容。

中药性能是指其治疗疾病的性质和作用，包括性、味、归经、升降浮沉、补泻及毒性等内容，它是中药药性的基本理论。

对中药性能的认识，是人们在长期与疾病斗争的医疗实践中，对中药各种性质和作用的了解不断深化，并以阴阳、脏腑、经络等学说为其理论基础，摸索并加以总结出来的。

中医学认为，一切疾病的发生、发展、变化，实际上都是人体阴阳或正邪的相互消长。脏腑功能失调后，阴阳偏胜偏衰的反应，即病理现象。中药治病的基本作用在于消除致病因素，恢复和调整脏腑功能，纠正阴阳偏胜偏衰的病理变化，使之在最大程度上恢复相对的生理平衡。中药之所以能针对病情发挥上述的基本治疗作用，是因为其具有治疗所表现出症状的若干特性和作用，如不同的气、不同的味和不同的归经等。熟悉这些性能，掌握每一种中药的特点，就能在"辨证"明确的基础上，恰当地合理用药，以达到治疗疾病的目的。

四气

气是指中药的性质。四气就是寒、热、温、凉四种药性，统称为"四性"。其中，温热与寒凉属于两类不同的性质。而温与热、寒与凉则分别具有共性；温次于热，凉次于寒，即共性中又有程度上的差异。所以，对有些中药的性质，通常还标以大热、大寒、微温、微寒等词予以区别。

中药的寒、热、温、凉，是根据其作用于人体之后，所发生的不同反应和治疗效果而概括总结出来的，是与所治疾病的寒、热性质相对而言。凡是能够治疗热性病证的中药一般认为属于寒性或凉性；能治疗寒性病证的中药，一般认为属于温性或热性。

此外，还有平性药，是指寒凉和温热性质不甚明显、作用比较和缓的中药，不论寒证、热证，皆可配伍使用。但实质上仍有偏温、偏凉的不同，仍未越出四气的范围。平性是相对的属性，而不是绝对的概念。所以，虽有寒、热、温、凉、平五种属性，而一般仍称为"四气"。四气之中，寒、凉属阴，温、热属阳。

一般地说，寒凉性中药大多具有清热、泻火、解毒等功能，常用于患有热证的病人；温热性药物大多具有温中、助阳、散寒等功能，常用于患有寒证的病人。故在治则方面，有"疗寒以热药，疗热以寒药"及"寒者热之，热者寒之"的治疗法则。这是基本的用药原则。

五味

味一般是指中药的味道，也是其对机体作用的反映。五味，就是辛、甘、酸、苦、咸五种味道。此外，还有淡味和涩味，实际上不止五种。但五味是最基本的五种滋味，所以习惯上称为"五味"。五味中，辛、甘、淡属阳，酸、涩、苦、咸属阴。味也是药物作用的标志，不同的味有不同的作用。综合历代用药经验，将其作用分述如下：

辛　能散、能行，有发散、行气、行血的作用。具有辛味的中药，常用于外感表邪或气血阻滞的病证。如麻黄发汗，木香行气，红花活血等。

甘　能补、能缓，有补益、和中、缓急等作用。一般具有甘味的中药，常用于治疗虚证或缓和拘急疼痛、调和药性等。如人参补气，熟地黄补血，甘草缓急止痛等。

酸　能收、能敛，有收敛、固涩的作用。具有酸味的中药多用于虚汗外泄、久泻不止、遗精带下等症。如金樱子涩精止遗，五倍子涩肠止泻，五味子涩精敛汗等。

涩 与酸味作用相似，多用于治疗虚汗、泄泻、尿频、滑精、出血证等。如龙骨涩精，赤石脂涩肠止泻等。

苦 能泻（能降）、能燥、能坚，有清热、泻火、泻下、燥湿及降逆的作用。苦味药多用于热性病、大便不通、湿盛中满、咳嗽呕逆等症。如黄连清热泻火，大黄泻下通便，苦杏仁降气止咳，苍术燥湿健脾，知母、黄柏泻火坚阴（存阴）等。

咸 能下、能软，有软坚散结、泻下的作用。一般咸味药多用以治疗瘰疬、痰核、痞块及热结便秘等症。如芒硝泻下通便，牡蛎软坚消瘰疬痰核等。

淡 能渗、能利，有渗湿、利尿的作用。淡味药多用于湿邪阻滞、小便不利等症。如茯苓、通草渗湿利水等。

如上所述，药味不同，其作用也不相同。从中药药效组分理论来看，中药的味不同，与其所含的药效组分有关。药效组分不同，常呈现出不同的疗效。由此可见，前人根据中药不同性味，来推断药物对机体的作用和治疗效果是有一定道理的。随着临床实践的发展，经过概括，形成了用药理论，它的含义就超越了直接的舌觉，所以后来运用这些道理把有"渗湿利尿"作用的中药，统称为淡味；有"润下软坚"作用的中药，统称为咸味等。故有的药味就出现了本草记载与实际口尝不相符合的情况。

四气与五味的关系

气和味是论述和运用中药的主要依据，它们之间的关系非常密切。每一种药物都具有气和味两个方面，必须把两个方面综合起来，才能比较全面地掌握药性。一般地说，气味相同的药物，其主要功能相同，如辛温药物大都能解表散寒，这是它们的共性。但每种药物又有个性，如紫苏叶、生姜气味辛温，均能发汗散寒，但紫苏叶发汗功能较强，并有行气安胎的作用，而生姜则发汗功能较弱，另有温胃止呕的作用，这是气味相同、功能相近而药物作用不同的特点。

同性的中药，由于五味的差异，作用因而不同。如同一温性药，有甘温、苦温、酸温等差异，其功效也不同。如甘温补阳，苦温燥湿，酸温苦涩。同味的药物，由于四气的不同，功效亦不同。如同一辛味药，有辛寒、辛凉、辛温、辛热等不同，其功能有所不同。如辛温发散风寒，辛凉疏散风热。同一药物，气虽然不同，单因兼两种以上的味，使一药具有两种以上的作用，并可根据其药味的浓淡而分别具有主要与次要作用。如桂枝辛甘、温，主要味是辛（辛温），其次是甘（甘温）。因此，其主要功能是发散风寒，次要功能是温通经络，并有强壮身体的作用。

由此可见，中药的气味是比较复杂的，用药不但要认识和掌握中药四气五味的一般规律，还要掌握每一中药性味的特性。只有这样，才能较为全面而准确地使用中药。

归经

归经就是指中药对于机体某部分的选择性作用。它是说明某种药物对某经（脏腑及经络）或某几经的病变起着明显或特殊的作用，对其他经则作用较小，或没有作用，亦是中药治病的适应范围。中药对人体起的作用，有一定的适应范围，如同属寒性药，虽然都具有清热作用，但有的偏清肺热，有的偏清肝热，有的偏清胃火，各有所长。因此，中医药学便根据脏腑经络学说，结合药物的作用，将所有中药分别归于十二经，便形成了中药的归经理论。

中药的归经是以脏腑、经络理论为基础，以其所治具体病证为依据。经络能沟通人体内外表里。在病变时，体表的疾病可以影响到内脏，内脏的病变也可以反映到体表。因此，人体各部分发生病变时所出现的证候，便可通过经络获得系统的认识。如肺经病变，每见咳喘、胸痛等症；肝经病变，每见胁痛、抽搐等症；心经病变，每见神昏、心悸等症；脾经病变，每见腹泻、水肿等症；肾经病变，每见腰痛、遗精等症。我们根据药物的疗效，与病机和脏腑、经络的密切结合起来，就可以说明某药对某些脏腑、经络的病变起着主要医疗作用。如桔梗、苦杏仁能治咳嗽、气喘，故归肺经；羚羊角、香附等治抽搐、胁痛，故归肝经；朱砂能安神，故归心经；白术、山药能治腹泻、水肿，故归脾经等。

中药的五味与五脏有一定的关系。一般地说，辛入肺、甘入脾、酸入肝、苦入心、咸入肾，这是根据中药五味对疾病治疗作用而做出的科学归纳，是归经用药的一般规律。

　　至于一种中药可以归数经，是说明其配伍后对数经都有治疗作用。如苦杏仁归肺经、大肠经，是说明其既能平喘止咳，又能润肠通便；石膏归肺、胃经，是说石膏既能清肺热，又能清胃热。但在临床用药时，对一药入数经应分清主次和选择合适的配伍药对，才能收到更好的治疗效果。

　　归经虽具体指出了药效所在，但由于脏腑、经络的病变可以相互影响。因此，在临床用药时，并不单纯地使用某一经的中药。如肺病日久，必影响到脾，除用治肺的中药外，还应配伍补脾的药物，因脾主健运，可使肺有所养而促进其痊愈。总之，既要了解每一中药的归经，又要掌握脏腑、经络之间的相互关系，才能更好地运用归经理论指导临床合理用药。

升降浮沉

　　升、降、浮、沉，是指中药作用于人体上、下、表、里的四种趋向而言。这种性能，可以纠正机体功能的失调，使之恢复正常，或因势利导，有助于祛邪外出。

　　升和降，浮和沉都是相对的。升是上升举陷；降是下降平逆；浮表示发散，趋向于表；沉表示下行泄利，趋向于里。升与浮，沉与降，其趋向是类似的。凡沉降药，都主上行而外向，一般有升阳发表、祛风散寒、涌吐、开窍等功能；凡沉降药，都主下行而内向，有泻下、清热、利尿渗湿、重镇安神、潜阳息风、消导积滞、降逆、收敛及止咳平喘等功能。但也有极少数中药，升降浮沉的性能不明显或配伍后存在着多向性。如麻黄因配伍不同，既能发汗，又可平喘、利尿；川芎因配伍不同，既能"上行于头目"，又能"下行血海"。

中药这种升降浮沉的性能，是与临床病变的部位和病势的趋向相对应的。一般说来，大多是同病位而逆病势。凡病变在上在表的，宜升浮而不宜沉降，即用升浮的中药来治疗；病变部位在下在里的，宜沉降而不宜升浮，即用沉降的中药来治疗。若病势上逆的，宜降而不宜升；若病势下陷的，宜升而不宜降。这是临床用药的规律，如违背这一规律，往往会导致不良后果。

中药升、降、浮、沉的不同作用与其本身的性味有不可分割的关系。凡气属温、热，味属辛、甘的阳性中药多有升浮作用；凡气属寒、凉，味属酸、苦、咸、涩的阴性中药多有沉降作用。《本草纲目》记载的"酸咸无升，辛甘无降，寒无浮，热无沉"，就是这个道理。此外，中药的升、降、浮、沉与其质地也有一定的关系。凡质轻的中药，如叶、全草、花类等，大多能够升浮；质重的中药，如根茎、果实种子、介壳及矿物药类，大都能够沉降。但其中也有少数例外的情况，如蔓荆子、苍耳子等都属果实类药，其性反升；而旋覆花、番泻叶等皆为花、叶类药，其性反降。这说明在一般的规律中，还存在着特殊，在临床实际用药中要加以注意。

中药的升、降、浮、沉不是一成不变的，在一定条件下可以相互转化，每随药物的炮制和配伍有所转化。如中药炮制，酒炒则升，姜汁炒则散，醋炒则收敛，盐水炒则下行。在复方配伍中，一般药物的作用趋向受到其他药物的影响。如性质升浮的药物，在同较多的沉降药物配伍时，其升浮之性可受到一定的制约。因此，在临床用药时，除掌握一般原则外，还要熟知配伍规律和其中变化，以便运用自如。

补泻

疾病除有寒热、阴阳以外，还有虚、实两个方面。所谓"虚"，是指精气不足而产生的衰弱、退化等现象；"实"是指邪气有余而产生的亢厉壮盛等现象。治疗虚证和实证的基本原则是"虚则补之，实则泻之"。所以中药的作用，也可归纳为补、泻两个方面。凡能补助元气，改善其衰弱现象者，均可称之为补；能祛除病邪而平其亢厉者，都可称之为泻。

由于导致疾病的原因不同，虚实证候的表现不一。所以，补泻用药，也随之而有所分别。从症状上来看，虚证、实证，还有阴阳、寒热之分。如寒证，属阴盛者，当以温里药为主；属阳虚者，当以补阳药为主；热证，属阳盛者，应以清热药为主；而阴虚者，则以补阴药为主。从病变所在而言，则有气血或脏腑之分。凡气虚、血虚者，应以补气补血药为主，若气滞血瘀者，须用理气活血药。至于脏腑用药，则按其表现的证候，辨明虚实，而选用有关的中药。

中药补泻的运用，常以四气五味的规律为依

据。如治阴盛的温里药，大多为辛甘温热之品；治阴虚的补阴药，大多为甘苦咸寒之品；治阳盛的清热药，多为辛苦咸寒之品；治阴虚的补阳药，则多为辛甘咸温之品。凡气虚而发热者，宜用甘温药；血虚而发热者，则用甘凉药；而气虚血虚之有寒象者，其阳气亦虚，故用药均以甘温之品为宜。又如气滞血瘀之实证，若因于实热里结者，宜以寒凉通泻为主；倘因寒邪郁结所致，则必须用辛散温通之品。

此外，由于脏腑之间有着密切的联系，故虚实往往相互影响。如肾阴不足，可使肝阳偏亢；肝气横逆，易使脾胃受伤。这种情况，是根据五行生克的规律而演进的。因此，脏腑用药，除了本脏的补泻外，又有所谓"虚则补其母，实则泻其子"的补泻方法。兹以腑脏为例，说明如下：

凡肺气虚者，除补肺外，还应兼补脾胃。肺属金，脾胃属土，土能生金，故补脾胃可以益肺气，这就是"虚则补其母"的意义。肺气实者，除泻肺外，应泻膀胱，膀胱属水，金生水，泻膀胱之水，则水气下降，肺气才能通畅，这就是"实则泻其子"的意义。其他各脏之补泻，均可以此类推。

补泻，是中药药性理论的主要内容之一。掌握虚实补泻，是运用中药的重要部分。如果只知寒热，不辨虚实，或只知虚实，不明补泻，都不能达到治愈疾病的目的。如实证用补、虚证用泻，必然造成不良后果。我们在临床用药时，必须辨证虚实，正确地运用补泻原则。

毒性

"毒"是药物的一种偏性，作为药物的性能之一，统称为毒性或副作用。有毒与无毒是相对的，是针对药物在人体产生的药理作用而言的。有毒是指药物含有害物质及有害作用，用得不当就可能导致中毒。有毒的药物用后多具有强烈的作用，其性峻厉。所谓无毒则是指药物中有害物质少，一般对人体无害或无明显的副作用，其性和缓。实际上，无毒是不存在的。

在本草书籍中，常在某一味药物的性味之下，标明"有毒"等字样。古代医药文献中常把"毒药"一词作为药物的总称，这是基本的概念。在《素问》中有这样的记载："大毒治病，十去其六；常毒治病，十去其七；小毒治病，十去其八；无毒治病，十去其九。"《神农本草经》把药物分为上、中、下三品，就是根据药性来分类的，大体上是把作用强烈、易损人正气的中药称为有毒，可以补虚的中药视为"无毒"。张景岳说："药以治病，因毒为能，所谓毒药，是以气味之偏性也。盖气味之正者，谷食之属是也，所以养人之正气。气味之偏者，药饵之属是也，所以去人之邪气。其为故也，正以人之为病，病在阴阳偏胜耳。……是凡可辟邪安正者，均可称为毒药，故曰毒药攻邪也。"张氏的论述，解释了中药属性的含义。

中药的毒性之强弱，一般按"大毒""毒""小毒"等加以区分。认识每味中药的毒性强弱，在医疗上有时可称之为"以毒攻毒"治疗疾病的法则，如应用适宜的中药来解疮毒、除毒疬、杀虫。同时，可以帮助我们根据病体虚实、疾病深浅来恰当地选用中药和确定用量、配伍、剂型，来减轻或消除其有害的作用，以确保用药安全与有效。

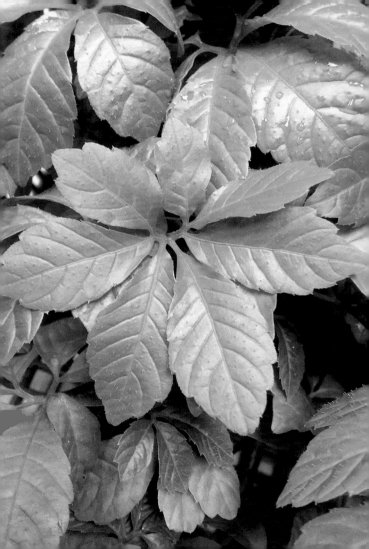

第二章

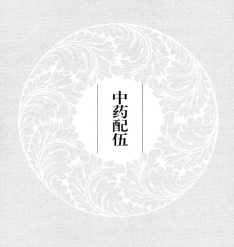

中药配伍

　　配伍，就是按照病情需要和中药的性能，在临床实践基础上有选择地将两种以上的中药合用，利用中药与中药之间的相互作用，使其相互协同，提高疗效，或使其互相抑制，降低不良作用，从而充分发挥药物疗效，保证用药安全。

　　前人通过长期的临床实践，把单味药的应用和药与药之间的配伍关系总结为"七情"。其内容是单行、相须、相使、相畏、相恶、相杀、相反七个方面。

　　单行　即单用一种中药，不须其他药物辅助就能发挥治疗作用。如独参汤。

　　相须　即两种以上功能相类似的中药配合应用，能取得协同作用而增强其原有的疗效。如石膏与知母都能清热解火，配合使用后能明显地增强清热泻火的治疗效果。

　　相使　即两种以上功用不同但有某种共性的中药合用，一药为主，一药为辅，辅药能提高主药的疗效。如清热泻火的黄芩与攻下泄热的大黄配合时，大黄能提高黄芩清热泻火的治疗效果。

　　相畏　即两种中药合用后，一种中药能抑制另一种中药的烈性和毒性。如半夏畏生姜，生姜能抑制半夏的毒性。

　　相杀　即一种中药能消除或减轻另一种中药的毒性反应。如绿豆杀巴豆，服巴豆中毒，可用绿豆解之。

　　相恶　即两种中药合用，能相互牵制而使原有

常用中药养生图册

的作用降低甚至丧失药效。如生姜恶黄芩，黄芩能降低或消除生姜的温性；人参恶莱菔子，因莱菔子能削弱人参补气的作用。

相反 即两种中药相遇，能产生毒性反应和副作用。如"十八反""十九畏"中的若干药物（见配伍禁忌）。

上述"七情"之中，除"单行"外，其他六个方面主要是说明中药的配伍关系，这些变化关系揭示了中药配伍后，产生协同、抑制、对抗等作用。其中"相须""相使"，因中药间相互产生协同作用而增进疗效，是临床常用的配伍方法。"相畏""相杀"，由于药物间相互作用，而能减轻或消除原有的毒性或副作用，这是应用毒性、烈性药物时的配伍方法。"相恶"与"相反"，前者因药物间的相互拮抗而抵消、消弱原有的功效，用药时应加以注意，后者因中药间的相互作用而产生毒性反应或强烈的副作用，则属配伍禁忌。所以，现在临床常用的配伍方法，主要可概括为三个方面：即相须配伍、相使配伍和相制配伍。

中药的配伍应用是中医用药的主要形式，也是使用单味药的进一步发展，组合方剂的重要基础，在临床处方用药中占有重要地位。

配伍禁忌

中药有治疗疾病的一面，也有不利于人体的一面。在用药时，为了保证安全有效，对于使用影响疗效或对人体有害的中药需要注意的是通常所说的"禁用"（忌用）以及"慎用"。禁忌的内容属于方药范畴的较多，主要有以下几个方面：①证候禁忌：由于中药的药性不同，其作用各有所长，并有一定的适应范围。如麻黄辛温发汗，表散风寒，又能平喘，但必须是外感风寒表实无汗，或肺气不宣的外感咳嗽方能应用；若表虚多汗或肺虚咳喘就要忌用。除药性极为平和的无须禁忌外，一般中药都有证候禁忌，尤其对偏性较大的药物，更应注意。具体内容可参考各论每一味中药的使用注意部分。②配伍禁忌：在复方配伍中，有些中药应避免合用，谓之配伍禁忌。这些药物之间的关系称为"相恶""相反"，在"配伍"一节中曾有概述。关于配伍禁忌的认识和发展，在历代典籍中说法并不一致。金元时期概括为"十八反"和"十九畏"，并编成歌诀。现附录于下：

1."十八反"

"本草明言十八反，半蒌贝蔹及攻乌，藻戟遂芫俱战草，诸参辛芍叛藜芦。"

其意是：乌头（类）反半夏、瓜蒌、贝母（类）、白蔹、白及；甘草反海藻、大戟、甘遂、芫花；藜芦反人参、沙参、丹参、玄参、细辛、芍药（白芍和赤芍）。

2."十九畏"

"硫黄原是火中精，朴硝一见便相争，水银莫与砒霜见，狼毒最怕密陀僧，巴豆性烈最为上，偏与牵牛不顺情，丁香莫与郁金见，牙硝难合京三棱，川乌草乌不顺犀，人参最怕五灵脂，官桂善能调冷气，若逢石脂便相欺，大凡修合看顺逆，炮爁炙煿莫相依。"

其意是：硫黄畏朴硝，水银畏砒霜，狼毒畏密陀僧，巴豆霜畏牵牛，丁香畏郁金，牙硝畏三棱，川乌、草乌畏犀角，人参畏五灵脂，官桂畏石脂。

3. 妊娠禁忌

某些中药具有损害胎元以致堕胎的副作用，所以应作为妊娠禁忌药物。大凡剧毒药、峻泻药、祛瘀药及热性较强和芳香走窜药，皆属妊娠用药禁忌范围。根据药物对胎元损害程度的不同，一般可分为禁用和慎用两类。禁用大多是毒性较强或药物猛烈的中药，如巴豆霜、斑蝥、大戟、商陆、莪术、虻虫、芫花、甘遂、牵牛子、三棱、干漆、麝香等。慎用药物包括通经祛瘀、行气破滞的药物，以及辛热等药物，如红花、桃仁、牛膝、大黄、枳实、附子等。

凡禁用的中药，绝对不能使用；慎用的中药，则可根据孕妇患病的情况，斟酌使用。不论禁用与慎用，如没有特殊必要，应尽量避免食用，以防发生事故。

妊娠忌用药歌

"蚖斑水蛭及虻虫，乌头附子配天雄，野葛水银并巴豆，牛膝薏苡与蜈蚣，三棱芫花代赭麝，大戟蝉蜕黄雌雄，牙硝芒硝牡丹桂，槐花牵牛皂角同，半夏南星与通草，瞿麦干姜桃仁通，硇砂干漆蟹爪甲，地胆茅根都失中。"

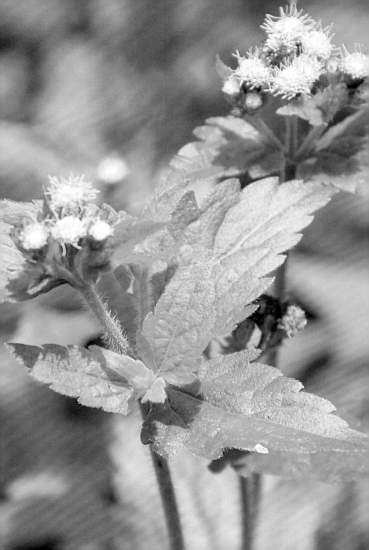

第三章

中药剂型与用法用量

常见中药剂型

对于剂型的应用，我国有着悠久的历史，早在商代开始使用汤剂时，各种剂型就不断出现了。从宋代开始，中药的剂型就已经开始了系统化发展。当时的政府成立了专门机构，将很多中药的验方统一起来，根据需要制成各种各样的剂型，这个机构就是著名的太平惠民和剂局。传统剂型比较常见的是丸、散、膏、丹四大类型。

1. 丸剂

丸剂有多种，一般按照医疗和制剂的需要分为蜜丸、水丸、糊丸和蜡丸。

蜜丸　以蜂蜜作为赋型剂制成的丸剂。它具有味甜、柔软、滋润、作用缓、易服用等优点，多用于慢性病及需要滋补的患者，如十全大补丸、六味地黄丸等。

水丸　以水作为赋型剂制成的丸剂。它具有易崩解、吸收快、药效迅速等优点，多用于病程短、病位浅的一些疾病，如感冒、泄泻等症。常用的水丸有防风通圣及二妙丸等。

蜡丸　用蜂蜡熔化后作为黏合剂制成的丸剂。它释放徐缓，延长疗效的特点更为突出，比较常用的有三黄宝蜡丸。

糊丸　用面粉或米粉糊为黏合剂制成的丸剂。一些含有刺激性或剧毒药物，要求在体内缓慢吸收时常常制成糊丸。糊丸质地坚硬、崩解迟缓，内服后既可延长药效，又能减少药物对胃肠道的刺激。

常用的糊丸有小金丹、醒消丸等。

2. 散剂

传统剂型的另一大类型是散剂。大多数的散剂都是既可内服又可外用。由于它是一种粉末，故剂量可视病情的变化随增随减，作用也较丸剂快。不仅如此，散剂还具有覆盖和保护黏膜创伤的作用。常用的内服散剂如紫雪散、五苓散；外用的如痱子散；内服兼外用的有六一散等。

3. 膏剂

统剂型的第三大类型是膏剂。膏剂又有膏滋和硬膏之分。膏滋为内服膏剂，它是将煎出的药液浓缩后加入一定量的糖或蜂蜜制成。膏滋剂量小、好服用、易吸收。常用的膏滋有益母草膏、养阴清肺膏等。硬膏也称膏药，为外用药。它是在植物油中加药料熬枯去渣，高温后加铅丹制成，如黑膏药。膏药虽为外用却内外兼治，外能消肿提毒、止痛、生肌；内能祛风散寒，通络消痞。由于膏药有一层厚厚的纸被，对药物有一定的保护作用，所以膏药效缓而持久，并且用法简单，携带和保存方便。

4. 丹剂

传统剂型的第四大类型是丹剂。其实丹剂不过是在药物的表面包裹一层朱砂衣而已，其功效特点与其他剂型无异。

汤剂的主要煎煮方法

汤剂是中药常用的剂型之一，自商代伊尹创制汤剂以来沿用至今，经久不衰。汤剂的制作对煎具、用水、火候、煎煮方法都有一定的要求。

1. 煎药用具

以砂锅、瓦罐为好，搪瓷罐次之，忌用铜铁锅，以免导致药效物质的变化，影响疗效。

2. 煎药用水

古时曾用长流水、井水、雨水、泉水、米泔水等煎煮。现在多用自来水、井水、蒸馏水等，但总以水质洁净新鲜为好。

3. 煎药火候

有文火、武火之分。文火，是指使温度上升及水液蒸发缓慢的火候；而武火，又称急火，是指温度上升及水液蒸发迅速的火候。

4. 煎煮方法

先将药材浸泡30～60分钟，用水量以高出药面为度，一般中药煎煮2次。2次煎液去渣滤净混合后，分2次服用。煎煮的火候和时间，要根据药物性能而定。一般来讲，解表药、清热药宜武火煎煮，时间宜短，煮沸后煎3～5分钟即可；补养药需用文火慢煎，时间宜长，煮沸后再续煎30～40分钟。某些药物因质地不同，煎法比较特殊，处方上需加以注明，归纳起来包括先煎、后下、包煎、另煎、溶化、泡服、冲服、煎汤代水等不同煎法。

（1）先煎　指难溶于水的一些矿物、介壳类药物，用武火煮沸15～20分钟后，再加入其他一般药物中，将水加至适量时，继续煎煮。如生石膏、寒水石、磁石、赭石、白石英、紫石英、生龙骨、蛤壳、生石决明、瓦楞子、龟甲、鳖甲、鹿角、水牛角等质地坚硬、药效物质不易被煎出的饮片。另外，还有乌头类、商陆、生南星、生半夏等毒性药材，宜先煎45~60分钟后再下其他药，久煎可以降低毒性，保证用药安全。实际上，未经炮制的毒性药材不宜使用。

（2）后下　一般应在煎药结束之前5~10分钟放入为宜。如薄荷、砂仁、肉豆蔻、沉香、肉桂、木香等气味芳香、含挥发性成分的药物。另外，还有钩藤、大黄、番泻叶等，因久煎能破坏其药效物质，也不宜久煎。

（3）包煎　粉末、黏性及伴有绒毛的药物宜包煎，即先用纱布包好，再与其他药物同煎。如旋覆花中有管毛，服用后吸附食管会引起呕吐；枇杷叶有绒毛，可导致过敏或刺激咽喉；车前子颗粒细小，容易沉底煳锅，均应包煎。其他还包括粳米、灶心土、滑石等矿土类。

（4）另煎　又称另炖，指某些贵重中药，如人参、西洋参、羚羊角、鹿茸等，应单独炖或煎2~3小时，以防止药效物质被吸附或丢失。可单独服用，也可同其他药混服。

（5）溶化　又称烊化，指某些胶质、黏性大，又容易溶解的药物，与其他药物一起煎制容易焦化，应该在温水中慢慢搅拌，待溶化后，与煎好的药液混合服用。如阿胶、龟甲胶、鹿角胶、鳖甲胶、饴糖等。

（6）泡服　指某些有效成分易溶于水或久煎容易破坏药效物质的中药，可用少量开水或煮好的药液浸泡，半小时后，去渣用。如西红花、胖大海、番泻叶等。

（7）冲服　某些研成细粉或制成散剂的药物，需冲服。如珍珠、牛黄、朱砂、琥珀、硼砂、玄明粉、三七以及一些液体药物，如竹沥、生姜汁、藕汁。还有一些成药，如紫雪散、陈皮末、止咳糖浆等。

（8）煎汤代水　主要指某些药物为了防止与其他药物同煎使煎液浑浊，难于服用，宜先煎后取其上清液代水，再煎煮其他药物，如灶心土等。此外，某些药物质轻用量多，体积大，吸水量大，如玉米须、丝瓜络、金钱草等，也须煎汤代水。

用法与用量

用法

服药的方法，直接影响药物疗效的发挥。根据不同的剂型、药性和疾病证候，服药方法有所区别。汤剂一般都是温服；热证用寒药，可以冷服；寒证服热药，可以热服；呕吐或者药物中毒，宜小量频服；对神志昏迷和牙关紧闭的患者，可给予鼻饲。在临床用药中，有时由于病者寒热错杂，相互格拒，而出现服药反吐的情况。如系真寒假热，则宜热药冷服；如系真热假寒，则又宜寒药热服。

丸、散等固体药剂，除特别规定外，一般都用温开水吞服，亦有用酒服者，是取其升提宣通，用淡盐汤送下者，是取其引药入肾。

服药的时间也必须根据病情和药性而定。一般说来，滋补药宜在饭前服，健胃药或对胃肠有刺激的药物宜在饭后服，驱虫药和泻下药宜在空腹时服，安神药宜在睡前服，治疟药宜在发作前服，其他药物一般均宜在饭后服。当然还须根据病情的缓急灵活掌握服药时间，如急性病应立即服用，不拘时间，慢性病则要服有定时。

无论食前或饭后服药，都应略有间隔，一般都在饭前后1~2小时左右，以免影响疗效。

一剂中药，通常分3次服用。患者可早、晚各服1次，而病重、病急者可每隔4小时左右服药1次，昼夜不停，使药力持续，利于顿挫病势。在应用发汗、泻下等药时，若药力较强，要注意病者个体差异，一般以得汗、泻下为度，适可而止，不必尽剂，以免汗下太多，损伤正气。

用量

每一味药的成人1日量和方剂中药物与药物间的比较分量，即相对剂量。药物剂量的大小对其疗效有直接关系。药量过小，则起不到治疗作用；药量过大，非但达不到预期疗效，甚至可造成不良后果。对于药物剂量大小的掌握，可根据以下几个主要方面综合考虑确定。

1. 根据药物性能确定剂量

一般非毒性药物用量较大，凡性质猛烈或剧毒的药物，用量宜小，并应从小量开始，根据病情需要，再考虑逐渐增加，但要严格控制在安全限度内，切勿过量。一旦病情缓解，应逐渐减量或立即停止服用。一般说来，性味淡薄的药物用量可大；性味浓厚、芳香走散者，用量宜小。质重者，如矿物、贝壳类药物，用量宜大；质轻者如花、叶类药物，用量宜轻。

2. 根据配伍、剂型确定剂量

一般说来，同样的药物，入复方剂量较单味用量为轻；入汤剂用量较作丸、散剂为重。复方中的主要药物用量可大，辅助性药物一般低于主药的剂量。

3. 根据病情、体质、年龄确定剂量

一般重病、急性病及病情顽固者，用量宜重；轻病、慢性病者，用量宜轻；病人平素体质壮实者，用量宜重；年老体弱、妇女和儿童，用量宜轻；一般6岁以上儿童，可按成人量减半用；5岁以下者通常用成人量的1/4，乳幼儿应更少。新病用量宜重，久病用量宜轻。

4. 根据发病季节确定剂量

如夏季天热，肌表疏松，用发汗药时剂量宜轻；冬季天冷，肌表密固，用发汗药时，剂量可以稍重。

总之，在确定剂量的时候，要根据药物的性质、作用强度，病者的年龄、体质强弱、病程久暂、病势以及配伍、用药季节等多方面具体情况来进行全面考虑。

中药的计量单位，古代有多种剂量的方法，用来量取不同的药物。由于古今度量衡制的变迁，后世多以重量为计量固体药物的方法。明清以来，普遍采取16进位制，即1市斤=16两=160钱。目前已普遍改用公制，即1kg=1000g。为了处方和配药，特别是方便古方的配用的单位换算，按规定以如下的近似值进行换算：

1两（16进位制）=30g

1钱=3g

1分＝0.3g

1厘＝0.03g

本书各药所标注的用量，除个别者另注明外，均为《中国药典》的统一剂量，绝大部分是指成人1日内服用的剂量。

除峻烈、毒性较强的药和某些精制药剂外，一般饮片的常用内服剂量约为3～9g，部分常用量较大的为15～30g。中药剂量必须依据经方和中药标准而定，不可滥用。

服用禁忌

服用禁忌是指用药期间禁食某些食物，也就是通常所说的"忌口"。由于疾病的关系，一般在服药期间，应忌食生冷、油腻、辛辣、不易消化及有特殊刺激性的食物。如热性病，不宜吃辛辣等食物；疮疡皮肤病，不宜吃鱼、虾、牛、羊等腥膻及刺激性食物等。上述情况应向病人说明，以免影响疗效。此外，在古代文献中还有茯苓忌醋、蜂蜜忌葱、土茯苓忌茶、薄荷忌鳖肉等记载。这说明服用某些药时不可同吃某些食物。

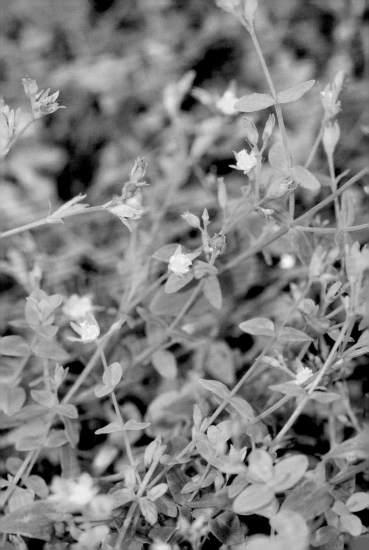

第四章

中药调剂基本知识

处方是指由注册的执业医师和执业助理医师在治疗活动中为患者开具的、由取得药学专业技术职务任职资格的药学专业技术人员审核、调配、核对，并作为患者用药凭证的医疗文书。中药处方是医师辨证论治的书面记录和凭证，反映了医师的辨证立法和用药要求，既是给中药调剂人员的书面通知，又是中药调剂工作的依据，也是计价、统计的凭证，具有法律效力。

处方由前记、正文、后记三部分组成。前记包括医疗机构名称、费别、患者姓名、性别、年龄、门诊或住院病历号、科别或病区和床位号、中医临床诊断及开具日期等，并可添列特殊要求的项目。正文以Rp及R（拉丁文Recipe"请取"的缩写）标示，分列药品名称、数量、用量、用法，中成药还应当标明剂型、规格。后记主要为医师签名或者加盖专用签章，药品金额以及审核、调配、核对、发药药师签名或者加盖专用签章。

处方审核

审方是调剂工作中的第一个关键环节，应对处方所写的各项内容进行审核，包括处方规范性审核和用药适宜性审核。处方审核时必须注意以下几点：①认真审查处方的各项内容，包括处方前记、正文、后记是否清晰完整，并确认处方的合法性，对不规范处方或不能判定其合法性的处方不得调剂，对老年、妊娠期、儿童、肝肾功能异常等特殊人群的用药适应性进行重点审核，如发现问题，应向处方医生或患者核对；②药师审核处方后，认为存在用药不适宜时，如有妊娠禁忌、配伍禁忌、超剂量用药、超时间用药、服用方法有误、毒麻药使用违反规定等，应告知处方医师，请其确认或者重新开具处方；③药师发现严重不合理用药或者用药错误，应当拒绝调剂，及时告知处方医师，并应当记录，按照有关规定报告；④处方一般当日有效，特殊情况下需延长有效期的，由开具处方的医生注明有效期，但最长不得超过3天；⑤药师不应擅自涂改医师处方所列的药味、剂量、处方旁注等。

处方调配与复核

药斗是盛放饮片必不可少的容器，中药调剂室都以药斗的排列为布置中心。由于中药品种繁多，品质各异，为了便于调剂操作，减轻劳动强度，易于统计盘点，避免差错事故，提高调剂质量及确保患者的用药安全等，药斗的排列应有一定的规律和要求。根据中药的性能和中医处方用药的配伍规律以及医院饮片品种和使用频率、医院专科设置、医院用药特色、医师用药习惯等情况，按照知识性、科学性、方便性、安全性的原则，通过多年的实践经验，中药行业总结出一套存放中药饮片的科学规律，即"斗谱"。

中药计量工具是中药称重的衡器，中药调剂工作中最常用的是传统的戥秤（又叫戥子），其次是分厘戥、盘秤、钩秤、天平及字盘秤，乃至现代电子秤。所用衡器必须定期计量强检。

调配时应用经检验（强检）合格的戥称，根据处方药物体积重量，选用适当的戥子。一方多剂的处方应按"等量递减""逐剂复戥"的原则进行称量分配。每一计的重量应控制在±5%以内。为了便于核对，要按处方药味所列的顺序调配，间隔平放，不可混为一堆。对体积松泡而量大的饮片如通草、灯心草等应先称，以免覆盖前药。对黏度大的饮片如瓜蒌、熟地黄等应后称，放于其他饮片之上，以免沾染包装纸。处方应按医师处方要求进行调配，不准生炙不分，以生代炙。如发现有伪劣药品、不合格药品、发霉变质药品等，应及时更换，再进行调配。调配含有毒性中药饮片的处方，每次处方剂量不得超过2日剂量，对处方未注明"生用"的，应给付炮制品。

处方中有需要特殊处理的药品，如先煎、后下、包煎、冲服、烊化、另煎等，要单包成小包，并注明用法；鲜花应分剂量单包成小包。矿物类、动物贝壳类、果实种子类等质地坚硬的药品，需捣碎收，再分剂量调配。处方中有需要临时炮制加工的药品，可称取生品收由专人按照炮制方法进行炮制。

调配完毕后交由复核药师进行复核。

取药须知

对于中药调剂工作，发药是最后一项工作。发药人员首先核对取药凭证、患者姓名、饮片剂数。患者或其家属在取药时则需问清详细的用药指导。

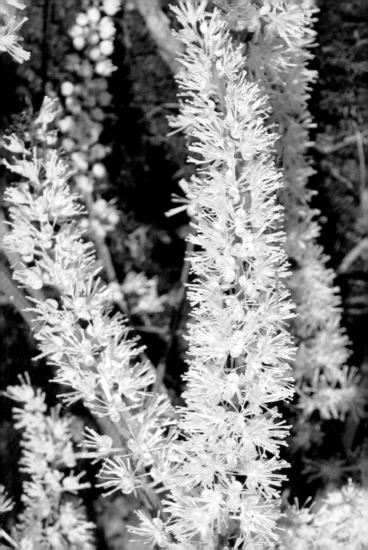

第五章

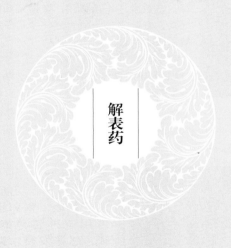

解表药

一、发散风寒药

麻 黄

Ma Huang

【性味归经】辛、微苦，温。归肺、膀胱经。

【功能】发汗解表，宣肺平喘，利水消肿。

【主治】生品发汗解表，利水消肿力强，多用于风寒表实证，胸闷喘咳，风水浮肿，风湿痹痛，阴疽，痰核。蜜麻黄性温偏润，辛散发汗作用缓和，增强了润肺止咳之功，宣肺平喘止咳力胜，多用于表证已解，气喘咳嗽。

【用法用量】煎服，2~9g。

【禁忌】表虚自汗、阴虚盗汗、虚喘者及失眠及高血压患者慎用。

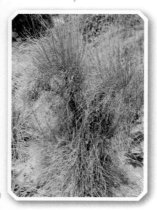

【经典配方】

麻黄汤 功能主治：发汗解表，宣肺平喘。可用于外感风寒表实证，恶寒发热，头身疼痛，无汗而喘，舌苔薄白，脉浮紧。成分：麻黄（去节）9g，桂枝（去皮）6g，苦杏仁（去皮尖）6g，甘草（炙）3g。

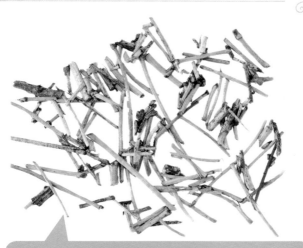

【饮片特征】本品为麻黄科植物草麻黄、木贼麻黄干燥草质茎的加工品。呈圆柱形的段，表面淡黄绿色至黄绿色，粗糙，有细纵脊线，节上有细小鳞叶，切面中心显红黄色。蜜炙品颜色较深，稍黏，有蜜香气。

【养生药膳】

1. 麻黄雪梨瘦肉汤　雪梨2个，麻黄8g，生姜适量，苦杏仁12g，瘦肉200g，红枣5个。将食材洗净，切块入锅，加入适量清水，大火煲2个小时，再改用小火煲2小时，最后加盐调味即可。本品可清热降火，润肺止咳。

2. 麻黄附片羊肉　麻黄5g，附片10g，羊肉500g，生姜30g，调料适量。本品可温阳散寒，补肾益精。

桂枝

Gui Zhi

【性味归经】辛、甘，温。归心、肺、膀胱经。

【功能】发汗解肌，温通经脉，助阳化气，平冲降气。

【主治】桂枝辛温，善祛风寒，能治感冒风寒、发热恶寒，不论有汗、无汗都可应用。桂枝能温通经脉，对寒湿性风湿痹痛，多配合附子、羌活、防风等同用；对气血寒滞所引起的经闭、痛经等症，常配合当归、白芍、桃仁等同用。

【用法用量】内服，煎汤，3~9g；或入丸、散。

【禁忌】热病高热、阴虚火旺、血热妄行者禁服。

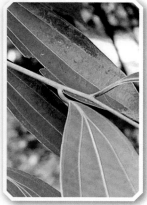

【经典配方】

桂枝汤　功能主治：解肌发表，调和营卫。用于外感风寒表虚证，如头痛发热，汗出恶风，鼻鸣干呕，苔白不渴，脉浮缓或浮弱。成分：桂枝（去皮）、白芍、生姜、大枣（切）各9g，甘草（炙）6g。

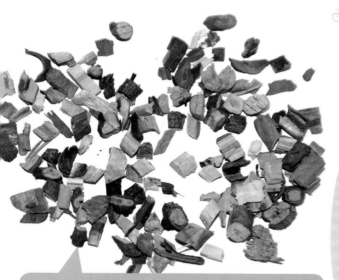

【饮片特征】本品为樟科植物肉桂干燥嫩枝的加工品。呈类圆形或椭圆形的厚片。表面红棕色或棕色，切面皮部红棕色，木部黄白色或浅黄棕色，髓部类圆形或略呈方形，有特异香气，味甜、微辛。

🍵【养生药膳】

桂枝大枣汤 桂枝9g，山楂15g，赤砂糖30g，大枣15g。本品可温经散寒，活血止痛。用于经前或经期小腹疼痛、得热痛减、经行量少等。

紫苏叶
Zi Su Ye

【性味归经】辛,温。归肺、脾经。

【功能】解表散寒,行气宽中。

【主治】本品发汗解表散寒之力较为缓和,多用于外感风寒轻证;因其能宣肺止咳,入脾经,又能行气宽中、和中止呕,故对风寒感冒咳喘有痰兼见脾胃气滞、胸闷、呕恶者,尤为适用。此外,还能解鱼蟹毒。

【用法用量】煎服,3~9g。外用适量,捣敷或煎水洗。

【禁忌】胃热呕逆者慎用;糖尿病患者忌用。气虚、阴虚及温病患者慎服。食物相克:紫苏叶不可与鲤鱼同食,生毒疮。

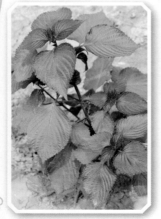

【经典配方】

藿香正气散 功能主治:解表化湿,理气和中。可用于脾胃气滞,胸闷呕吐。成分:大腹皮3g,白芷3g,紫苏叶3g,茯苓3g,半夏曲6g,白术6g,陈皮6g,厚朴6g,桔梗6g,藿香9g,炙甘草7.5g,水煎服。

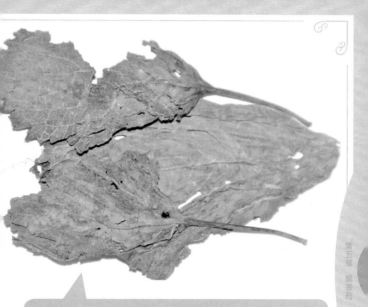

【饮片特征】本品为唇形植物紫苏栽培品的干燥叶。完整叶卵形或圆卵形，先端突尖或长尖，边缘有锯齿，两面紫色，或上面绿色，下面紫色，两面疏生柔毛。以色紫、香气浓者佳。

【养生药膳】

1. 紫苏叶粥　粳米100g，紫苏叶15g，红糖调味。健胃解暑之品，适用于感冒风寒、咳嗽、胸闷不舒等。

2. 辛夷苏叶茶　辛夷6g，紫苏叶9g，姜、葱适量。疏散风寒，宣通鼻窍。适用于鼻渊。

生 姜

Sheng Jiang

【性味归经】

辛，微温。归肺、脾、胃经。

【功能】

解表散寒，温中止呕，温肺止咳。

【主治】

本品散寒解表之力较弱，多用于外感风寒轻证。因其具有良好的温中止呕作用，故有"呕家圣药"之称；兼能温肺止咳，多用于肺寒咳嗽。此外，还可解天南星、半夏及鱼蟹毒。

【用法用量】

煎服，3~9g；急救昏厥捣汁服，可用9~15g。

【禁忌】

阴虚内热者忌用。

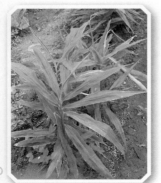

【经典配方】

<u>香柿蒂汤</u> 功能：解表散寒，降逆止呃。成分：丁香6g，柿蒂9g，人参3g，生姜6g。

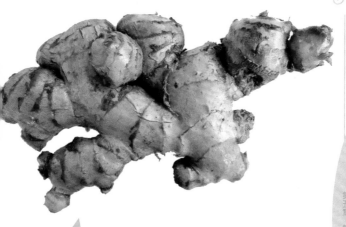

【饮片特征】本品为姜科植物姜栽培品的新鲜根茎。呈不规则分枝状，常切成厚片。表面黄褐色或灰棕色，有环节，质脆。切面浅黄色，环纹明显。气香特异，味辛辣。

【养生药膳】

1. 姜蜜膏　生姜汁200g，蜂蜜200g。每次服30ml，以热开水冲服，每日2次。用于肺寒、肺燥型久咳不愈。

2. 生姜粥　生姜片5～10g，大枣5枚，粳米100～150g。同煮粥，用适量油盐调味食用。功能为暖脾养胃，祛风散寒。

香薷

Xiang Ru

【性味归经】

辛，微温。归肺、胃经。

【功能】

发汗解暑，行水散湿，温胃调中。

【主治】

用于夏月感寒饮冷，头痛发热，恶寒无汗，胸痞腹痛，呕吐腹泻，水肿，脚气。

【用法用量】

内服：煎汤，3～9g；或入丸、散，或煎汤含漱。外用：适量，捣敷。

【禁忌】

表虚者忌服，火盛气虚、阴虚有热者禁用。

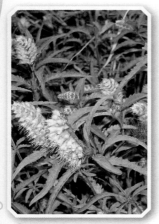

【经典配方】

香薷散　功能主治：祛暑解表，化湿和中。可用于阴暑，恶寒发热，头痛身重，无汗，腹痛吐泻，胸脘痞闷，舌苔白腻，脉浮。成分：香薷500g，白扁豆250g，厚朴250g。

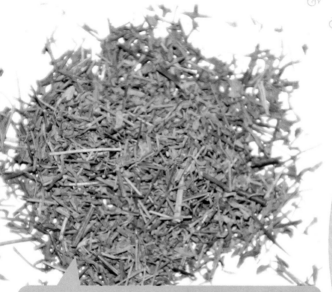

【饮片特征】本品为唇形科植物石香薷、海州香薷干燥地上部分的加工品。茎近根部为圆柱形，上部方形，节明显，淡紫色或黄绿色；质脆，易折断。叶皱缩破碎，有浓烈香气，味辛，微麻舌。

【养生药膳】

1. 香薷饮　香薷30g，厚朴9g，炒白扁豆20g。本品可解表，还有化湿滞、和肠胃的作用。

2. 扁豆香薷汤　白扁豆21g，香薷15g。本品可清暑利湿和中，用于小儿夏伤暑湿、身热无汗、呕吐泄泻、脘腹胀痛等症。

荆 芥
Jing Jie

【性味归经】辛，微温。归肺、肝经。

【功能】祛风解表，透疹消疮，止血。

【主治】本品长于发表散风，且微温不烈，药性缓和，为发散风寒药中药性最为平和之品。对于外感表证，无论风寒、风热或风寒不明显者，皆可使用。此外，还能发表透疹，炒炭止血。可谓治疗风病、血病、疮病的常用药。

【用法用量】煎服，6~12g。无汗生用，有汗炒用，止血炒炭。外用适量。荆芥穗的辛散之性强于荆芥，其用量可稍轻。

【禁忌】表虚自汗、阴虚头痛者忌用。

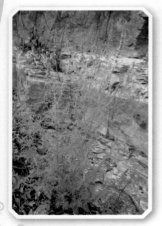

【经典配方】

银翘散 功能主治：辛凉透表，清热解毒。适用于温病初起，发热无汗，或有汗不畅，微恶风寒，头痛口渴，咳嗽咽痛，舌尖红，苔薄白或微黄，脉浮数。成分：连翘、金银花各15g，桔梗、薄荷、牛蒡子各6g，淡竹叶、荆芥穗各3g，生甘草、淡豆豉各6g。

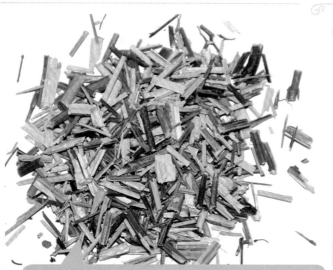

【饮片特征】本品为唇形科荆芥干燥地上部分的加工品。呈不规则的段。茎呈方柱形，表面淡黄绿色或淡紫红色，被短柔毛，切面类白色。叶多已脱落，穗状轮伞花序。气芳香，味微涩而辛凉。

【养生药膳】

1. 荆芥粥　荆芥10g（鲜者30～60g），大米50g，调味品适量。本品可疏风解表，宣散毒疹。适用于风寒、风热感冒，风疹瘙痒或麻疹

透发不畅等。

2. 荆芥紫苏茶　荆芥10g，紫苏叶9g，姜9g，茶叶6g，赤砂糖30g。本品可散寒解表，帮助消化。

防风

Fang Feng

【性味归经】辛、甘，微温。归肺、肝、脾经。

【功能】祛风解表，胜湿止痛，止痉。

【主治】本品善祛风解表，有"散风通用"之说，虽不长于散寒，但能胜湿止痛，且甘缓微温不峻烈，故外感风寒、风湿、风热表证均可配伍使用；又能祛风止痒，可治疗多种皮肤病，其中尤以风邪所致之瘾疹瘙痒较为常用；因其归肝经而味甘，肝主筋，味甘能缓筋急，故可止痉。此外，炒用还可止泻。

【用法用量】煎服，6~12g。发表当生用，止血宜炒炭。

【禁忌】阴虚火旺、血虚发痉者慎用，过敏者忌用。

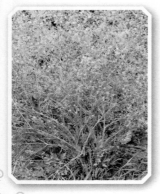

【经典配方】

防风通圣散 功能主治：发汗达表，疏风退热。用于风热郁结，气血蕴滞证。憎寒壮热无汗，口苦咽干，二便秘涩，舌苔黄腻，脉数。成分：防风、川芎、当归、白芍、大黄、薄荷叶、麻黄、连翘、芒硝

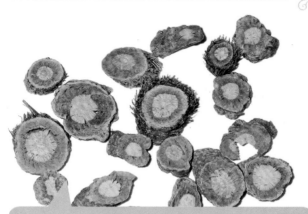

【饮片特征】本品为伞形科植物防风野生品干燥根的加工品。圆形或椭圆形的厚片。外表皮灰棕色，有纵皱纹。切面皮部浅棕色，有裂隙，木部浅黄色，有放射状纹理。气特异，味微甜。

各15g，石膏、黄芩、桔梗各30g，滑石90g，生甘草6g，荆芥穗、白术、栀子各7.5g。

🌿【养生药膳】

1. 防风粥　防风10g，大米50g，葱白2根。本品可疏风解表，散寒止痛。适用于风寒感冒，畏风发热，自汗头痛，风湿痹痛，骨节酸痛等。

2. 黄芪防风猪骨汤黄芪12g，防风3g，白术15g，猪骨360g，盐、糖适量。本品可益气固表，用于抵抗力差、容易疲乏、说话无力、经常反复感冒不愈的儿童或老人。

胡 荽
Hu Sui

【性味归经】

辛，温。归肺、胃经。

【功能】

发表透疹，健胃。

【主治】

全草：麻疹不透，感冒无汗；果：消化不良，食欲不振。

【用法用量】

煎服，3～6g；外用适量。

【禁忌】

因热毒壅盛而非风寒外来所致的疹出不透者忌食；小儿麻疹已经透发后不能食用；患有癌症、慢性皮肤病和眼病、气虚体弱和有胃及十二指肠溃疡之人不宜多食。

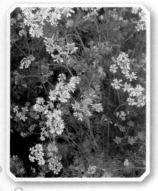

【经典配方】

荽荽饮　功能主治：行气活血，化痰通络，益气散寒。适用于冠心病。成分：胡荽9g，瓜蒌、柳枝、白杨枝、芦根、白茅根各100g。

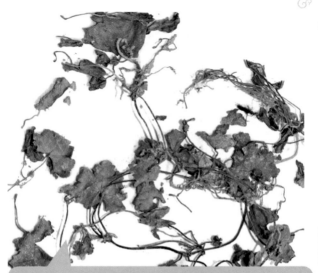

【饮片特征】本品为伞形科植物胡荽的干燥全草。叶多卷缩脱落，呈草绿色或草黄色；茎亦枯萎，粗约1mm；根须卷曲，有浓烈的特殊香味，以色带青、香气浓厚者为佳。

🕐【养生药膳】

    1. 胡荽粥 胡荽30g，大米100g，调味品适量。本品可解表散寒。用于风寒感冒、麻疹疹出不畅等。

    2. 胡荽葱姜汤 胡荽、鲜葱、生姜各适量。本品可发汗解表。用于风寒感冒、鼻塞流涕。

西河柳

Xi
He
Liu

【性味归经】

甘、辛，平。归心、肺、胃经。

【功能】

发表透疹，祛风除湿。

【主治】

用于麻疹不透，风湿痹痛。

【用法用量】

3～6g。外用适量，煎汤擦洗。

【禁忌】

麻疹已透及体虚汗多者忌服，用量过大能令人心烦不安。

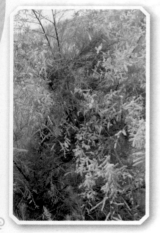

【经典配方】

竹叶柳蒡汤 功能主治：透疹解表，清热生津。适用于痧疹初起，透发不出。喘嗽，鼻塞流涕，恶寒轻，发热重，烦闷躁乱，咽喉肿痛，唇干口渴，苔薄黄而干，脉浮数，小儿丘疹性肢端皮炎。成分：西河柳6g，荆芥穗、蝉蜕、薄荷叶、蜜知母、淡竹叶、甘草各3g，葛根、牛蒡子（炒，

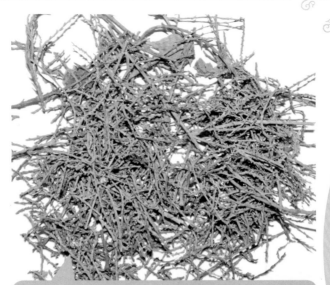

【饮片特征】本品为柽柳科植物柽柳干燥细嫩枝叶的加工品。呈圆柱形的段。表面灰绿色或红褐色，叶片常脱落而残留突起的叶基。切面黄白色，中心有髓。气微，味淡。

研）各4.5g，玄参6g，麦冬（去心）9g。

🍲【养生药膳】

1. 荸荠柽柳汤　西河柳叶15g，荸荠90g。

本品可温中益气，消风毒。用于麻疹透发不快。

2. 西河柳饮　西河柳20g，水300g，白糖15g，煮成饮料。

羌 活

Qiang Huo

【性味归经】辛、苦，温。归膀胱、肾经。

【功能】解表散寒，祛风除湿，止痛。

【主治】本品气味雄烈，善于升散发表，有较强的解表散寒、祛风除湿、止痛之功，为治疗风寒挟湿表证、风寒头痛（太阳经头痛——后头牵连项痛）及风寒湿痹上半身疼痛之要药。此外，还常作为治疗上半身疼痛和后头痛的引经药。

【用法用量】煎服，3～9g。

【禁忌】血虚痹痛、阴虚头痛者慎用。用量较大时，脾胃虚弱者易呕吐。

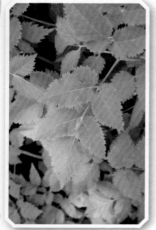

【经典配方】

九味羌活汤 功能主治：发汗祛湿，兼清里热。适用于外感风寒湿邪，内有蕴热证。恶寒发热，无汗，头痛项强，肢体酸楚疼痛，口苦微渴，舌苔白或微黄，脉浮。成分：羌活、防风、苍术各9g，细辛3g，川芎、白芷、生地黄、黄芩、甘草各6g。

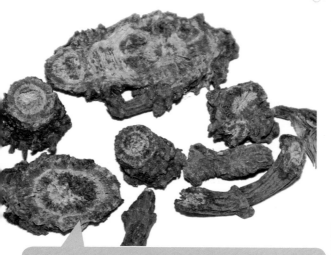

【饮片特征】本品为伞形科植物羌活干燥根茎及根的加工品。呈类圆形、不规则形横切或斜切片，表皮棕褐色至黑褐色，切面外侧棕褐色，木部黄白色，有的可见放射状纹理。体轻，质脆。气香，味微苦而辛。

【养生药膳】

1. 羌活粥　羌活9g，大米100g，白糖少许。本品可散寒解表，胜湿止痛。适用于外感风寒所致的恶寒发热、头痛身痛、肩臂肢节疼痛等。

2. 羌活板蓝根茶　羌活15g，板蓝根30g。本品清热解毒，可用于流感。

白芷

Bai Zhi

【性味归经】辛、温，归肺、胃经。

【功能】解表散寒，祛风止痛，宣通鼻窍，燥湿止带，消肿排脓。

【主治】本品辛温升散，芳香上达，善通鼻窍、止痛，故风寒感冒而头痛较剧，或鼻塞流涕、鼻渊更宜使用；又善入足阳明胃经，上行头面，故可止阳明头痛（前额、眉棱骨、齿龈疼痛）及风寒湿痹。此外，还能燥湿止带，消肿排脓。

【用法用量】煎服，3~9g。外用适量，研末外敷。

【禁忌】阴虚血热者慎用。过量可引起恶心呕吐、头晕、气短、出汗、血压升高、烦躁等症状，严重者可因呼吸中枢麻痹而死亡。

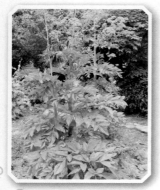

【经典配方】

川芎茶调散 功能主治：疏风止痛。适用于风邪头痛，或恶寒，发热，鼻塞。成分：川芎12g，白芷6g，羌活6g，细辛3g，防风4.5g，薄荷24g，荆芥12g，甘草6g。

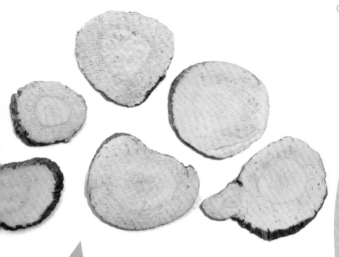

【饮片特征】本品为伞形科植物杭白芷栽培品干燥根的加工品。呈类圆形的厚片，外表皮灰棕色或黄棕色。切面白色或灰白色，具粉性，形成层环棕色，近方形或近圆形，皮部散有多数棕色油点。气芳香，味辛、微苦。

【养生药膳】

川芎白芷鱼头汤　鳙鱼头1个，川芎6g，白芷9g，生姜3片。本品可发散风寒，祛风止痛。用于风寒感冒头痛者，症见微恶风寒，时发头痛，遇寒加剧，鼻塞流涕，舌苔白，脉浮。

细辛

Xi Xin

【性味归经】辛，温。归肺、肾、心经。

【功能】解表散寒，祛风止痛，通窍，温肺化饮。

【主治】本品辛味极强，温性峻烈，善祛风散寒、通窍、止痛，为祛肺、肾二经风寒的要药。入肺，既可解表散寒，又可温化肺中的寒痰（温肺化饮）；入肾，可祛足少阴肾经的风寒，自里达表，为治疗阳虚外感的要药。诸作用中尤以止痛为先。

【用法用量】煎服，1～3g；散剂每次服0.5～1g。外用适量。

【禁忌】气虚多汗、阴虚阳亢头痛、肺燥伤阴干咳者忌用。反藜芦。

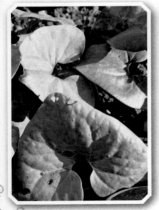

【经典配方】

独活寄生汤 功能主治：祛风湿，止痹痛，益肝肾，补气血。可用于痹证日久，肝肾两虚，气血不足证。腰膝疼痛、痿软，肢节屈伸不利，或麻木不仁，畏寒喜温，心悸气短，舌淡苔白，脉细弱。成分：独活9g，桑寄生、杜仲、牛膝、细辛、秦

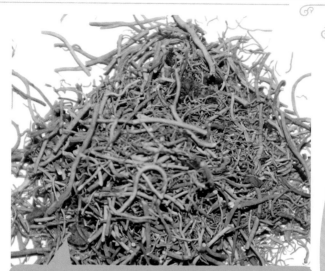

【饮片特征】本品为马兜铃科植物北细辛、汉城细辛栽培品干燥根和根茎的加工品。呈不规则的段。根茎呈不规则圆形，外表皮灰棕色。根细，表面灰黄色，平滑或具纵皱纹，切面黄白色或白色。气辛香，味辛辣，麻舌。

芎、茯苓、肉桂心、防风、川芎、人参、甘草、当归、白芍、生地黄各3g。

🥄【养生药膳】

　　细辛粥　细辛3g，

大米100g。本品可祛风散寒，温肺化饮，宣通鼻窍。适用于外感风寒头痛、身痛、牙痛、痰饮咳嗽、痰白清稀、鼻塞等。

藁 本

Gao Ben

【性味归经】

辛，温。归膀胱、肝经。

【功能】

祛风散寒，除湿止痛。

【主治】

本品辛温升散，善祛太阳经的风寒湿邪，又可循经上达巅顶，有止痛之功。用于风寒感冒头痛，风湿痹痛，肩背酸痛。

【用法用量】

煎服，3～9g。

【禁忌】

阴虚血亏、肝阳上亢、火热内盛之头痛者慎用。

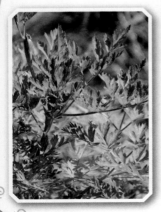

🌿【经典配方】

神术散 功能主治：发汗解表，化蚀辟秽。适用于外感风寒湿邪，头痛项强，发热憎寒，身体疼痛及伤风鼻塞声重，咳嗽头昏。成分：苍术（陈土炒）、陈皮、厚朴（姜汁炒）各1000g，甘草（炙）360g，藿香250g，砂仁120g。

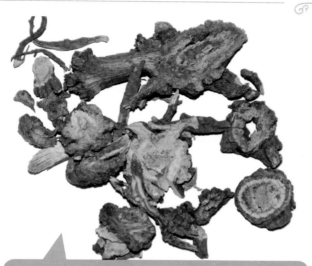

【饮片特征】本品为伞形科植物藁本或辽藁本的干燥根茎的加工品。呈不规则的厚片。外表皮棕褐色至黑褐色，粗糙。切面黄白色至浅黄褐色，具有裂隙或孔洞，纤维性。气浓香，味辛、苦、微麻。

【养生药膳】

荜茇藁本鲍鱼汤

荜茇9g，藁本6g，鲍鱼肉90g，川芎9g，生姜、大枣、食盐、味精各少许。本品可辛散风寒，温通鼻窍。用于春季过敏性鼻炎属于风寒犯鼻者，症见喷嚏频作、遇寒尤甚、鼻流清涕、鼻塞，伴前额头痛、口不渴、舌苔白润、脉浮迟。

苍耳子

Cang
Er
Zi

【性味归经】辛、苦，温；有小毒。归肺经。

【功能】发散风寒，通鼻窍，祛风湿，止痛。

【主治】本品为祛风湿的圣药。在鼻科临床广泛应用，鼻渊（鼻窦炎）、伤风鼻塞（急性鼻炎）、鼻窒（慢性鼻炎）、鼻鼽（过敏性鼻炎）、鼻痔（鼻息肉）、鼻疮（鼻疖，即鼻前庭炎），可单用或复方配伍。现用以治疗上述鼻病的中成药产品，多数选用苍耳子作为主要的药物，如苍耳子散。此外，还可祛风止痒。

【用法用量】煎服，3～9g，或入丸、散。

【禁忌】血虚头痛者忌用。

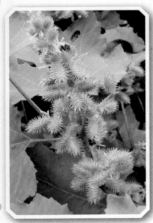

🌿【经典配方】

苍耳散　功能主治：散风邪，通鼻窍。适用于风邪上攻，致成鼻渊，鼻流浊涕不止，前额疼痛。现用于慢性鼻炎、副鼻窦炎见有上述症状者。成分：辛夷15g，苍耳子7.5g，白芷30g，薄荷叶1.5g。

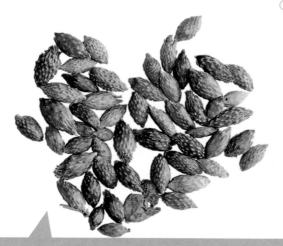

【饮片特征】本品为菊科植物苍耳野生品干燥成熟果实的加工品。呈纺锤形或卵圆形，表面黄棕色或黄绿色，全体有钩刺，顶端有2枚较粗的刺。质硬而韧，种皮膜质，浅灰色，有油性。

🍲 【养生药膳】

1. 苍耳子粥　苍耳子9g，粳米50g。本品可散风除湿，适宜于因风湿上扰引起的头痛、鼻渊，或因湿热下注引起的老年痔疮以及风湿阻痹之肢体作痛或皮肤瘙痒等症。

2. 苍耳子茶　苍耳子9g，白芷3g，绿茶2g。对风寒型单纯性慢性鼻炎尤为适宜。

辛 夷
Xin Yi

【性味归经】辛，温。归肺、胃经。

【功能】发散风寒，宣通鼻窍。

【主治】本品辛温发散，芳香通窍，其性上达，外能祛除风寒邪气，内能升达肺胃清气，善通鼻窍，为治鼻渊头痛、鼻塞流涕之要药。

【用法用量】煎服，3~9g。本品质轻浮于水面，不便煎煮，且表面有毛，易刺激咽喉，宜用纱布包煎。外用适量，研末塞鼻或水浸蒸馏滴鼻。

【禁忌】对鼻腔黏膜血管有明显的收缩作用，萎缩型鼻炎慎用。多服易引起头晕、目赤、口渴、鼻干等。

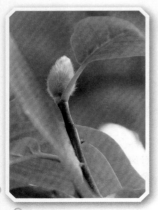

🌿【经典配方】

苍耳子散 功能主治：用于风邪上攻之鼻渊，临床上用于急慢性鼻炎、鼻窦炎及过敏性鼻炎等病。成分：苍耳子、辛夷、白芷、川芎、黄芩各9g，薄荷、川贝母（或浙贝母）、淡豆豉、菊花、甘草各9g。

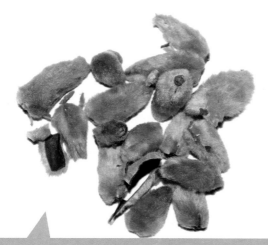

【饮片特征】本品为木兰科植物望春花、玉兰或武当玉兰的干燥花蕾。呈长卵形，似毛笔头，长1.2～2.5cm，直径0.8～1.5cm。苞片2～3层，每层2片，两层苞片间有小鳞芽，苞片外表面密被灰白色或灰绿色茸毛，内表面类棕色，无毛。

【养生药膳】

1. 辛夷花粥　辛夷9g，大米100g。功能散风寒，通鼻窍，适用于外感风寒所致的鼻塞头痛，鼻窦炎所致的鼻塞、香臭不闻、浊涕长流等。

2. 辛夷花鸡蛋汤　辛夷9g，鸡蛋3个。本品可宣肺通窍，适用于鼻炎、鼻窦炎及其引起的鼻塞、头痛等。

葱　白

Cong Bai

【性味归经】

辛，温。归肺、胃经。

【功能】

发汗解表，散寒通阳。

【主治】

用于外感风寒，阴寒内盛，格阳于外，脉微，厥逆，腹泻，外敷治疗疮痈疔毒。

【用法用量】

内服：煎汤，9～15g；或酒煎。煮粥食，每次可用鲜品15～30g。外用：适量，捣敷，炒熨，煎水洗，蜂蜜或醋调敷。

【禁忌】

表虚易出汗者慎服。

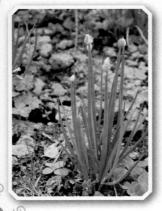

【经典配方】

葱白散　功能主治：可解四时伤寒，头痛壮热，项背拘急，骨节烦疼，憎寒恶风，肢体困倦，大便不调，小便赤涩，呕逆烦渴，不思饮食。又伤风感寒，头痛体热，鼻塞声重，咳嗽痰涎，山岚瘴气，时行疫疠，并皆治之。成分：

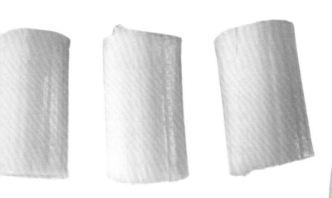

【饮片特征】本品为百合科植物葱的白色茎。呈圆柱形，直径0.5~3.0cm，外表面常呈膜质白色，有纵纹。折断有辛辣黏液。气特殊，有刺激性，味辛辣。

【养生药膳】

川芎、苍术（米泔浸）、白术各6g，甘草、石膏（煅）、干葛（焙）各3g，麻黄（去根、节）9g。

葱白姜汤 香菜5根，葱3根，生姜半块，红糖适量。本品可驱寒发汗，用于风寒感冒。

鹅不食草

E
Bu
Shi
Cao

【性味归经】

辛，温。归肺经。

【功能】

发散风寒，通鼻窍，止咳。

【主治】

用于风寒头痛，咳嗽痰多，鼻塞不通，鼻渊流涕。

【用法用量】

内服：煎汤，6~9g；或捣汁。外用：适量，捣敷；或捣烂塞鼻或研末搐鼻。

【禁忌】

热病体质、阴虚内热的人，大出血后患者，孕妇都不要服用。

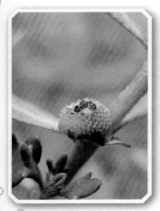

🌿【经典配方】

碧玉散　功能主治：清热散风，活血止痛。用于主目赤肿痛，昏暗羞明，隐涩疼痛，风痒头重，脑鼻酸痛，翳膜胬肉，眼泪稠黏，卷毛倒睫。成分：羌活、闹羊花、薄荷、川芎、防风、蔓荆子、细辛、荆芥、白芷各3g，玄明粉、石膏

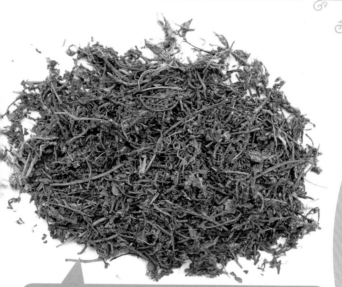

【饮片特征】本品为菊科植物鹅不食草干燥全草的加工品。茎细,断面黄白色。叶小,叶片多皱缩或破碎,完整者展平后呈匙形。气微,久闻有刺激感,味苦、微辛。

(煅)、青黛、黄连各9g,鹅不食草90g。

6【养生药膳】

鹅不食草猪瘦肉汤

鹅不食草(纱布包好)15g,鸡内金(研碎)5g,瘦猪肉50g。主要治疗疳积,吐乳腹泻,大便臭腐,粪便中有不消化的食物,腹胀,两腮红赤,舌质淡红,苔白腻,指纹青色。

二、发散风热药

薄 荷

Bo He

【性味归经】辛，凉。归肺、肝经。

【功能】疏散风热，清利头目，利咽透疹，疏肝行气。

【主治】本品质轻升浮，主入肺经，善于疏散风热，清利头目，利咽透疹；兼入肝经，又可疏肝理气，方中以为佐使。用于风热感冒，风温初起，头痛，目赤，喉痹，口疮，风疹，麻疹，胸胁胀闷。

【用法用量】煎服，3～9g。外用适量。

【禁忌】体虚多汗者忌用，以免汗出不止。

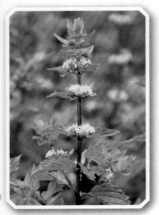

🌿【经典配方】

逍遥散　功能主治：疏肝解郁，养血健脾。用于肝郁血虚脾弱证，两胁作痛，头痛目眩，口燥咽干，神疲食少，或月经不调，乳房胀痛，脉弦而虚者。成分：柴胡、当归、白芍、白术、茯苓、生姜各15g，薄荷、炙甘草各6g。

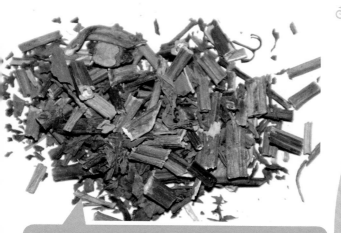

【饮片特征】本品为唇形科植物薄荷栽培品干燥地上部分的加工品。呈不规则的段。表面紫棕色或淡绿色，具纵棱线，棱角处具有茸毛。叶多破碎，揉搓后有特殊清凉香气，味辛凉。

【养生药膳】

1. 薄荷粥　薄荷10g（鲜者30g），大米50g，调味品适量。此粥具有疏散风热、清利头目、解表透疹的功效，可用于治疗风热感冒，痘疹初起。

2. 薄荷茶　薄荷6g，党参9g，芦根30g，炙麻黄、生姜各3g。本茶具有益气解表、清热化痰的作用，用于体虚感冒之发热头痛，咽喉肿痛，咳嗽不爽。

牛蒡子

Niu Bang Zi

【性味归经】辛、苦，寒。归肺、胃经。

【功能】疏散风热，宣肺透疹，利咽透疹，解毒消肿。

【主治】本品辛散苦泄，寒能清热，升散之中具有清降之性，发散之力虽不及薄荷，但长于清利咽喉，可用于风热上攻、热毒上攻之咽喉肿痛；疹出肺、胃，归肺、胃二经，可驱肺、胃二经的疹毒，故可宣肺透疹。

【用法用量】煎服，6～12g。炒用可使其苦寒及滑肠之性略有降低。

【禁忌】气虚便溏者慎用。

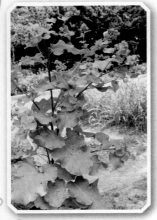

【经典配方】

补肺阿胶汤　功能主治：养阴补肺，清热止血。用于小儿肺虚有热证。咳嗽气喘，咽喉干燥，咯痰不多，或痰中带血，舌红少苔，脉细数。成分：阿胶9g，牛蒡子3g，炙甘草1.5g，马兜铃6g，苦杏仁6g，糯米6g。

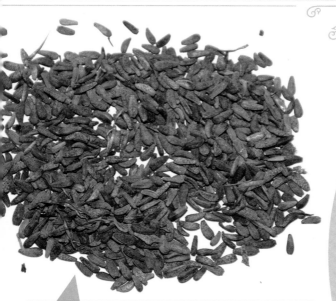

【饮片特征】本品为菊科植物牛蒡干燥成熟果实的加工品。呈长倒卵形，略扁，微弯曲。表面灰褐色或淡灰褐色，具有多数细小黑斑，并有明显的纵棱线。

【养生药膳】

1. 薄荷牛蒡子粥
薄荷6g，牛蒡子10g，粳米适量。用于小儿风热感冒。

2. 牛蒡子去脂茶
牛蒡子12g，决明子12g，桂花5g。用于全身去脂。

蝉 蜕

Chan Tui

【性味归经】甘，寒。归肺、肝经。

【功能】疏散风热，利咽开音，透疹，明目退翳，息风止痉。

【主治】本品质轻升浮，归肺经可宣肺疗哑，透疹止痒，对风热感冒、音哑咽痛者尤效；归肝经，可除肝经风热，明目退翳；肝主筋，甘可缓急，故能缓解痉挛，息风止痉（祛外风，息内风）。此外，还可凉肝息风止痉。

【用法用量】煎服，3～6g。止痉宜用较大剂量。

【禁忌】孕妇慎用。

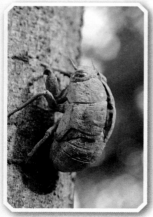

【经典配方】

消风散 功能主治：养血祛风，清热燥湿。用于治风湿侵淫血脉，致生疮疥，瘙痒不绝，及大人小儿风热瘾疹，偏身云片斑点，乍有乍无者。成分：当归、生地黄、防风、蝉蜕、知母、苦参、胡麻仁、荆芥、苍术、牛蒡子、石膏各3g，甘草、木通各1.5g。

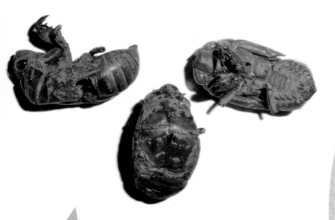

【饮片特征】本品为蝉科昆虫黑蚱的幼虫羽化时脱落的干燥皮壳。略呈椭圆形而弯曲，长约3.5cm，宽约2cm。表面黄棕色，半透明，有光泽，节明显。体轻，中空，易碎。气微，味淡。

【养生药膳】

　　蝉蜕粥　粳米50g，蝉蜕5g。本品可清风散热，宣肺止痉。适用于小儿外感风热、咳嗽声嘶、麻疹透发不畅、小儿惊痫、目赤、夜啼等症。

桑 叶

Sang Ye

【性味归经】

苦、甘，寒。归肺、肝经。

【功能】

疏散风热，清肺润燥，平抑肝阳，清肝明目。

【主治】

用于风热感冒，肺热燥咳，头晕头痛，目赤昏花。

【用法用量】

煎服，9～15g。外用适量，煎水洗眼或捣敷。

【禁忌】

过量服用致毒。

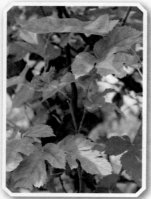

【经典配方】

桑菊饮　功能主治：疏风清热，宣肺止咳。用于风温初起，咳嗽，身热不甚，口微渴，苔薄白，脉浮数者。成分：苦杏仁6g，连翘4.5g，薄荷2.4g，桑叶7.5g，菊花3g，桔梗6g，甘草2.4g，苇根6g。

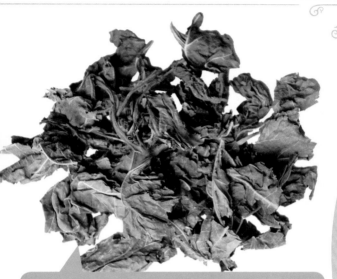

【饮片特征】本品为桑科植物桑的干燥叶。多皱缩、破碎。上表面黄绿色或浅黄棕色，下表面颜色稍浅，叶脉突出，小脉网状，脉上被疏毛，脉基具簇毛。质脆。

【养生药膳】

1. 桑叶粥　桑叶10g，大米100g，白糖适量。本品可疏风清热，清肝明目，清肺润燥。适用于外感风热，发热，头痛，咳嗽，咽喉干痛，目赤肿痛，羞明多泪等。

2. 自制桑菊茶　桑叶2g，菊花1g。清肺热、肝热，有防上火、防感冒的功效。

菊 花

Ju Hua

【性味归经】辛、甘、苦，微寒。归肺、肝经。

【功能】疏散风热，平肝明目，清肝明目，清热解毒。

【主治】本品能疏散肺经风热，但发散表邪之力不强；性寒，入肝经，能清肝热、平肝阳，常用治肝阳上亢，头痛眩晕；辛散苦泄，入肝经，既能发散肝经风热，又能清泄肝热以明目，故可用于肝火上攻所致的目赤肿痛。此外，还能清热解毒。

【用法用量】煎服，9～15g，或入丸、散，或泡茶饮。外感风热多用黄菊花，清热明目和平肝多用白菊花。

【禁忌】阳虚或头痛而恶寒者忌用。

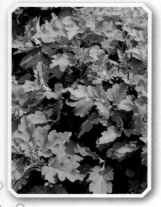

【经典配方】

杞菊地黄丸　功能主治：滋肾养肝。用于肝肾阴亏，眩晕耳鸣，羞明畏光，迎风流泪，视物昏花。成分：枸杞子、菊花各40g，熟地黄160g，山药、山茱萸（炙）各80g，牡丹皮、茯苓、泽泻各60g。

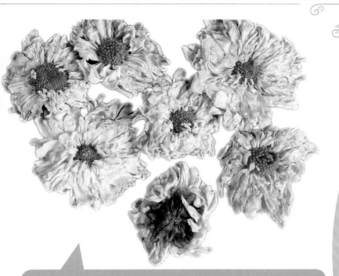

【饮片特征】本品为菊科植物菊栽培品的干燥头状花序。呈圆锥形或圆筒形，花瓣周边的舌状花白色、中心的管状花深黄色或橙黄色。

【养生药膳】

杞菊决明子茶　枸杞子10g，菊花6g，决明子20g。本品有清肝泻火、养阴明目、降压降脂的作用。适用于肝火阳亢型脑卒中后遗症，症见肢体麻木、瘫痪、头晕目眩、头重脚轻、面部烘热、烦躁易怒、血压升高、舌质偏红、苔黄、脉弦。

木 贼

Mu Zei

【性味归经】

甘、苦，平。归肺、肝经。

【功能】

疏散风热，明目退翳。

【主治】

用于目生云翳，迎风流泪，肠风下血，血痢，疟疾，喉痛，痈肿。

【用法用量】

内服：煎汤，3~9g；或入丸、散。外用：研末撒。

【禁忌】

气血虚者慎服。

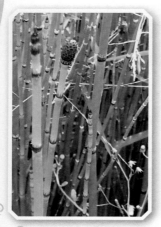

🌿【经典配方】

1. **木贼散** 主治：肠风下血。成分：木贼（去节，炒）30g；木馒头（炒）、枳壳（制）、槐角（炒）、茯苓、荆芥各15g。

2. **木贼煎** 主治：疟疾，形实气强，多温多痰者。成分：法半夏、青皮各15g，木贼、厚朴各9g，苍术、槟榔各3g。

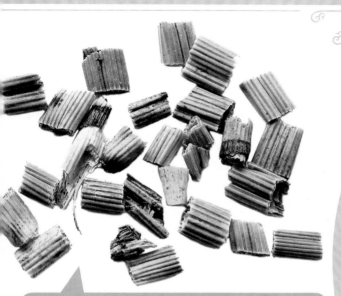

【饮片特征】本品为木贼科植物木贼干燥地上部分的加工品。呈管状的段。表面灰绿色或黄绿色，切面中空，周边有多数圆形的小空腔。气微，味甘淡、微涩，嚼之有沙粒感。

🕙【养生药膳】

　　茵陈滚鸡蛋　茵陈30g，青蒿15g，木贼12g，鸡蛋2个。本品可消肿下气，清热解毒。

蔓荆子

Man Jing Zi

【性味归经】辛、苦，微寒。归膀胱、肝、胃经。

【功能】疏散风热，清利头目。

【主治】本品轻浮上行，解表之力较弱，偏于清利头目、疏散头面风热之邪。自古以来多用以治头目疾患，如治疗外感风热引起的头痛头晕、目赤肿痛、目晕多泪及头昏头痛（头部两侧近太阳穴处）等症。此外，还能祛风止痛，可用于风湿痹痛、肌体挛急之症。

【用法用量】煎服，6~12g。

【禁忌】血虚有火之头痛目眩、胃虚者慎用。

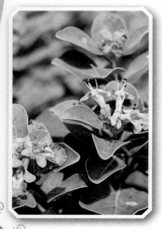

🌸【经典配方】

羌活胜湿汤 功能主治：祛风，胜湿，止痛。用于风湿在表之痹证，肩背痛不可回顾，头痛身重，或腰脊疼痛，难以转侧，苔白，脉浮。成分：羌活、独活各6g，藁本、防风、甘草（炙）各3g，蔓荆子2g，川芎1.5g。

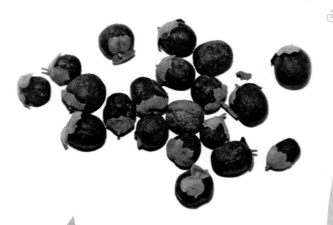

【饮片特征】本品为马鞭草科单叶蔓荆或蔓荆的干燥成熟果实。呈圆球形，表面黑色或黑褐色，白膜脱落。气特异而芳香，味淡，微辛。

🥘【养生药膳】

1. 白背木耳瘦肉汤 猪肉（瘦）240g，蔓荆子20g，大枣（干）100g，三七6g，陈皮5g，盐3g。本品可补益内脏，调节五脏功能。体力劳动人群常饮可治疗潜伏性的筋骨伤患。

2. 蔓荆子酒 蔓荆子200g，白酒500g。用于外感风热所致的头昏头痛及偏头痛。

柴 胡

Chai Hu

【性味归经】辛、苦，微寒。归肝、胆经。

【功能】疏散退热，疏肝解郁，升举阳气。

【主治】用于感冒发热、寒热往来、疟疾、肝郁气滞、胸胁胀痛、脱肛、子宫脱落、月经不调。

【用法用量】煎服，3～9g。解表退热用量宜稍重，且宜用生品。疏肝解郁宜醋炙，升举阳气可生用或酒炙。

【禁忌】本品其性升发，故有"柴胡劫肝阴"之说。故肝阳上亢、肝风内动、阴虚火旺及气机上逆者忌用或慎用。

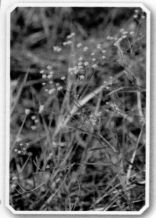

【经典配方】

正柴胡饮 功能主治：解表散寒，常用于感冒、流行性感冒、疟疾初起以及妇女经期、妊娠、产后感冒等属外感风寒而气血不虚者。成分：柴胡9g，防风3g，陈皮4.5g，白芍6g，甘草3g，生姜3～5片。

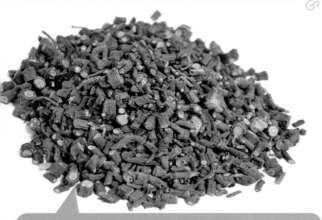

【饮片特征】本品为伞形科植物柴胡或狭叶柴胡干燥根的加工品。呈不规则厚片或段，外表皮黑褐色或浅棕色，具纵皱纹和支根痕。切面淡黄白色，纤维性。质硬。气微香，味微苦。

【养生药膳】

1. 柴胡粥　柴胡9g，大米100g，白糖适量。本品可和解退热，疏肝解郁，升举阳气，适用于外感发热，少阳寒热往来，肝郁气滞所致的胸胁乳房胀痛、月经不调、痛经、脏器下垂等。

2. 柴郁莲子粥　柴胡、郁金各9g，莲子（去心）15g，粳米100g，白糖适量。本品可疏肝解郁，固摄乳汁。用于防治产后肝气郁结所致的乳汁自出等症。

升 麻

Sheng Ma

【性味归经】辛、甘，微寒。归肺、脾、胃、大肠经。

【功能】解表透疹，清热解毒，升举阳气。

【主治】用于风热头痛，齿痛，口疮，咽喉肿痛，麻疹不透，阳毒发斑；脱肛，子宫脱垂。

【用法用量】煎服，3～9g。生品辛散与苦泄力强，解表透疹及清热解毒宜用；蜜炙可使辛散之性减弱，升阳作用持久并减轻对胃的刺激，故升阳举陷宜用。

【禁忌】麻疹已透，以及阴虚火旺、肝阳上亢、上盛下虚者，均当忌用。服用过量可引起中毒反应，内服勿大于30g。

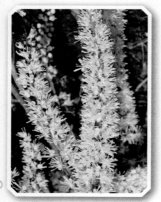

【经典配方】

升麻葛根汤 功能主治：解肌透疹。用于麻疹初起。疹发不出，身热头痛，咳嗽，目赤流泪，口渴，舌红，苔薄而干，脉浮数。成分：升麻30g，白芍30g，炙甘草

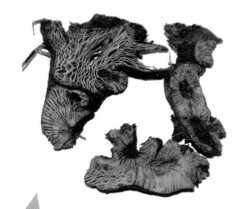

【饮片特征】本品为毛茛科植物升麻大三叶升麻、兴安升麻干燥根茎的加工品。不规则的薄片，直径1.5～3.5cm，表面黄白色至淡棕黑色，有裂隙，纤维性，皮部很薄，中心有放射状网纹条纹，髓部有空洞，质脆，味苦。

30g，葛根45g。

🍵【养生药膳】
　　人参升麻粥　粳米30g，人参3g，升麻3g。本品可补气摄血，升阳举陷。适用于气虚月经过多，过期不止，色淡质稀清如水，面色白，气短懒言，心悸，肢软无力等症。

葛 根

Ge Gen

【性味归经】甘、辛，凉。归脾、胃经。

【功能】解肌退热，透疹，生津止渴，升阳止泻。

【主治】本品入脾经，脾主肌肉，能解肌退热、透疹；气质轻扬，能鼓舞胃气上行，生津液止渴；辛味升发，又能升阳止泻。用于表证发热，项背强痛，麻疹不透，热病口渴，阴虚消渴，热泻热痢，脾虚泄泻。

【用法用量】煎服，6~12g。解表退热，透疹及生津宜生用；煨制后升阳止泻作用增强，辛凉之性减弱，脾虚泄泻者宜用。

【禁忌】虚寒者忌用，胃寒呕吐者慎用。

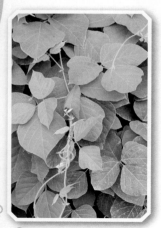

🌿【经典配方】

葛根汤 功能主治：发汗解毒，升津舒筋。用于外感风寒表实，恶寒发热，头痛，项背强，身痛无汗，腹微痛，或下利，或干呕，或微喘，舌淡苔白，脉浮紧者。成分：葛根12g，麻黄（去节）6g，桂枝（去皮）6g，生姜9g，甘草（炙）

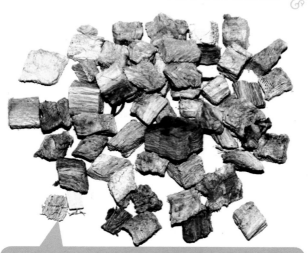

【饮片特征】本品为豆科植物野葛野生品干燥根的加工品。呈不规则的厚片、粗丝或边长为5～12mm的方块。切面浅黄棕色至棕黄色。质韧，纤维性强。

6g，白芍6g，大枣12枚。

【养生药膳】

1. 葛根粉粥 葛根粉30g，粳米60g。本品可清热，生津，降血压。适用于高血压、冠心病、糖尿病、口干舌燥、骨质疏松等症。

2. 葛根山楂炖牛肉 葛根100g，山楂5g，牛肉100g，料酒10g，盐5g，白萝卜200g，姜5g。本品可养脾胃，清肺热。

淡豆豉

Dan Dou Chi

【性味归经】辛、甘、微苦，寒（用青蒿、桑叶发酵）或辛，微温（用麻黄、苏叶发酵）。归肺、胃经。

【功能】解表除烦，宣发郁热。

【主治】本品发汗之力颇为平稳，有"发汗不伤阴"之说，故对外感风寒、风热或温病初起、发热头痛均可应用；辛散苦泄性凉，既可透散外邪，又可宣散邪热除烦。以青蒿、桑叶发酵者，多用治风热感冒、热病胸中烦闷之症；以麻黄、苏叶发酵者，多用治风寒感冒头痛。

【用法用量】煎服，6~12g；入丸、散剂，适量。

【禁忌】无特别禁忌。

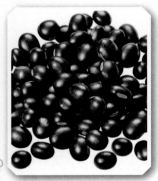

🌿【经典配方】

葱豉汤 功能主治：通阳发汗。用于外感初起，恶寒发热，无汗，头痛鼻塞者。成分：葱白3枚，淡豆豉6g。

【养生药膳】

1. 淡豆豉蒸鲫鱼 淡豆豉30g，鲫鱼200g，

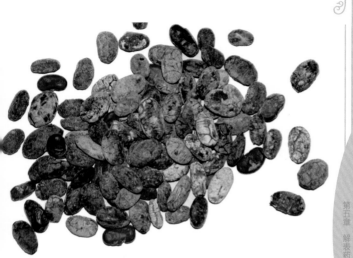

【饮片特征】本品为豆科植物黑大豆成熟种子的发酵加工品。呈椭圆形，略扁，长0.6～1cm，直径0.5～0.7cm。表面黑色，皱缩不平。质柔软，断面棕黑色。

白糖30g。本品可清热解毒，利湿消肿。

　2. 豆豉茶　淡豆豉9g，薄荷3g。本品可疏散风热，解表除烦。适用于风热感冒之发热、恶寒、鼻塞、头痛、身不汗出，或微汗出、咽痛、口渴、舌红、脉数。风寒感冒者不宜服用。

浮 萍

Fu Ping

【性味归经】

辛，寒。归肺经。

【功能】

宣散风热，透疹，利尿。

【主治】

用于麻疹不透，风疹瘙痒，水肿尿少。

【用法用量】

3~9g。外用适量，煎汤浸洗。

【禁忌】

表虚自汗者不宜使用。

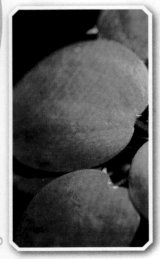

【经典配方】

<u>浮萍散</u>　功能主治：发汗祛风，活血解毒。用于治癞风。成分：浮萍、荆芥、川芎、甘草、麻黄（去根）各30g。

【养生药膳】

1. 浮萍黑豆汤　鲜浮萍100g，黑豆50g。本品可祛风，行水，清热，解毒。适用于小儿急性肾炎。

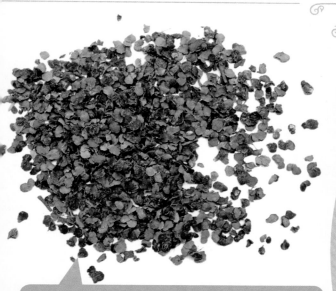

【饮片特征】本品为浮萍科植物紫萍的干燥全草。扁平叶状体，呈卵形或卵圆形。上表面淡绿色至灰绿色，偏侧有一小凹陷，边缘整齐或微卷曲。下表面紫绿色至紫棕色，着生数条须根。体轻，手捻易碎。

2. 胡萍粥　胡荽、红浮萍各15g，绿豆、粳米各30g。本品可辛凉透表，用于麻疹初起，发热咳嗽，目赤羞明，神疲倦怠。

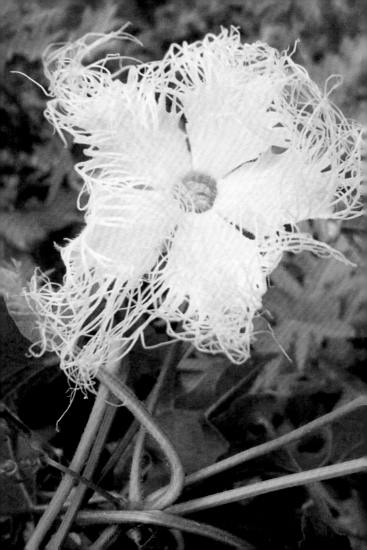

第六章

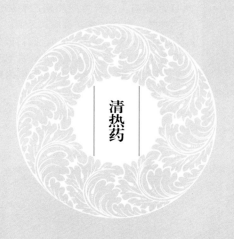

清热药

一、清热泻火药

石膏
Shi Gao

【性味归经】辛、甘，大寒。归肺、胃经。

【功能】生用：清热泻火，除烦止渴；煅用：敛疮生肌，收湿，止血。

【主治】本品辛能解肌退热，寒能清热泻火，甘寒而除烦止渴，为清泻肺胃气分实热证之要药。用于外感热病，高热烦渴，肺热喘咳，胃火亢盛，头痛，牙痛。

【用法用量】煎服，15~60g，宜打碎先煎。内服宜生用；外用多火煅研末，亦可生用。

【禁忌】性大寒，脾胃虚弱及阴虚内热者忌用或慎用。

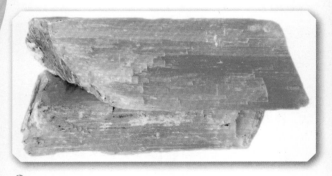

🌸【经典配方】

<u>白虎汤</u> 功能主治：清热生津，用于气分热

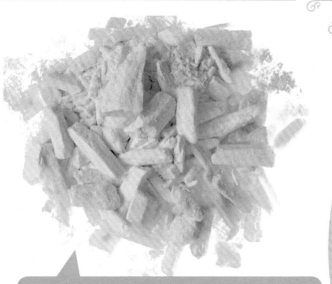

【饮片特征】本品为硫酸盐类矿物硬石膏族石膏矿石的加工品。主含含水硫酸钙。白色、灰白色或淡黄色，有的为半透明粗粉，体重，质软。

盛证，壮热面赤，烦渴引饮，汗出恶热，脉洪大有力。成分：石膏50g，知母18g，甘草6g，粳米9g。

【养生药膳】

石膏粥　石膏30g，大米50g，白糖适量。本品可清热泻火，适用于气分、肺、胃实热证及湿疹、水火烫伤、疮疡溃后不敛及创伤久不收口等。

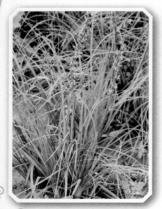

知 母

Zhi Mu

【性味归经】

苦、甘，寒。归肺、胃、肾经。

【功能】

清热泻火，滋阴润燥。

【主治】

用于外感热病，高热烦渴，肺热燥咳，骨蒸潮热，内热消渴，肠燥便秘。

【用法用量】

煎服，6～12g。本品清热泻火宜生用，滋阴降火宜盐水炙用。

【禁忌】

性寒质润，故脾胃虚寒、大便溏稀者忌用。

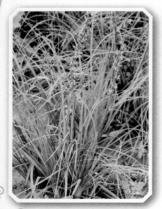

🌿【经典配方】

知柏地黄丸 功能主治：滋阴降火。用于阴虚火旺，潮热盗汗，口干咽痛，耳鸣遗精，小便短赤。成分：知母40g，黄柏40g，熟地黄160g，山茱萸（炙）80g，牡丹皮60g，山药80g，茯苓60g，泽泻60g。

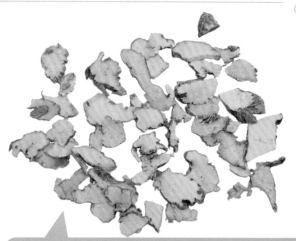

【饮片特征】本品为百合科植物知母的干燥根茎的加工品。切片长条状或不规则性。质硬，易折断，切面黄白色。气微，味微甜、略苦，嚼之带黏性。

🍶【养生药膳】

1. 知母龙骨炖鸡 鸡1200g，知母20g，龙骨3g。本品可滋阴降火，适用于早泄伴情欲亢盛、梦遗滑精者。

2. 知母炖牛肉条 牛肉（肥瘦）200g，知母50g，盐4g，姜5g，料酒3g，大葱5g。本品可健脾胃，补肝肾，清热滋阴。适用于脾胃虚弱、消化不良、胃阴虚、消瘦、四肢无力、缺铁性贫血等症。

芦　根

—— Lu Gen ——

【性味归经】

甘、寒。入肺、胃经。

【功能】

清热泻火，生津止渴，除烦，止呕，利尿。

【主治】

用于热病烦渴，胃热呕哕，肺热咳嗽，肺痈吐脓，热淋涩痛。鲜品清热生津、利尿之功效佳。

【用法用量】

煎服，15～30g，鲜品用量加倍，或捣烂取汁服。

【禁忌】

脾胃虚寒者忌用。

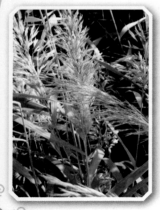

【经典配方】

　　五汁饮　功能主治：生津止渴，润肺止咳，清热解暑。适用于肺胃有热烦渴，或肺燥干咳者。成分：梨汁30g，荸荠汁、藕汁各20g，麦冬汁10g，鲜芦根汁25g。

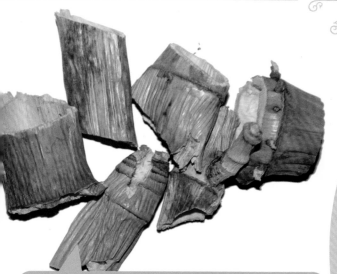

【饮片特征】本品为禾木科植物芦苇的新鲜或干燥根茎。呈扁圆柱形段。表面黄白色，节间有纵皱纹。切面中空，有小孔排列成环。

【养生药膳】

1. 芦根葱白橄榄饮 芦根50g，鲜萝卜200g，葱白7个，青橄榄7个。本品可清热解表，宣通气机。

2. 芦根饮 芦根（鲜、干均可）30g，冰糖适量。本品可清火解毒，适用于内热胃火之口臭。

天花粉

Tian Hua Fen

【性味归经】甘、微苦，微寒。归肺、胃经。

【功能】清热泻火，生津止渴，消肿排脓。

【主治】本品甘寒，既能清肺、胃二经实热，又能生津止渴，故常用治热病烦渴；还能清热泻火而解毒、消肿排脓以疗疮。用于热病烦渴，肺热燥咳，内热消渴，疮疡肿毒。

【用法用量】煎服，9～15g。

【禁忌】

1．反乌头。

2．天花粉有致流产的作用，故孕妇忌用。

3．单独注射天花粉蛋白制剂，可出现发热、头痛、药疹等反应，有过敏史者慎用；肝肾心功能不良、严重贫血及精神病患者亦应慎用。

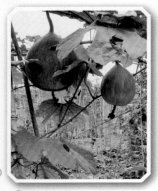

【经典配方】

贝母瓜蒌散　功能主治：润肺清热，理气化痰。用于治疗燥痰咳嗽，咳嗽呛急，咯痰不爽，涩而难出，咽喉干燥哽痛，苔白而干。成分：川贝母4.5g，瓜蒌3g，花粉、茯苓、橘红、桔梗各2.5g。

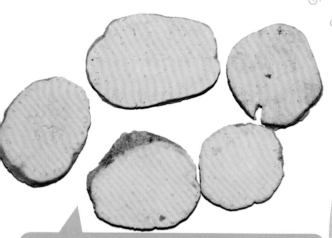

【饮片特征】 本品为葫芦科植物栝楼或双边栝楼干燥根的加工品。呈类圆形、半圆形或不规则形的厚片。外表皮黄白色或淡棕黄色。切面可见黄色木质部小孔，略呈放射状排列。气微，味微苦。

【养生药膳】

1. 天花粉粥　粳米100g，天花粉30g。本品可清肺止咳，生津止渴。适用于治疗糖尿病及肺热咳嗽，热病伤津所致的心烦口渴、消渴，热毒壅盛所致的疮疡疖肿等。

2. 山药天花粉汤　山药、天花粉各30g。本品可补脾胃，生血。适用于治疗再生障碍性贫血。

淡竹叶

Dan Zhu Ye

【性味归经】

甘、淡，寒。归心、胃、小肠经。

【功能】

清热泻火，除烦止渴，利尿通淋。

【主治】

本品甘寒，主归心经，能清心火以除烦，入胃经而泄胃火以止渴，用于治热病烦渴、心火亢盛所致的口疮；又因寒能清泄心胃实火、甘淡能渗湿利尿，故可用于治疗心热下移于小肠所致的尿淋涩痛。

【用法用量】

煎服，6~15g。

【禁忌】

无实火、湿热者慎用，体虚有寒者禁用。

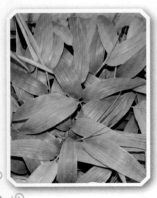

🌼【经典配方】

淡竹叶饮　功能主治：用于大肠热甚，胁满，掌中热。成分：淡竹叶（切）1500g，陈皮90g，紫苏叶90g，白术120g，甘草（炙）30g，葱白（切）500g，桂心30g，石膏（碎）180g，苦杏仁（去皮尖，熬）60枚。

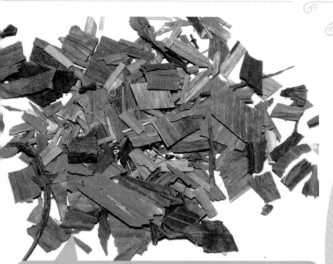

【饮片特征】本品为禾木科植物淡竹叶干燥茎叶的加工品。不规则的小段，表面淡绿色或黄绿色，叶脉平行，具横行小脉，呈长方形的网格状，下表面尤为明显。体轻，质柔韧。气微，味淡。

【养生药膳】

1. 淡竹叶粥 淡竹叶10g，大米50g，糯米50g。本品可清热润肠，防止便秘，可治疗肥胖症。

2. 茵陈淡竹叶粥 粳米100g，茵陈15g，淡竹叶10g，冰糖30g。本品可清热利湿，平肝化痰。适用于高血压病、冠心病、黄疸型肝炎等。

栀子

Zhi Zi

【性味归经】苦，寒。归心、肝、肺、胃、三焦经。

【功能】泻火除烦，清热利湿，凉血解毒。

【主治】本品苦寒清降，能清泻三焦火邪、泻心火而除烦，为治热病心烦、躁扰不宁之要药；又善清利下焦湿热而通淋，清热凉血以止血。此外，还有清利下焦肝胆湿热之功，可用以治肝胆湿热郁蒸之黄疸。生用走气分而泻火，炒黑则入血分而止血。

【用法用量】煎服，6～12g。外用适量。

【禁忌】脾虚便溏者禁用。

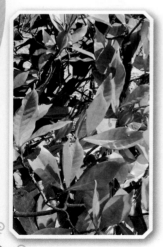

🌸【经典配方】

<u>茵陈蒿汤</u> 功能主治：清热，利湿，退黄。用于治疗湿热黄疸，一身面目俱黄，黄色鲜明，发热，无汗或但头汗出，口渴欲饮，恶心呕吐，腹微满，小便短赤，大便不爽或秘结，舌红苔黄腻，脉沉数或滑数有力。成分：茵陈18g，栀子12g，大黄（去皮）6g。

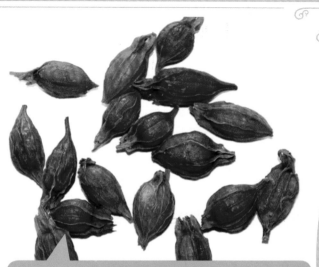

【饮片特征】本品为茜草科植物栀子的干燥成熟果实。呈倒卵形、椭圆形、长椭圆形或不规则的碎块。果皮表面红黄色或棕红色。种子多数，扁卵圆形，深红色或红黄色。气微，味微酸而苦。

【养生药膳】

1. 栀子仁粥　栀子3g，大米50g，白糖适量。本品可清热解毒，消肿散结。适用于急性乳腺炎，急性扁桃体炎，疔疮痈毒，肺热咳血，尿路感染，传染性肝炎，胆囊炎等。

2. 栀子花茶　栀子花2朵，用沸水浸泡5分钟，调入蜂蜜，代茶饮。本品可清热凉血，止咳，可治伤风肺炎。

夏枯草

Xia Ku Cao

【性味归经】

苦、辛，寒。归肝、胆经。

【功能】

清肝泻火，明目，散结消肿。

【主治】

用于目赤肿痛，目珠夜痛，头痛眩晕，瘰疬，瘿瘤，乳痛肿痛；甲状腺肿大，淋巴结核，乳腺增生，高血压。

【用法用量】

煎服，9~15g，或熬膏服。

【禁忌】

脾胃虚弱者慎用。

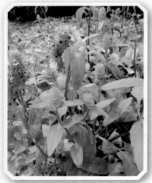

【经典配方】

夏枯草汤 功能主治：治瘰疬，不问已溃未溃，或已溃日久成漏，形体消瘦，饮食不甘，寒热如疟，渐成劳瘵。成分：夏枯草6g，当归9g，白术、茯苓、桔梗、陈皮、生地黄、柴胡、甘草、川贝母、香附、白芍各3g，白芷、红花各0.9g。

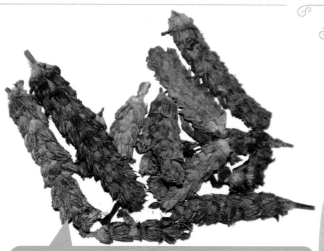

【饮片特征】本品为唇形科植物夏枯草的干燥果穗。呈圆柱形，略扁，淡棕色至棕红色。全穗由数轮至十数轮宿萼与苞片组成，每轮有对生苞片2片，呈扇形，先端尖尾状，脉纹明显，外表面有白毛。体轻。气微，味淡。

【养生药膳】

黑豆夏枯草汤　黑豆50g，夏枯草30g，冰糖适量。本品可清热消暑、明目清肝火、滋肾阴、润肺燥、治风热、活血解毒，适宜于日渐干燥的秋暑日，更适宜于盛暑炎热时血压高和偏高者，能使血压较持久地下降，改善头昏胀等症状。此汤还可做成甜汤，对经常熬夜人群的调养也很有帮助，小儿暑期常饮亦特别有益。

决明子

Jue Ming Zi

【性味归经】甘、苦、咸，微寒。归肝、肾、大肠经。

【功能】清热明目，润肠通便。

【主治】本品寒清、苦泄，主入肝经长于清肝明目，且甘咸入肾兼益阴，凡肝热目赤、肾虚目暗引起的虚实眼病均可应用，故曰："决明，实为清肝益肾明目佳品"。因其富含油脂，故又能润肠通便。其通便力量，生品大于炒制品。

【用法用量】煎服，9～15g。入煎剂久煎可使结合型蒽醌类成分破坏而使通便之力减弱，故治便秘不宜久煎，并以生品为宜；入丸、散剂更佳。

【禁忌】可致轻泻，便溏泄泻者慎用。

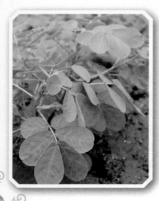

【经典配方】

决明子丸 功能主治：治风热上冲眼目，或外受风邪，眼目疼痛，视物不明。成分：决明子（炒）、细辛、青葙子、蒺藜（炒，去角）、茺蔚子、川芎、独活、羚羊角（镑）、升麻、防风（去叉）各3g，玄参、枸杞

112

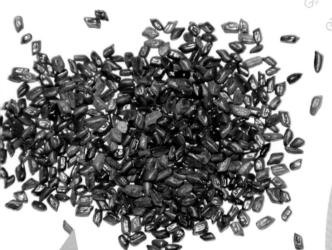

【饮片特征】本品为豆科植物决明或小决明的干燥成熟种子。略呈菱方形或短圆柱形，两端平行倾斜，微鼓起，表面绿褐色或暗棕色，偶见焦斑。微有香气。

子、黄连（去须）各18g，菊花6g。

🕐【养生药膳】

1. 决明子粥　决明子15g，粳米50g，冰糖适量。本品可清肝、明目、通便，适宜于高血压、高血脂以及习惯性便秘者，并可作为保健食品。

2. 决明子海带汤　决明子15g，海带20g。本品可清泄肝热，用于高血压、高脂血症以及肥胖者减肥之用。

寒水石

Han Shui Shi

【性味归经】

味辛、咸，寒。归心、胃、肾经。

【功能】

清热泻火，利窍，消肿。

【主治】

用于热病烦渴，丹毒烫伤。

【用法用量】

煎汤，9~15g；或入丸、散。外用：适量，研末掺或调敷。

【禁忌】

脾胃虚寒者慎服。

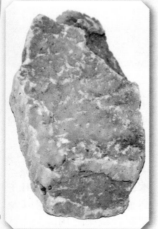

❀【经典配方】

寒水石散 功能主治：清热利湿。用于饮酒过多，致患肉疸，饮少，小便多，白如泔色。成分：寒水石37.5g，白石脂37.5g，瓜蒌37.5g，菟丝子（酒渍）22g，知母22g，桂心22g。

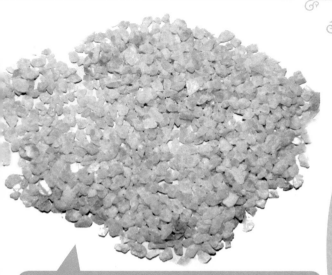

【饮片特征】本品为天然沉积矿物单斜晶系硫酸钙或三方晶系碳酸钙矿石的加工品。多为规则的块状结晶，常呈斜方柱形，有棱角白色或黄色，表面平滑，有玻璃样光泽。质坚硬而脆，敲击时多呈小块斜方体碎裂。断面平坦，用小刀可以刻划。

【养生药膳】

寒水石粥　寒水石 30g，牛蒡根15g，粳米 100g。本品可清热除烦，适用于热病口渴、心烦、神志恍惚。

谷精草

Gu
Jing
Cao

【性味归经】

辛、甘，平。归肝、肺经。

【功能】

疏散风热，明目退翳。

【主治】

适用于风热目赤，肿痛羞明，眼生翳膜，风热头痛。

【用法用量】

煎服，3~6g。

【禁忌】

阴虚血亏之眼疾者不宜用。

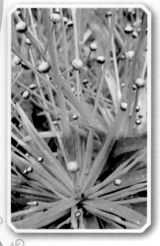

【经典配方】

谷精草汤 功能主治：用于热邪蕴积于肝胆之证，如眼目生翳。成分：谷精草1.8g，白芍、荆芥穗、玄参、牛蒡子、连翘、决明子、菊花、龙胆各1.5g，桔梗0.9g。

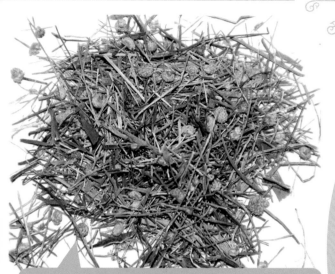

【饮片特征】本品为谷精草科植物谷精草干燥带花茎的头状花序的加工品。呈段状，长约10mm。头状花序呈扁圆形，小花灰白色，下连一细长的花茎，黄绿色，有光泽。

【养生药膳】

　　1. 谷精草羊肝汤

谷精草30g，羊肝100g，清水适量。本品可疏风清热，养肝明目。适宜目热眼赤、双目干涩者服用。

　　2. 谷精草鸭肝汤

谷精草50g，鸭肝1～2枚。本品可祛风散热，补肝明目。适用于夜晚视物不清的患者食用。

青葙子

—

Qing Xiang Zi

—

【性味归经】
苦，微寒。归肝经。

【功能】
清肝泻火，明目退翳。

【主治】
用于肝热目赤，目生翳膜，视物昏花，肝火眩晕。

【用法用量】
9~15g。

【禁忌】
肝虚目疾不宜单用；瞳孔散大、青光眼患者禁服。

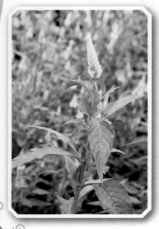

【经典配方】

青葙丸　功能主治：用于肝虚积热，时发时歇，初则红肿疼痛，涩泪难开，久则渐重，遂生翳膜，视物昏暗。成分：菟丝子30g，茺蔚子30g，生地黄60g，青葙子60g，防风30g，五味子9g，玄参30g，柴胡30g，泽泻30g，细辛9g，车前子30g，茯苓30g。

【饮片特征】 本品为苋科植物青葙的干燥成熟种子。呈扁圆形，少数呈圆肾形，直径1~1.5mm。表面黑色或红黑色，光亮，中间微隆起，侧边微凹处有种脐。种皮薄而脆。气微，味淡。

【养生药膳】

1. 青葙子速溶饮 青葙子300g，白糖粉400g。可治疗偏头痛、高血压、目赤肿痛等症。

2. 青葙子鱼片汤 青葙子3g，鱼肉40g，豆腐250g，海带、时令蔬菜、精盐、味精各适量。本品可清肝，明目，退翳。用于肝热目赤，眼生翳膜，视物昏花，肝火眩晕。

鸭跖草

Ya Zhi Cao

【性味归经】

甘、淡，寒。归肺、胃、小肠经。

【功能】

清热泻火，解毒，利水消肿。

【主治】

用于感冒发热，热病烦渴，咽喉肿痛，水肿尿少，热淋涩痛，痈肿疔毒。

【用法用量】

煎服15~30g，外用适量。

【禁忌】

脾胃虚弱者，用量宜少。

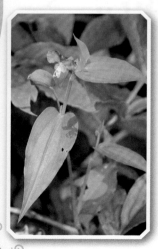

【经典配方】

加减苍术石膏知母汤　功能主治：祛风化湿，清热止痛。用于热痹，关节红肿热痛，发热，口渴，舌质红，苔腻而润，脉数。成分：羌活、独活、知母、防己、生甘草各9g，赤芍、西河柳、苍术各15g，石膏、鸭跖草各30g。

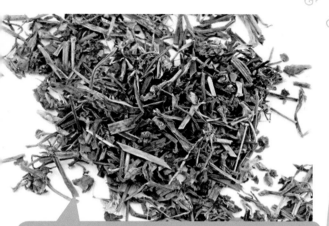

【饮片特征】本品为鸭跖草科植物鸭跖草干燥全草的加工品。呈不规则的段，茎有纵棱，节稍膨大，切面中心有髓。叶互生，多皱缩、破碎，完整叶片展平后呈卵状披针形或披针形，气微，味淡。

【养生药膳】

1. 鸭跖草肉片汤

猪里脊肉150g，鸭跖草200g，葱15g，鲜汤、食盐、水豆粉、味精、香油各适量。本品可清热解毒，滋阴润燥、凉血、行水。

2. 鸭跖草鹌蛋汤

鸭跖草170g，鹌鹑蛋150g，化猪油50g，葱25g，鲜汤，食盐、味精、生姜各适量。补五脏，清热解毒，凉血活血。

密蒙花
Mi Meng Hua

【性味归经】

甘，微寒。归肝经。

【功能】

清热泻火，养肝明目，退翳。

【主治】

用于目赤肿痛，多泪羞明，目生翳膜，肝虚目暗，视物昏花。

【用法用量】

3～9g。

【禁忌】

目疾属阳虚内寒者慎服。

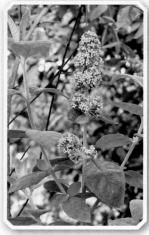

【经典配方】

密蒙花散　功能主治：用于治肝热目涩硷痛，视物昏暗不清。成分：密蒙花30g，楮实子、蒺藜（炒，去角）、菊花、防风（去叉）、蛇蜕各15g，甘草（炙，锉）7.5g。

【养生药膳】

1. 五味蜜茶　五

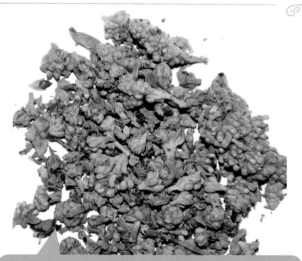

【饮片特征】本品为马钱科植物密蒙花的干燥花蕾和花序。呈不规则圆锥状，表面灰黄色或棕黄色，密被茸毛。花蕾呈短棒状，上端略大，花萼钟状。气微香，味微苦、辛。

味子（炒焦）5g，蜂蜜25g，绿茶适量。本品可养肝补肾，明目。适用于治疗肝肾虚弱引起的眼干眼涩、视力疲劳和减退等症。

2．枸杞子密蒙花茶

枸杞子10g，密蒙花3g。可预防由于过高的电磁辐射对视觉系统造成影响，如视力下降、干眼症、白内障以及严重时导致的视网膜脱落等。

二、清热燥湿药

黄 芩

Huang Qin

【性味归经】苦，寒。归肺、胃、胆、大肠经。

【功能】清热燥湿，泻火解毒，止血，安胎。

【主治】本品性味苦寒，有清热燥湿之功，能清肺胃、胆及大肠之湿热，长于清中、上焦湿热；主入肺经，善清泄肺火及上焦实热，治肺热壅遏所致的咳嗽痰稠；能清热泻火以凉血止血，可用治火毒炽盛迫血妄行之吐血、衄血等症；兼能清热泻火解毒、安胎。

【用法用量】煎服，3~9g。清热泻火，解毒，宜生用，安胎多炒用，清上焦热酒炙用，止血宜炒炭用。

【禁忌】脾胃虚寒者忌用。

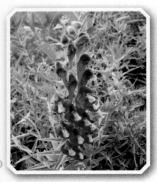

🌺【经典配方】

安宫牛黄丸 功能主治：清热解毒，镇惊开窍。用于热病，邪入心包，高热惊厥，神昏谵语；中风昏迷及脑炎、脑膜炎、中毒性脑病、脑出血、败血症见上述证候者。成分：牛黄、郁金、

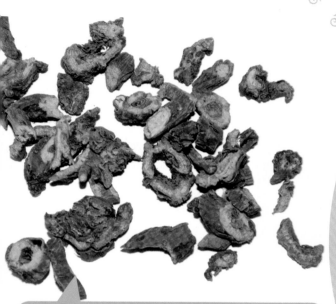

【饮片特征】本品为唇形科植物黄芩野生干燥根的加工品。类圆形或不规则形薄片，外表皮黄棕色或棕褐色，切面黄棕色或黄绿色，具放射状纹理。

水牛角、黄连、朱砂、栀子、雄黄、黄芩各30g，珍珠15g，龙脑冰片、麝香各7.5g。

🥄【养生药膳】

<u>绿茶黄芩汤</u>　绿茶3g，黄芩12g，罗汉果15g，甘草3g。本品可用于癌症。

黄连
Huang Lian

【性味归经】苦，寒。归心、肝、胃、大肠经。

【功能】清热燥湿，泻火解毒。

【主治】本品大苦大寒，清热燥湿、泻火解毒之功在黄芩之上，长于清中焦湿热，为治疗中焦湿热郁结的主药；又善去脾、胃、大肠湿热，为治泻痢的要药；泻火解毒中，尤善清泄心经实火，可用治心火上亢所致的神昏、烦躁之症；因其解毒力强，故善解疔毒。

【用法用量】煎服，1~3g。外用适量。生用长于泻火解毒燥湿，清心火与大肠火。炒用能降低其寒性，姜汁炙用清胃止呕，酒炙用清上焦之火。

【禁忌】脾胃虚寒者忌用，阴虚津亏者慎用。

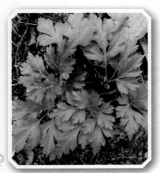

【经典配方】

半夏泻心汤 功能主治：寒热平调，消痞散结。用于寒热错杂之痞证。心下痞，但满而不痛，或呕吐，肠鸣下利，舌苔腻而微黄。成分：清半夏15g，黄芩、干姜、人参、炙甘草各

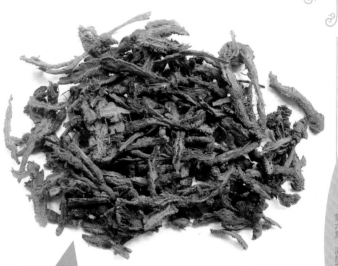

【饮片特征】本品为毛茛科植物黄连、三角叶黄连、云连干燥根茎的加工品。呈不规则的薄片，外表皮灰黄色或黄褐色，粗糙，有细小的须根。切面或碎断面鲜黄色或红黄色，具放射状纹理，气微，味极苦。

9g，黄连3g，大枣4枚。

🕑【养生药膳】

1. 黄连白头翁粥 黄连10g，白头翁50g，粳米30g。本品可清热解毒凉血，专治中毒性痢疾等。

2. 黄连姜汁茶 黄连3g，绿茶10g，姜汁3g。本品可清热，和胃，止痢。适用于白痢。

黄 柏

Huang Bai

【性味归经】

苦，寒。归肾、膀胱、大肠经。

【功能】

清热燥湿，泻火解毒，除骨蒸。

【主治】

本品清热燥湿、泻火解毒的作用与黄芩、黄连相似，但偏于清泻下焦湿热，且善清肾火、退虚热。

【用法用量】

煎服，3～9g。外用适量。清热燥湿解毒多生用，泻火除蒸退热多盐水炙用，止血多炒炭用。

【禁忌】

脾胃虚寒者忌用。

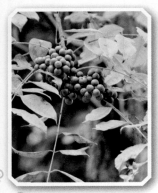

【经典配方】

知柏地黄丸 功能主治：滋阴降火。用于治疗阴虚火旺，潮热盗汗，口干咽痛，耳鸣遗精，小便短赤。成分：知母40g，黄柏40g，熟地黄160g，山茱萸（制）80g，牡丹皮60g，山药

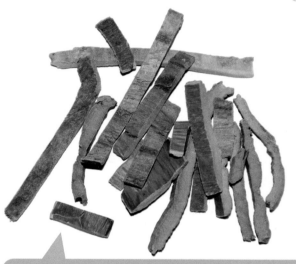

【饮片特征】本品为芸香科植物黄皮树和黄檗除去栓皮的干燥树皮的加工品。呈丝条状，外表面黄褐色或黄棕色，内表面暗黄色或淡棕色，具纵棱纹。切面纤维状，呈裂片状分层，深黄色，味极苦。

80g，茯苓60g，泽泻60g。

🍵【养生药膳】

1. 黄柏绿豆汤　黄柏10g，绿豆250g，白糖少许。本品可清利湿热，泻火解毒。

2. 三黄咖啡　黄连6g，黄柏12g，黄芩15g，咖啡100g，白糖适量。本品可清热解毒。

龙 胆

——

Long Dan

——

【性味归经】

苦，寒。归肝、胆、膀胱经。

【功能】

清热燥湿，泻肝胆火。

【主治】

本品苦寒，清热燥湿，尤善清下焦湿热，常用治下焦湿热所致的诸症；又善泻肝胆实火，因其泻肝火力强，故还可用以治肝经热盛、热极生风之抽搐。

【用法用量】

煎服，3~6g。外用适量。

【禁忌】

脾胃虚寒者禁用，阴虚津伤者慎用。

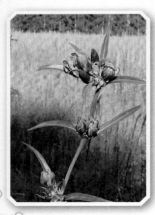

【经典配方】

龙胆泻肝汤 功能主治：清泻肝胆实火，清利肝经湿热。用于肝胆实火上炎证，头痛目赤，胁痛，口苦，耳聋，耳肿，舌红苔黄，脉弦细有力；肝经湿热下注证，阴肿，阴痒，筋痿，阴汗，小便淋浊，或妇女带下黄臭

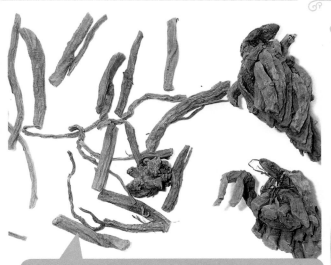

【饮片特征】本品为龙胆、三花龙胆和条叶龙胆干燥根及根茎的加工品。呈不规则形的段，根茎呈不规则块片，表面暗灰棕色或深棕色。根圆柱形，表面淡黄色至黄棕色。切面皮部黄白色至棕黄色，木部色较浅。气微，味甚苦。

等。成分：生地黄20g，酒黄芩、泽泻各12g，柴胡9g，酒栀子、木通、车前子各9g，酒当归8g，酒龙胆、生甘草各6g。

【养生药膳】

龙胆黄连炖羊肝

龙胆25g，黄连2g，羊肝150g，猪瘦肉80g，生姜3片。本品可清肝泻火，明目养眼。

马尾连

Ma Wei Lian

【性味归经】

苦，寒。入心、肝、胆、大肠经。

【功能】

清热燥湿，泻火解毒。

【主治】

用于肠炎，痢疾，黄疸，目赤肿痛。

【用法用量】

内服：煎汤，3～15g，或研末，或制成冲剂。外用：适量，鲜品捣敷，或煎水洗，或干品研末撒，或制成软膏敷。

【禁忌】

脾胃虚寒者慎服。

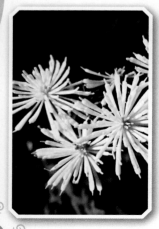

【经典配方】

烫伤油 功能主治：清热解毒，凉血祛腐止痛。用于Ⅰ、Ⅱ度烧烫伤和酸碱灼伤。成分：马尾连、黄芩各93g，紫草、地榆、大黄各62.4g，冰片5g。

【养生药膳】

茯苓陈皮猪肝 茯苓、陈皮、法半夏、竹

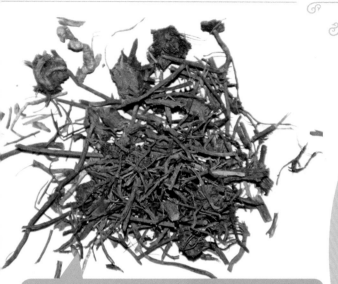

【饮片特征】本品为毛茛科植物多叶唐松草等干燥根及根茎的加工品。根茎上端有多数芦头，其上残留茎苗痕迹，并常包有鳞叶薄片。根茎长形，外表棕褐色。体轻，质脆易断。根茎断面外圈棕褐色，内有黄色的木质心。

茹、枇杷叶、黄芩各9g，马尾连7g，枳壳5g，鸡蛋1个，猪肝250g，淀粉、葱、姜各20g，料酒20ml，酱油30ml，盐15g，植物油50ml。本品可调气降逆，抑肝和胃。用于肝热气逆、胎气上逆之妊娠呕吐。

秦 皮
Qin Pi

【性味归经】

苦、涩，寒。归大肠、肝、胆经。

【功能】清热燥湿，收涩止痢，止带，明目。

【主治】

本品性苦寒而收涩，能清热燥湿、收涩止痢、止带，故可治湿热痢疾，里急后重；又能泻肝火，明目退翳，治肝经郁火所致的目赤肿痛、目生翳膜。

【用法用量】

煎服，6～12g。外用适量，煎洗患处。

【禁忌】

脾胃虚寒者忌用。

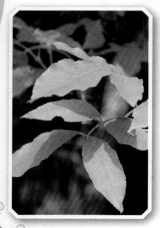

【经典配方】

1. 白头翁汤 功能主治：清热解毒，凉血止痢。用于热毒痢疾，腹痛，里急后重，肛门灼热，下痢脓血，赤多白少，渴欲饮水，舌红苔黄，脉弦数。成分：白头翁15g，黄柏、秦皮各12g，黄连6g。

2. 秦皮汤 秦皮

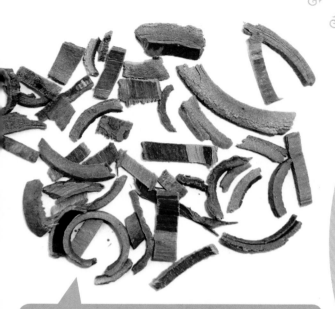

【饮片特征】本品为木犀科植物苦枥白蜡树、白蜡树、尖叶白蜡树干燥枝皮或干皮的加工品。外表面灰白色、灰棕色或黑棕色，内表面黄白色或棕色，平滑，切面纤维性，质硬。气微，味苦。

30g，黄连30g，苦竹叶300g。用于眼忽肿痛。

【养生药膳】

　　黄连秦皮茶　黄连、

秦皮各3g。本品可清热明目，用于肝热眼赤。

苦 参
Ku Shen

【性味归经】

苦、寒。归心、肝、胃、大肠、膀胱经。

【功能】

清热燥湿，杀虫，利尿。

【主治】

本品苦寒，入胃、大肠经，清热燥湿而治胃肠湿热所致的泄泻、痢疾；能通利小便，使湿热从小便排出；还可杀虫止痒，为治皮肤瘙痒疥癣的常用药。

【用法用量】

煎服，4.5～9g。外用适量，煎汤洗患处。

【禁忌】

脾胃虚寒及阴虚津亏者忌用或慎用。反藜芦。

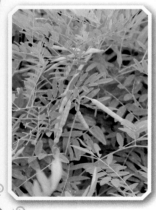

🌿【经典配方】

苦参地黄丸　功能主治：利湿解毒。用于治疗痔漏出血，肠风下血，酒毒下血。成分：苦参（切片，酒浸湿，蒸晒九次为度，炒黄，为末）500g，生地黄（酒浸一宿，蒸热，捣烂）120g。

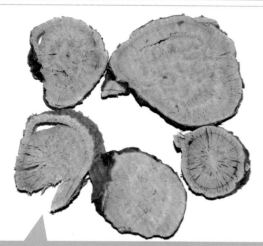

【饮片特征】本品为豆科植物苦参干燥根的加工品。呈类圆形或不规则形的厚片，外表皮灰棕色或棕黄色。切面黄白色，纤维性，具放射状纹理和裂隙。气微，味极苦。

🍵 【养生药膳】

1. 苦参鸡蛋　苦参9g，鸡蛋150g，赤砂糖20g。本品可清热解毒，燥湿杀虫，补气，加强儿童抵抗能力。

2. 苦参疥疮酒　苦参6g，白鲜皮10g，百部30g，川楝子10g，蛇床子10g，石榴皮10g，藜芦10g，皂角刺20g，羊蹄根30g，硫黄2g，白酒3斤。本品可祛湿杀虫，用于治疗疥疮。

白鲜皮

Bai Xian Pi

【性味归经】苦，寒。归脾、胃经。

【功能】清热燥湿，祛风解毒。

【主治】本品性味苦寒，有清热燥湿、祛风解毒之功，为临床治疗湿热郁滞肌肤所致的皮肤痒疮、湿疹、疥癣的常用药，复方配伍，内服、外洗均可；又善清热燥湿，可治湿热蕴蒸之黄疸、尿赤。此外，对临床使用大量茵陈蒿治疗而未能见效的急性黄疸性肝炎，表现为湿热郁蒸，而致深度黄疸的患者，疗效很好。

【用法用量】煎服，6～9g。外用适量，煎汤洗或研粉敷。

【禁忌】虚寒者慎用。

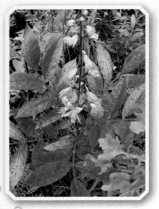

🌿【经典配方】

__白鲜皮汤__ 功能主治：治女阴溃疡。成分：白鲜皮、薏苡仁各15g，牡丹皮、山药、木通、大豆黄卷、龙胆各9g。

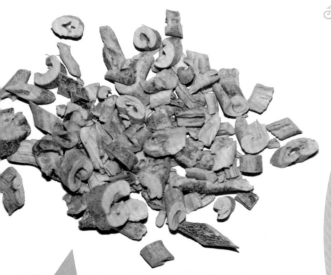

【饮片特征】本品为芸香科植物白鲜干燥根皮的加工品。呈不规则的厚片，外表皮灰白色或淡灰黄色，有细纵皱纹及细根痕，常有突起的颗粒状小点；内表面类白色，有细纵纹。切面类白色，略呈层片状。有羊膻气，味微苦。

【养生药膳】

白鲜皮酒　白鲜皮 90g，独活90g，酒5~6升。用于产后中风，脉沉弦涩者。

三颗针

San Ke Zhen

【性味归经】

苦，寒。归肝、胃、大肠经。

【功能】

清热，燥湿，泻火解毒。

【主治】

主湿热痢利，腹泻，黄疸，湿疹，疮疡，口疮，目赤，咽痛。

【用法用量】

内服：煎汤，0.5～30g，或泡酒。外用：适量，研末调敷。

【禁忌】

脾胃虚寒者慎用。

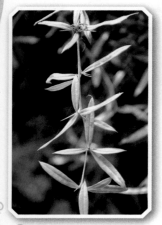

【经典配方】

复方红藤合剂 功能主治：清热解毒，排脓消肿，软坚通便。用于热毒蕴结肠中，肉腐血败。成分：三颗针、大血藤各30g，大黄、桃仁各15g，牡丹皮、芒硝、薏苡仁各12g，金银花、甘草各3g。

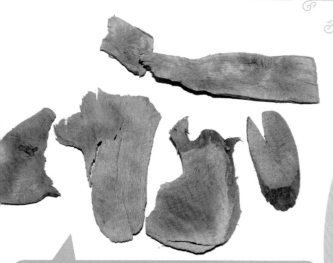

【饮片特征】本品为小檗科植物豪猪刺、细叶小檗干燥根的加工品。呈类圆柱形，稍扭曲。根头粗大，向下渐细。外皮灰棕色，有细皱纹，易剥落。质坚硬，不易折断，切面不平坦，鲜黄色，切片近圆形或长圆形，稍显放射状纹理，髓部棕黄色。气微，味苦。

【养生药膳】

　　三棵针汤　三棵针鲜根10g水煎，佐以大米50g。二者分3次共服，并以粥加少许盐调养，用于急性肠炎。

三、清热解毒药

金银花

Jin Yin Hua

【性味归经】甘，寒。归肺、心、胃经。

【功能】清热解毒，疏散风热。

【主治】本品为治一切内痈、外痈之要药。其性味甘寒，芳香疏散，善散肺经热邪，透热达里，是清热解毒药中的疏散风热药；兼可凉血止痢，常治热毒痢疾、下利脓血。此外，还可治咽喉肿痛、小儿热疮及痱子。

【用法用量】煎服，6~15g。金银花露每次60~120ml（相当于金银花生药3.5~7g）。外用适量。

【禁忌】脾胃虚寒及气虚疮疡脓清者忌用。

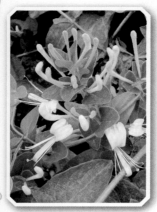

【经典配方】

五味消毒饮 功能主治：清热解毒，消散疔疮。用于疔疮初起，发热恶寒，疮形如粟，坚硬根深，状如铁钉，以及痈疡疔肿，红肿热痛，舌红苔黄，脉数。

成分：金银花15g，野菊花、蒲公英、紫花地

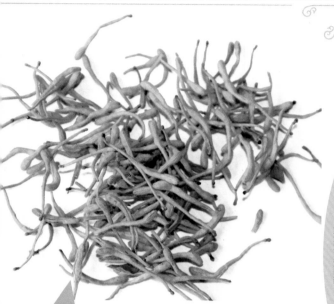

【饮片特征】本品为忍冬科植物忍冬栽培品的干燥花蕾。呈棒状，上粗下细，表面焦褐色。质清脆，易碎。

丁、紫背天葵子各6g。

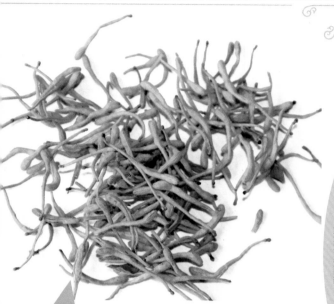【养生药膳】

1. 双花茶　金银花、菊花各10g，枸杞50g，蜂蜜适量。本品可清热明目。

2. 双花饮　金银花30g，山楂10g，蜂蜜150g。本品可辛凉解表。适用于风热感冒、发热头痛、口渴等症。

连 翘

Lian Qiao

【性味归经】甘，寒。归肺、心、胃经。

【功能】清热解毒，疏散风热。

【主治】本品苦寒，主入心经，既能清心火、解疮毒，又能消痈散结，故有"疮家圣药"之称，为治疗瘰疬痰核的良药；苦能清泄，寒能清热，入心、肺二经，长于清心火，散上焦风热，为清热解毒药中的疏散风热药。此外，还有清心利尿之功效。

【用法用量】煎服，6~15g。金银花露每次60~120ml（相当于金银花生药3.5~7g）。外用适量。

【禁忌】脾胃虚寒及气虚疮疡脓清者忌用。

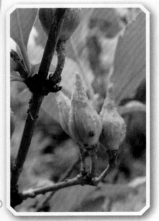

🌿【经典配方】

　　清营汤　功能主治：清营解毒，透热养阴。用于热入营分证。身热夜甚，神烦少寐，时有谵语，目常喜开或喜闭，口渴或不渴，斑疹隐隐，脉细数，舌绛而干。成分：犀角（水牛角

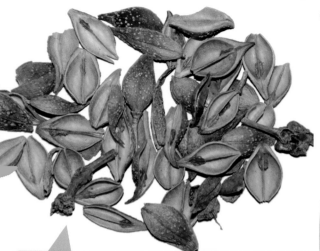

【饮片特征】本品为木犀科植物连翘的干燥近成熟或成熟果实。呈长卵形至卵形，稍扁。表面有不规则的纵皱纹和多数突起的小斑点，两面各有1条明显的纵沟。气微香，味苦。

【养生药膳】

连翘栀子茶　金银花3g，栀子3g，连翘6g，冰糖适量。本品可清热解毒、疏风。用于治疗上呼吸道感染。

代替）30g，生地黄15g，玄参9g，竹叶心3g，麦冬9g，丹参6g，黄连3g，金银花9g，连翘6g。

蒲公英

Pu Gong Ying

【性味归经】苦、甘，寒。归肝、胃经。

【功能】清热解毒，消肿散结，利尿通淋。

【主治】本品苦寒，既能清解火热毒邪，又能泄降滞气，为清热解毒、消痈散结之佳品，主治内外热毒疮痈诸症，兼能疏郁通乳，故为治疗乳痈之要药。苦甘而寒，能清利湿热，利尿通淋，用于治疗湿热黄疸、热淋，是清热解毒药中的利湿通淋药。

【用法用量】煎服，9～15g。鲜品可酌加。外用鲜品适量，捣敷，或煎汤熏洗患处。

【禁忌】用量过大，可致缓泻。

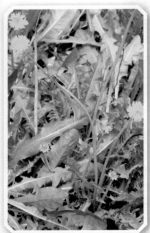

🌿【经典配方】

　　蒲公英汤 鲜蒲公英120g（根、叶、茎、花皆用，花开残者去之，如无鲜者可用干者60g代之）。功能清热解毒。用于治眼疾肿痛，胬肉遮睛，赤脉络目，目疼连脑，羞明多泪等一切虚火实热之证。

🍵【养生药膳】

　　蒲公英粥 蒲公

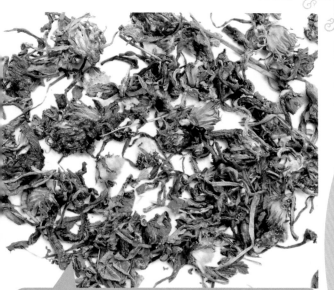

【饮片特征】本品为菊科植物蒲公英、碱地蒲公英及其多种同属植物干燥全草的加工品。呈不规则的段，根表面棕褐色；根头部有棕褐色或黄白色的茸毛。叶多皱缩破碎，绿褐色或暗灰绿色。气微，味微苦。

英（干品，鲜品加倍）30g，粳米100g，白糖适量。本品可清热解毒，消肿散结，用于治疗急性乳腺炎、乳房肿痛、急性扁桃体炎、泌尿系感染、传染性肝炎、胆囊炎、上呼吸道感染、急性结膜炎等。

紫花地丁

Zi Hua Di Ding

【性味归经】

苦、辛，寒。归心、肝经。

【功能】

清热解毒，凉血消肿。

【主治】

本品清热解毒，消痈散结之功与蒲公英相似，尤以治疗毒为其所长，能解蛇毒。此外，还可用于治疗肝热目赤肿痛及外感热病。

【用法用量】

煎服，15～30g。外用鲜品适量，捣烂敷患处。

【禁忌】

虚寒者忌用。

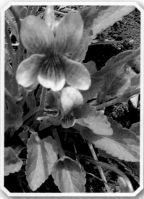

【经典配方】

紫花地丁散　功能主治：清热解毒，消肿止痛。用于治诸毒恶疮肿痛。成分：紫花地丁、当归、赤芍、大黄、黄芪、金银花各15g，甘草节6g。

【养生药膳】

1. 蜂房地丁汤　露蜂房10g，紫花地丁20g，

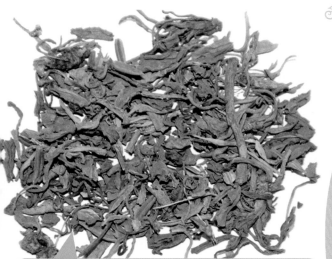

【饮片特征】本品为堇菜科植物紫花地丁干燥全草的加工品。多皱缩成团,淡黄棕色,有细纵皱纹。气微,味微苦而稍黏。

白砂糖20g,萍蓬草根50g。用于治疗成脓期郁热内盛型急性乳腺炎。

　2. 车前草地丁瘦肉汤　猪肉(瘦)120g,车前草30g,盐3g,紫花地丁30g。清热解毒,用于治疗急性胆囊炎,胆道感染属热毒者,症见右胁疼痛,痛连肩背,面目黄染,色泽鲜明,时恶心呕吐,吐出黄涎,口苦发热,小便短黄。

野菊花

Ye Ju Hua

【性味归经】

苦、辛，微寒。归肺、肝经。

【功能】

清热解毒，泻火平肝。

【主治】

本品辛散苦降，其清热泻火、解毒利咽、消肿止痛力胜，为治疗痈疽疔疖、丹毒等阳性疮疡的常用药；亦可用于热毒上攻之咽喉肿痛、风火赤眼等症，可单用或复方配伍清热解毒药同用。

【用法用量】

煎服，9～15g。外用适量，煎汤外洗或制膏外涂。

【禁忌】

脾胃虚寒者及孕妇慎用。

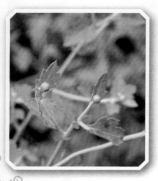

【经典配方】

菊花汤　功能主治：用于风邪上侵，头眩心闷，起即欲倒，头痛眼疼，视物转动。成分：防风、前胡、茯神（去木）、白术、麻黄各30g，川芎、苦杏仁各22g，野菊花、细辛各15g。

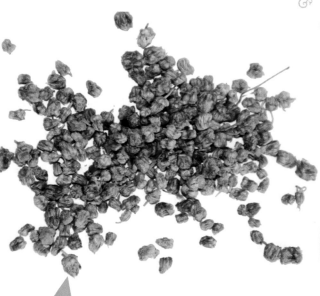

【饮片特征】本品为菊科植物野菊花干燥未开放的头状花序。呈类球形，棕黄色。外表面中部灰绿色或浅棕色，通常被白毛，边缘膜质；内层苞片长椭圆形，膜质，外表面无毛。体轻。气芳香，味苦。

🍵【养生药膳】

　　百合三花粥　百合50g，金银花、茉莉花、野菊花各5g，大米100g，蜂蜜40g。用于夏日清热泻火。

穿心莲

Chuan Xin Lian

【性味归经】苦，寒。归肺、胃、大肠、小肠经。

【功能】清热解毒，凉血，消肿，燥湿。

【主治】本品苦寒降泄，清热解毒，善清肺火，可用于治疗肺热、肺火引起的病症；又能燥湿消肿、凉血消痈，可治痈肿疮毒、蛇虫咬伤、湿热泻痢、淋证、湿疹瘙痒等症。

【用法用量】煎服，6～9g。入汤剂易致恶心呕吐，故多作丸、片剂服用，用量可酌减。外用适量。

【禁忌】煎剂易致呕吐，脾胃虚寒者禁用。曾有穿心莲片剂、穿心莲注射液引起药疹、过敏性休克乃至死亡的报道，应予以关注。

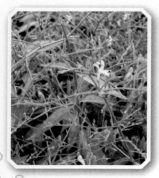

【经典配方】

穿心莲片　功能主治：清热解毒，凉血消肿。用于感冒发热，咽喉肿痛，口舌生疮，顿咳劳嗽，泄泻痢疾，热淋涩痛，痈肿疮疡，毒蛇咬伤。成分：穿心莲单用。

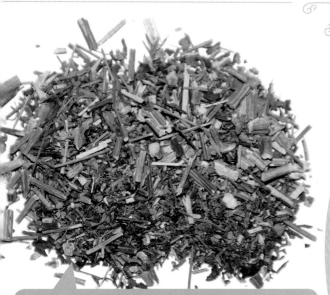

【饮片特征】本品为爵床科植物穿心莲干燥地上部分的加工品。呈不规则的段。茎方柱形，节稍膨大。切面不平坦，有类白色髓。叶片多皱缩或破碎，全缘或波状；上表面绿色，下表面灰绿色，两面光滑。气微，味极苦。

【养生药膳】

凉拌腰果穿心莲　穿心莲、腰果、红彩椒、蒜末、橄榄油、盐、醋、香油。本品可润肠通便，润肤美容，延缓衰老。一般人群均可使用。

大青叶
Da Qing Ye

【性味归经】
苦、咸，大寒。归心、肺、胃经。

【功能】
清热解毒，凉血消斑。

【主治】
本品苦寒，善解心、胃二经实火热毒；入血分而能凉血消斑，气血两清，故可用治温热病心胃毒盛、热入血营、气血两燔、高热神昏、发斑发疹；亦能清心胃实火、解瘟疫时毒，有解毒利咽、凉血消肿之效。

【用法用量】
煎服，9～15g。外用适量。

【禁忌】
脾胃虚寒者忌用。

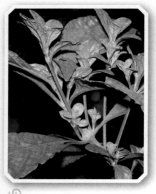

🌿【经典配方】

大青汤　功能主治：主温毒发斑，或伤寒热病七八日，发汗不解，及吐下后热不除，下利不止者。成分：大青叶12g，甘草、阿胶各6g，淡豆豉5g。

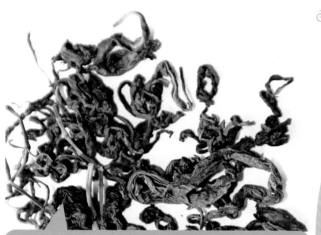

【饮片特征】本品为十字花科菘蓝栽培品干燥叶的加工品。呈不规则的碎段，叶片暗灰绿色，叶上表面有色较深、稍突起的小点，叶柄碎片淡棕黄色。质脆。气微，味微酸、苦、涩。

【养生药膳】

1. 柴胡青叶粥　大青叶15g，柴胡15g，粳米30g，白糖适量。本品可清泻肝火。

2. 消暑凉血汤　大青叶、白茅根、鱼腥草、金银花、淡竹叶各20g，白糖适量。本品可清热解毒、利尿、凉血止血，可治暑天咳嗽。

板蓝根

Ban Lan Gen

【性味归经】苦，寒。归心、胃经。

【功能】清热解毒，凉血利咽。

【主治】本品以解毒利咽散结见长，多用于治疗大头瘟疫（风热瘟毒，侵入肺胃，头面红肿或咽喉肿痛，甚至神昏谵语）、疖腮、喉痹等咽喉部位的热毒证，常与清热解毒药配伍组成复方，如普济消毒饮。近年亦常作为抗病毒药物使用。

【用法用量】煎服，9～15g。

【禁忌】脾胃虚寒者忌用。

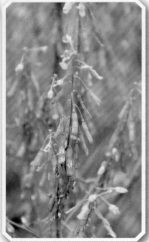

🌿【经典配方】

<u>板蓝根汤</u> 功能主治：清热解毒，凉血利咽。用于肺胃热盛所致的咽喉肿痛、口咽干燥，急性扁桃体炎。成分：板蓝根12g，金银花12g，连翘12g，蒲公英15g，车前子12g，泽泻6g，黄芩3g，夏枯草9g，薄荷4g，茯苓9g，冬瓜皮12g。

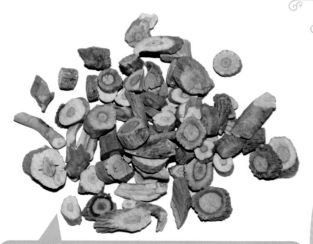

【饮片特征】本品为十字花科植物菘蓝栽培品干燥根的加工品。呈圆形的厚片，外表皮淡灰黄色至淡棕黄色，有纵皱纹。切面皮部黄白色，木部黄色。气微，味微甜后苦涩。

🍵【养生药膳】

1. 板蓝根炖猪蹍汤　板蓝根10g，猪蹍200g，黄芪6g，大枣5颗，姜2片，米酒1/2汤匙，盐适量。用于清热解毒，凉血利咽，可增强人体抵抗力，对抗外来病菌的侵袭。

2. 板蓝根银花汤　板蓝根100g，金银花50g，甘草15g，冰糖适量。用于治疗水痘及一切病毒感染所引起的发热。

青黛

Qing Dai

【性味归经】

咸、寒。归肝、肺、胃经。

【功能】

清热解毒，凉血消斑，清肝泻火，定惊。

【主治】

本品清热凉血解毒的功能与大青叶、板蓝根相似；其性味咸寒，善清肝火、祛暑热，且有息风止痉之功。

【用法用量】

本品难溶于水，且使煎煮液浑浊，过滤困难，故不宜入汤剂，多作丸、散服。每次1～3g。外用适量，干撒或调敷。

【禁忌】

胃寒者忌用。

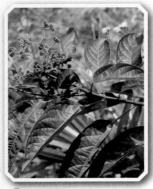

🌿【经典配方】

1. 青黛石膏汤 功能主治：用于妊娠伤寒，热郁阳明，热极而发紫黑斑，脉洪数者。成分：鲜地黄（捣汁）60g，生石膏24g，焦栀子9g，黄芩6g，青黛4.5g，升麻2g，葱头3枚。

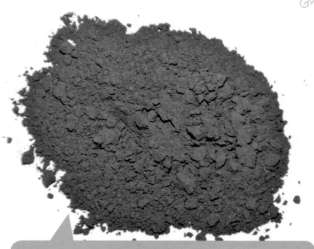

【饮片特征】本品为爵床科植物马蓝、蓼科植物蓼蓝或十字花科植物菘蓝的叶或茎经加工的干燥粉末或团块。深蓝色的粉末，体轻，易飞扬，用手搓捻即成细末。微有草腥气，味淡。

2. 青金散 功能主治：清脑明目。用于风热上攻，目睛疼痛。成分：冰片、青黛、薄荷叶、芒硝各3g，乳香0.3g。

【养生药膳】

青黛杏仁汤 青黛、苦杏仁各6g，柿饼1个。本品可清热解毒，清热养阴，止咳化痰。适用于肺结核患者容易出现的干咳、胸痛、咯血等症状。

绵马贯众

Mian Ma Guan Zhong

【性味归经】

苦，微寒；有小毒。归肝、脾经。

【功能】

清热解毒，凉血止血，杀虫。

【主治】

本品苦寒，能清气分之实热，又能解血分之热毒，常用于预防流行性感冒、麻疹、流行性脑脊髓膜炎等传染病；兼有凉血止血、杀虫之功。炒炭可凉血止血，善于治疗血热崩漏下血；杀虫及清热解毒宜生用。

【用法用量】

煎服，3~9g。外用适量。

【禁忌】

本品有小毒，用量不宜过大。脾胃虚寒者慎用。

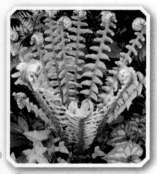

【经典配方】

贯众散　功能主治：用于蛔虫攻心，吐如醋水，痛不能止。成分：贯众30g，鹤虱（纸上微炒）30g，狼牙30g，麝香（研细）3g，芜荑30g，龙胆（去芦头）30g。

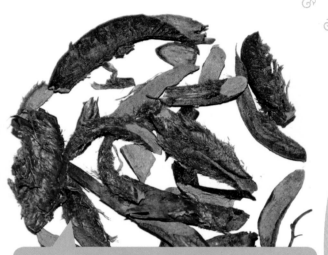

【饮片特征】本品为鳞毛蕨科植物粗茎鳞毛蕨带叶柄残基干燥根茎的加工品。呈不规则的厚片或碎块，根茎外表皮黄棕色至黑褐色，切面淡棕色至红棕色。气特异，味初淡而微涩，后渐苦辛。

【养生药膳】

1. 贯众茶　贯众6g，绿茶3g。本品可清热解毒，生津止渴。

2. 太子参贯众粥　太子参30g，黄精15g，荷叶15g，白芷10g，贯众12g，粳米适量。本品可益气养肺，防治流感，适宜于体虚者预防感冒调养用。

漏 芦

Lou Lu

【性味归经】

苦，寒。归胃经。

【功能】

清热解毒，消痈，下乳，舒筋通脉。

【主治】

用于乳痈肿痛，痈疽发背，瘰疬疮毒，乳汁不通，湿痹拘挛。

【用法用量】

5～9g。

【禁忌】

孕妇慎用。

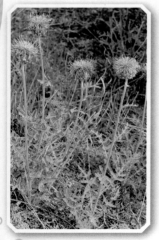

🌿【经典配方】

漏芦连翘汤　功能主治：用于治小儿热毒痈疽，丹毒，疮疖，并用于预防时行疮痘。成分：漏芦、连翘、白蔹、芒硝、甘草各0.8g，大黄3g，升麻、枳实、麻黄、黄芩各1.2g。

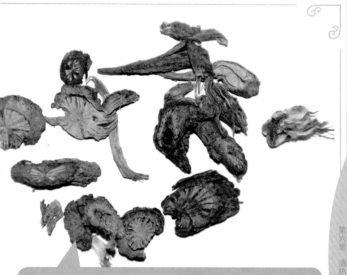

【饮片特征】本品为菊科植物祁州漏芦干燥根的加工品。呈类圆形或不规则的厚片，外表皮暗棕色至黑褐色，粗糙，有网状裂纹。切面黄白色至灰黄色，有放射状裂隙。气特异，味微苦。

🍲【养生药膳】

1. 漏芦鸡蛋　鸡蛋100g，漏芦10g。本品可催乳。

2. 猪蹄粥　猪蹄1只，通草3g，漏芦10g，粳米100g，葱白、味精、精盐各适量。本品可通乳汁，利血脉。适于产后无奶、乳汁不通者食用。

金荞麦

Jin Qiao Mai

【性味归经】

微辛、涩，凉。归肺经。

【功能】

清热解毒，排脓祛瘀。

【主治】

用于肺痈吐脓，肺热喘咳，乳蛾肿痛。

【用法用量】

15～45g，用水或黄酒隔水密闭炖服。

【禁忌】

据报道，本品必须隔水炖汁服，煎服则疗效不显著。

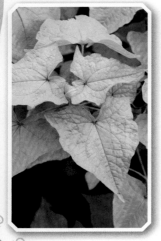

【经典配方】

金荞麦片　功能主治：清热解毒，排脓祛瘀，祛瘀止咳平喘。用于治疗急性肺脓疡、急慢性气管炎、喘息型慢性气管炎、支气管哮喘及细菌性痢疾。成分：金荞麦浸膏。

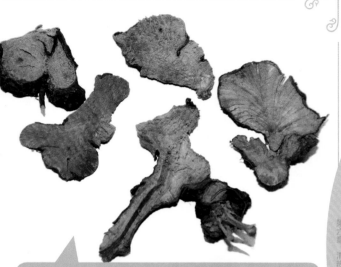

【饮片特征】本品为蓼科植物金荞麦干燥根茎的加工品。呈不规则的厚片，外表皮棕褐色，或有时脱落。切面淡黄白色或淡棕红色，有放射状纹理，有的可见髓部，颜色较深。气微，味微涩。

【养生药膳】

金荞麦瘦肉汤　猪瘦肉250g，金荞麦100g，冬瓜子30g，桔梗15g，生姜3片，大枣5枚。用于内有热毒（发热、咳嗽、痰多以及肺脓肿）者。

青　果

Qing
Guo

【性味归经】

涩、甘、酸，平。归肺、胃经。

【功能】

清肺，利咽，生津，解毒。

【主治】

用于咽喉肿痛，咳嗽痰黏，烦热口渴，鱼蟹中毒。

【用法用量】

5～10g。

【禁忌】

无特别禁忌。

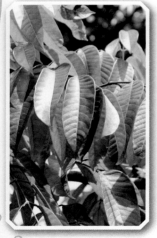

【经典配方】

青果丸　功能主治：清热利咽，消肿止痛。用于咽喉肿痛，失音声哑，口干舌燥，肺燥咳嗽。成分：青果、金银花、黄芩、北豆根、麦冬、玄参、白芍、桔梗各等量。

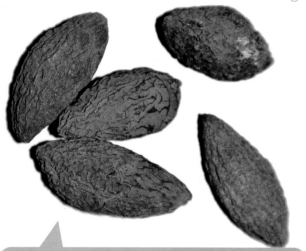

【饮片特征】本品为橄榄科植物橄榄的干燥成熟果实。呈纺锤形，两端钝尖，表面棕黄色或黑褐色，有不规则皱纹。果肉灰棕色或棕褐色，质硬。果核呈梭形，暗红棕色，具纵棱；气微，果肉味涩，久嚼微甜。

【养生药膳】

1. 青果梨羹　青果250g，听装梨块300g，白糖、水豆粉各适量。本品可生津止渴，润燥化痰，清热解毒。

2. 青果玉竹百合汤　青果230g，百合15g，玉竹9g，白糖适量。本品可清热解毒，生津止渴，滋阴润肺，利咽止咳。

金果榄	【性味归经】
Jin Guo Lan	苦，寒。归肺、大肠经。
	【功能】
	清热解毒，利咽，止痛。
	【主治】
	用于咽喉肿痛，痈疽疔毒，泄泻，痢疾，脘腹疼痛。
	【用法用量】
	3～9g。外用适量，研末吹喉或醋磨涂敷患处。
	【禁忌】
	脾胃虚弱者慎服。

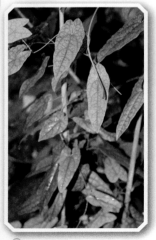

🌸【经典配方】

1. 消肿活瘀膏 功能主治：活血化瘀，清热消肿。用于腰椎结核。成分：鸡血藤膏、麝香、第一仙丹各3份，穿山甲、金果榄各2份。

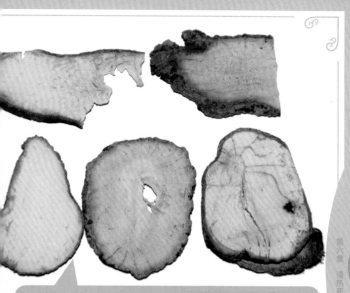

【饮片特征】本品为防己科植物青牛胆或金果榄干燥块根的加工品。呈类圆形或不规则形的厚片。外表皮棕黄色至暗褐色，皱缩，凹凸不平，切面淡黄白色。气微，味苦。

2. 除消气瘰丸　功能主治：顺气和肝，消坚散结。用于肝郁气滞，瘰疬结核，坚硬不消，肿胀疼痛。成分：金果榄2份，昆布、海藻、海胆、海燕各1份。

马齿苋

Ma
Chi
Xian

【性味归经】

酸，寒。归肝、大肠经。

【功能】

清热解毒，凉血止血，止痢。

【主治】

用于热毒血痢，痈肿疔疮，湿疹，丹毒，蛇虫咬伤，便血，痔血，崩漏下血。

【用法用量】

9～15g。外用适量捣敷患处。

【禁忌】

凡脾胃虚寒、肠滑作泄者勿用；煎饵方中不得与鳖甲同入。

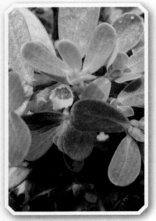

【经典配方】

马齿苋膏　功能主治：治杨梅遍身如癞，发背诸毒，顽疮、臁疮，久不收口，湿癣，白秃、丹毒等。成分：马齿苋。

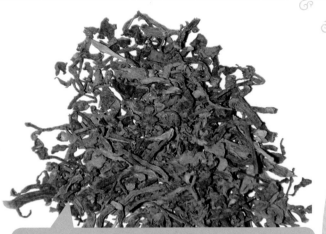

【饮片特征】本品为马齿苋科植物马齿苋的干燥地上部分。呈不规则的段，茎圆柱形，表面黄褐色，有明显纵沟纹。叶多破碎，完整者展平后呈倒卵形，先端钝平或微缺，全缘。蒴果圆锥形，内含多数细小种子。气微，味微酸。

【养生药膳】

1. **马齿苋粥**　鲜马齿苋100g，粳米50g。本品可健脾胃，清热解毒。适用于肠炎、痢疾、泌尿系统感染、疮痈肿毒等病。马齿苋性寒，不易久食。

2. **马齿扁豆粥**　马齿苋100g，白扁豆花10朵，大米50g，食盐适量。本品可清热养阴止血，适用于血热经来量多、口干欲饮、便秘尿黄等。

地锦草

Di Jin Cao

【性味归经】

辛，平。归肝、大肠经。

【功能】

清热解毒，凉血止血，利湿退黄。

【主治】

用于痢疾，泄泻，咯血，尿血，便血，崩漏，疮疖痈肿，湿热黄疸。

【用法用量】

9～20g。外用适量。

【禁忌】

血虚无瘀及脾胃虚弱者慎用。

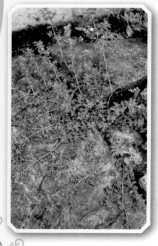

🌿【经典配方】

1. 蓼苋地锦汤 功能主治：清热利湿，解毒。用于治疗急性细菌性痢疾。成分：马齿苋30g，地锦草20g，水蓼15g。

2. 地锦汤 功能主治：用于肠风下血。成分：菜叶、千针草、酸

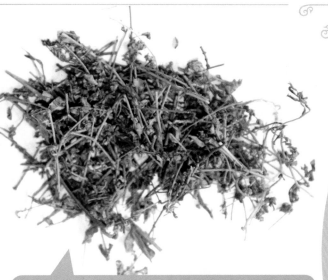

【饮片特征】本品为大戟科植物地锦或斑地锦干燥全草的加工品。呈不规则的小段，茎、叶、花混合，茎表面带紫红色，质脆易折断。切面带白色，中空。叶卷曲皱缩，绿色。气微，味微涩。

草子、地锦草各等份。

白术、茯苓各10g。本品可利湿清热，健脾和胃。适用于婴儿腹泻、菌痢等症。

🕐【养生药膳】

健胃鸡蛋糕　鸡蛋50g，地锦草30g，苍术、

翻白草

Fan Bai Cao

【性味归经】

甘、微苦，平。归肝、胃、大肠经。

【功能】

清热解毒，止痢，止血。

【主治】

用于湿热泻痢，痈肿疮毒，血热吐衄，便血，崩漏。

【用法用量】

内服：煎汤，9~15g；或浸酒。外用：捣敷。

【禁忌】

阳虚有寒、脾胃虚寒者少用。

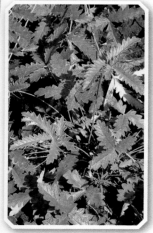

【经典配方】

<u>消火止痢丸</u>　功能主治：清热，解毒，止痢。用于痢疾，肠火腹泻，消化不良。成分：翻白草、委陵菜、火炭母各200g，焦山楂、白头翁、地榆炭各100g。

【养生药膳】

1. 二白汤　翻白草

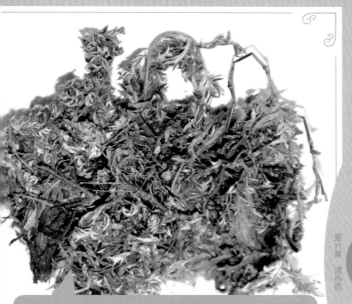

【饮片特征】本品为蔷薇科植物翻白草干燥全草的加工品。块根呈纺锤形或圆柱形，表面黄棕色或暗褐色，有不规则扭曲沟纹；质硬而脆，折断面平坦，呈灰白色或黄白色。气微，味甜、微涩。

120g，白鲜皮30g，煎汤。可外敷，也可外洗。可治疥疮、跌打损伤所致的瘀血肿痛等症。

2．凉拌天藕根　翻白草根250g，盐、酱油、醋、料酒适量。可用于口疮、感冒、痘疹、吐血、便血等。

千里光

Qian Li Guang

【性味归经】

苦，寒。归肺、肝经。

【功能】

清热解毒，明目，利湿。

【主治】

用于痈肿疮毒，感冒发热，目赤肿痛，泄泻痢疾，皮肤湿疹。

【用法用量】

15～30g。外用适量，煎水熏洗。

【禁忌】

中寒泄泻者勿服。

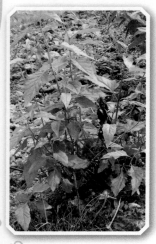

【经典配方】

千里光散　功能主治：清热解毒，活血祛风。用于治疗急慢性鼻炎、鼻窦炎、咽炎。也可用于能近视不能远视者。成分：菊花、千里光、甘草各等份。

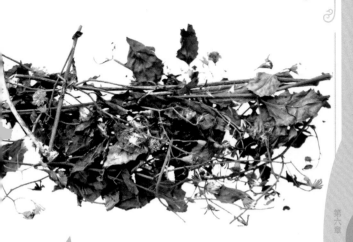

【饮片特征】本品为菊科植物千里光的干燥地上部分。呈不规则的小段，表面灰绿色或紫褐色，质坚硬，叶多破碎，暗绿色。可见枯黄色头状花序。

【养生药膳】

千里光茶　千里光适量。本品可清热解毒。适用于丹毒、急性扁桃腺炎等症。食用注意：饮茶期间忌食辛辣、燥热之食物。

白蔹

Bai Lian

【性味归经】

苦，微寒。归心、胃经。

【功能】

清热解毒，消痈散结，敛疮生肌。

【主治】

用于痈疽发背，疔疮，瘰疬，烧烫伤。

【用法用量】

5～10g。外用适量，煎汤洗或研成极细粉敷患处。

【禁忌】

痈疽已溃者均不宜服。阴疽色淡不起，胃气弱者，也不宜服用。脾胃虚寒及无实火者忌服。不宜与川乌、制川乌、草乌、制草乌、附子同用。

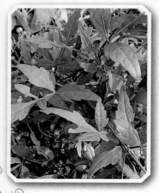

【经典配方】

白蔹散　功能主治：用于瘰疬生于颈腋，结肿寒热。成分：白蔹、甘草、玄参、木香、赤芍、川大黄各15g。

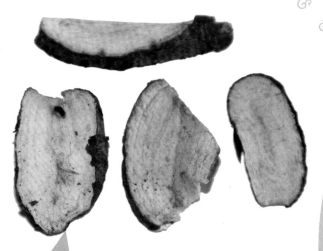

【饮片特征】本品为葡萄科植物白蔹干燥块根的加工品。呈卵圆形斜片，切面类白色或浅红棕色，可见放射状纹理，周边较厚，微翘起或略弯曲。体轻，质硬脆，易折断，折断时，有粉尘飞出。气微，味甜，

【养生药膳】

1. 白蔹祛斑粉 白蔹20g，辛夷9g，冬瓜仁30g，当归15g，面粉15g。本品可嫩白祛斑。

2. 玫瑰白蔹茶 白蔹6g，玫瑰花3朵，红枣3枚。本品可排毒散瘀，润肤养颜。

鱼腥草

Yu Xing Cao

【性味归经】辛，微寒。归肺经。

【功能】清热解毒，消痈排脓，利尿通淋。

【主治】本品以清肺见长，有清热解毒、消痈排脓之效。历代医家主要用以治疗肺痈、肺脓疡、肺炎、肺癌、慢性气管炎等一系列肺系疾病，为治疗痰热壅肺发为肺痈而咳吐脓血之要药。亦有清热除湿、利尿通淋之效，善清膀胱湿热，可治小便淋漓涩痛。

【用法用量】煎服，15～30g，不宜久煎。鲜品用量加倍。外用适量，捣敷或煎汤熏洗患处。

【禁忌】虚寒证及阴性外疡忌服。

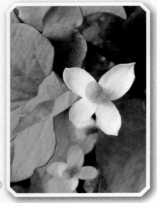

【经典配方】

复方鱼腥草片 功能主治：清热解毒。用于治疗外感风热引起的咽喉疼痛；急性咽炎、扁桃腺炎有风热症状者。成分：鱼腥草583g，黄芩150g，板蓝根150g，连翘58g，金银花58g。

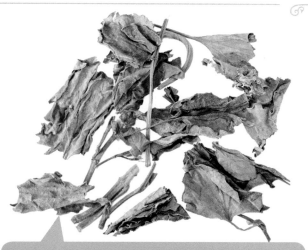

【饮片特征】本品为三白草科植物蕺菜干燥地上部分的加工品。不规则的段，茎呈扁圆柱形，表面淡红棕色至黄棕色，有纵棱。叶片多破碎，黄棕色至暗棕色，穗状花序黄棕色。搓碎有鱼腥气，味涩。

【养生药膳】

1. 鱼腥草茶　鱼腥草15～25g。本品可清热解毒，消痈排脓，利尿通淋。用于肺痈吐脓，痰热喘咳，热痢，热淋，痈肿疮毒。

2. 鱼腥草粥　鱼腥草30g（鲜者加倍），大米100g，白糖适量。本品可清热解毒，消痈排脓，利尿通淋。适用于痰热壅滞所致的肺痈吐血，肺热咳嗽等。

大血藤

Da Xue Teng

【性味归经】

苦，平。归大肠经。

【功能】

清热解毒，活血通络，祛风杀虫。

【主治】

本品长于清热解毒，消痈止痛，入大肠经，善散肠中瘀滞，为治肠痈腹痛之要药；又能活血化瘀，消肿止痛。

【用法用量】

煎服或浸酒服，9~15g。

【禁忌】

孕妇不宜用。

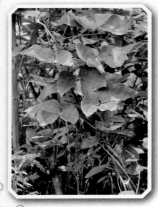

【经典配方】

连翘金贝煎　功能主治：清热解毒，消散痈肿。主治阳证疮疡肿痛，乳痈初起。成分：连翘15g，金银花9g，土贝母9g，蒲公英9g，夏枯草9g，大血藤20g，水煎服，或加酒适量。

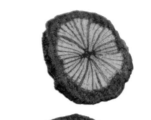
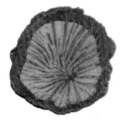
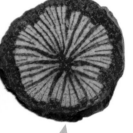
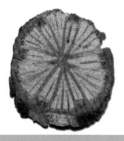

【饮片特征】本品为木通科植物大血藤干燥藤茎的加工品。呈类椭圆形的厚片，外表皮灰棕色，粗糙。切面皮部红棕色，有数处向内嵌入木部，木部黄白色，有导管孔，射线呈放射状排列。气微，味微涩。

【养生药膳】

大血藤煲河蟹　大血藤30g，河蟹2只（约250g），米酒、葱、姜、调料适量。本品可活血祛瘀，通经活络。用于气滞血瘀，经络闭阻，月经过少、闭经。

败酱草

Bai Jiang Cao

【性味归经】

辛、苦，微寒。归胃、大肠、肝经。

【功能】

清热解毒，消痈排脓，祛瘀止痛。

【主治】

本品辛散苦泄寒凉，既可清热解毒，又可消痈排脓，且能活血止痛，为治疗肠痈腹痛的首选药物，又有破血行瘀、痛经止痛之功效。

【用法用量】

煎服，6~15g。外用适量。

【禁忌】

脾胃虚弱、食少泄泻者忌用。

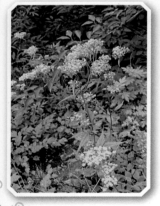

【经典配方】

薏苡附子败酱散

功能主治：排脓消肿。用于肠痈内脓已成，身无热，肌肤甲错，腹皮急，按之濡，如肿状。成分：薏苡仁30g，附子6g，败酱草15g。

【养生药膳】

1. 二草粥　大米

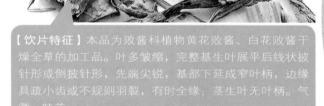

【饮片特征】本品为败酱科植物黄花败酱、白花败酱干燥全草的加工品。叶多皱缩，完整基生叶展平后线状披针形或倒披针形，先端尖锐，基部下延成窄叶柄，边缘具疏小齿或不规则羽裂，有时全缘；茎生叶无叶柄。气微，味苦。

100g，败酱草80g，仙鹤草60g，白砂糖20g。本品可养胃，消肿，散瘀。适于胃癌患者食用。

2. 败酱知母鲅鱼丸汤 败酱草一把，知母

5g，鲅鱼500g，料酒一小勺，姜片、葱段适量，胡椒粉、盐、米醋各5g，清水3000g。适合春天内热肠燥、便秘者。

射干

She Gan

【性味归经】苦，寒。归肺经。

【功能】清热解毒，消痰，利咽。

【主治】本品苦寒泄降，清热解毒，主入肺经，有清肺泻火、利咽消肿之功，为治疗咽喉肿痛的要药；又善清肺火，降气消痰，以平喘止咳，主要用于治疗热痰壅盛咽喉肿痛以及痰盛咳喘。

【用法用量】煎服，6～9g。外用适量。

【禁忌】孕妇慎用或忌用。

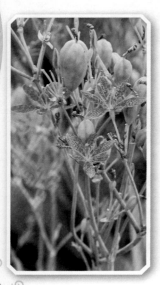

🌿【经典配方】

甘露消毒丹　功能主治：利湿化浊，清热解毒。用于湿温时疫，邪在气分，湿热并重证。发热倦怠，胸闷腹胀，肢酸咽痛，身目发黄，颐肿口渴，小便短赤，泄泻淋浊，舌苔白或厚腻或干黄，脉濡数或滑数。成分：滑石15g，黄芩10g，茵陈11g，石菖蒲6g，川贝母、木通5g，藿香、连翘、豆蔻仁、薄荷、射干各4g。

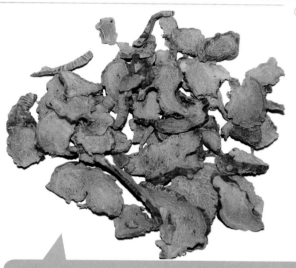

【饮片特征】本品为鸢尾科植物射干干燥根茎的加工品。呈不规则形或长条形的薄片，外表皮黄褐色、棕褐色或黑褐色，皱缩。切面淡黄色或鲜黄色，具有散在筋脉小点或筋脉纹。气微，味苦、微辛。

【养生药膳】

1. 射脂膏　猪脂300g，射干150g。本品可解毒利咽，适用于慢性喉炎。

2. 二子桃仁酒　大麻子15g，庵闾子10g，桃仁5g，桂心6g，土瓜根、射干各9g，牛膝12g，白酒225ml。本品可温经散寒，活血化瘀。适用于月经不通，脏腑宿冷，恶血凝结所致的痛经。

山豆根

Shan
Dou
Gen

【性味归经】苦，寒；有毒。归肺、胃经。

【功能】清热解毒，消肿利咽。

【主治】本品大苦大寒，能清泄肺胃之火而解毒利咽消肿，为治疗热毒蕴结咽喉肿痛的要药，并可治疗胃火牙龈肿痛。此外，还可用于湿热黄疸、肺热咳嗽、痈肿疮毒等症。

【用法用量】煎服，3~6g。外用适量，含漱或研末涂敷患处。

【禁忌】脾胃虚寒者慎用。本品有毒，过量服用易引起呕吐、腹泻、胸闷、心悸等，严重者可因呼吸衰竭而致死亡。

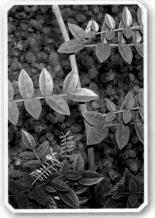

【经典配方】

<u>山豆根汤</u> 功能主治：用于饮酒本过，或受风热，上焦火燥，致生喉癣，满喉白色。成分：山豆根3g，桔梗3g，连翘3g，甘草1.5g，玄参3g，薄荷1.5g，射干3g，陈皮(去白)3g，麦冬3g。

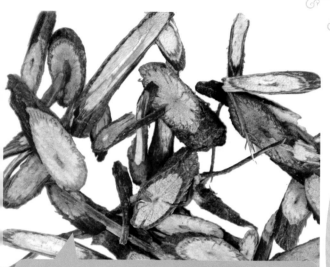

【饮片特征】本品为豆科植物越南槐干燥根及根茎的加工品。呈不规则的类圆形厚片，外表皮棕色至棕褐色。切面皮部浅棕色，木部淡黄色。有豆腥气，味极苦。

🍲【养生药膳】

1. 双根大海饮　板蓝根15g，山豆根10g，甘草3g，胖大海5g。本品可疏散风热，解毒清音。用于急性咽炎、扁桃体炎、咽痛音哑、干咳无疾。

2. 豆根射干栀子汤　山豆根、射干、栀子各9g。对舌苔黄有辅助疗效。

白头翁

Bai Tou Weng

【性味归经】苦，寒。归大肠经。

【功能】清热解毒，凉血止痢。

【主治】本品苦寒降泄，清热解毒，凉血止痢，尤善清胃肠湿热及血分热毒而凉血止痢，为治热毒血痢之良药。近年来用以治疗细菌性痢疾及阿米巴痢疾，均有良好的效果，如白头翁汤。

【用法用量】煎服，6～15g；治阿米巴痢疾可用15～30g，7日为一疗程；保留灌肠，30～50g，1日1次。外用适量。

【禁忌】虚寒泻痢者忌用。

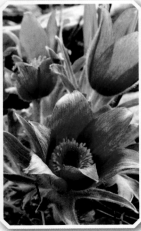

【经典配方】

<u>白头翁汤</u> 功能主治：清热解毒，凉血止痢。主治热毒痢疾。腹痛，里急后重，肛门灼热，下痢脓血，赤多白少，渴欲饮水，舌红苔黄，脉弦数。临床常用于治疗阿米巴痢疾、细菌性痢疾等病毒偏盛者。成分：白头翁15g，黄连6g，黄柏12g，秦皮12g。

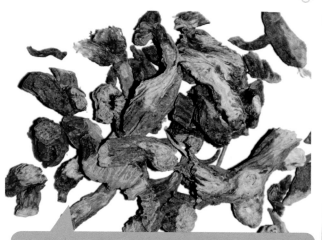

【饮片特征】本品为毛茛科植物白头翁干燥根的加工品，呈类圆形的片，外表皮黄棕色或棕褐色，具有不规则的纵皱纹或纵沟，近根头部有白色绒毛。气微，味微苦涩。

【养生药膳】

1. 黄连白头翁粥　白头翁50g，黄连10g，粳米30g。本品可清热，解毒，凉血，专治中毒性痢疾等。

2. 白头翁解毒饮　白头翁50g，金银花、木槿花、白糖各30g。本品可清热解毒，利湿止带。适用于湿热塞阻型盆腔炎，症见下腹疼痛、带下量多、色黄如脓、口苦便秘等。

重楼

Chong Lou

【性味归经】

苦，微寒；有小毒。归肝经。

【功能】

清热解毒，消肿止痛，凉肝定惊。

【主治】

本品治疗火毒痈肿疔疮之功在蒲公英之上，能清热解毒，消肿止痛，民间将其作为治疗毒蛇咬伤的常用药，有"蛇医必用"一说；其性味苦寒，入肝，亦有凉肝泻火、息风定惊之功。

【用法用量】

煎服，3～6g。外用适量。

【禁忌】

体虚、无实火热毒、阴证外疡者及孕妇均忌用。

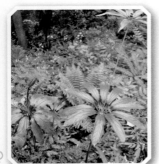

【经典配方】

夺命汤 功能主治：疔毒，痈肿。成分：金银花、重楼、黄连、赤芍、泽兰、细辛、僵蚕、蝉蜕、青皮、甘草、羌活、独活、防风各等份。

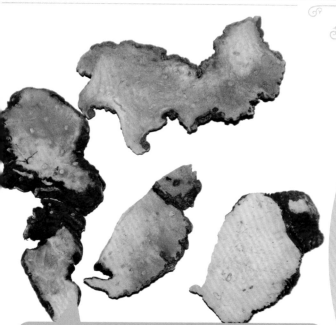

【饮片特征】本品为百合科植物云南重楼或七叶一枝花干燥根茎的加工品。不规则片状，外皮可见环节，表面黄棕色。切面平坦，白色至浅棕色，粉性或角质。

🌶 【养生药膳】

　　重楼瘦肉汤　重楼15g，猪瘦肉150g，调味品适量。本品可清热解毒。适用于肺癌、胃癌、痈疽疔肿等。

白花蛇舌草

Bai Hua She She Cao

【性味归经】

微苦、甘、寒。归胃、大肠、小肠经。

【功能】

清热解毒，利湿通淋。

【主治】

本品苦寒，有较强的清热解毒作用，广泛用于热毒痈肿及毒蛇咬伤；亦有利湿通淋之效，可治热淋涩痛。

【用法用量】

煎服，15～60g。外用适量。

【禁忌】

阴疽及脾胃虚寒者忌用。

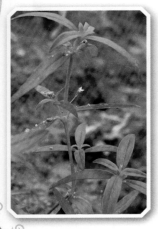

【经典配方】

加味养阴清热汤

功能主治：养阴清热通腑。用于素体阴虚，肺胃积热。成分：白花蛇舌草30g，生地黄15g，玄参、生石膏、侧柏叶、生山楂各12g，黄芩、制大黄、桑白皮各9g。

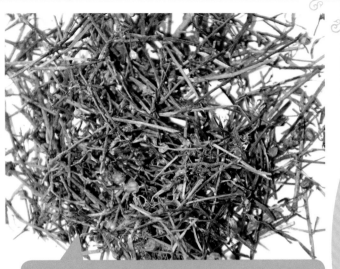

【饮片特征】本品为茜草科植物白花蛇舌草干燥全草的加工品。全草缠绕交错成团状，有分支，须根纤细。茎圆柱形而略扁，表面灰绿色、灰褐色或灰棕色，粗糙。质脆，易折断。叶对生，多破碎。

【养生药膳】

1. 柴胡白术炖乌龟　乌龟300g，柴胡9g，桃仁10g，白术15g，白花蛇舌草30g。适用于鼻咽癌的辅助治疗。

2. 银耳炖白花蛇舌草　银耳25g，地榆20g，白花蛇舌草30g，阿胶12g。本品可清肺益气。

土茯苓

Tu Fu Ling

【性味归经】

甘、淡，平。归肝、胃经。

【功能】

解毒，除湿，通利关节。

【主治】

本品甘淡，解毒除湿、通利关节、解汞毒，对梅毒或因梅毒服汞剂中毒而致肌体拘挛、筋骨疼痛者效果颇佳，为治梅毒、解汞毒的要药。近年单用或复方配伍预防治疗钩端螺旋体病，获得了较好的效果。

【用法用量】

煎服，15～60g。

【禁忌】

肝肾阴亏者慎用，忌与茶同饮。

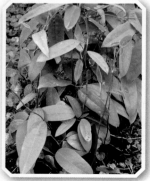

🌿【经典配方】

土萆薢汤 功能主治：用于杨梅疮，瘰疬，咽喉恶疮，痈漏溃烂，筋骨拘挛疼痛。成分：土茯苓60g。

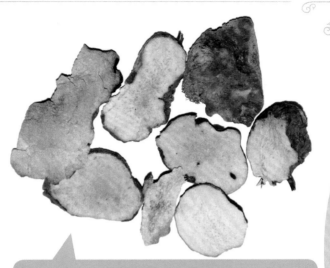

【饮片特征】本品为百合科植物光叶菝葜干燥根茎的加工品。呈长圆形或不规则的薄片,边缘不整齐。切面类白色至淡红棕色,粉性,以水湿润后有黏滑感。气微,味微甜、涩。

🕐【养生药膳】

1. 土茯苓猪骨汤 猪脊骨500g,土茯苓30g。本品可健脾利湿,补阴益髓。适用于糖尿病。

2. 土茯苓粥 鲜土茯苓50 g,粳米100 g。本品可健脾胃,强筋骨,祛风湿。用于食欲不振、消化不良、筋骨挛痛、泄泻等病症。

拳 参

Quan Shen

【性味归经】

苦、涩，微寒。归肺、肝、大肠经。

【功能】

清热解毒，消肿，止血。

【主治】

用于治疗赤痢热泻，肺热咳嗽，痈肿瘰疬，口舌生疮，血热吐衄，痔疮出血，蛇虫咬伤。

【用法用量】

煎服，4.5~9g。外用适量。

【禁忌】

无实火热毒者不宜使用。阴证疮疡患者忌服。

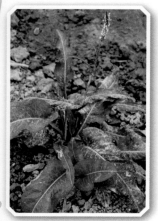

🌿【经典配方】

1. 八味檀香散 功能主治：清热润肺，止咳化痰。用于治疗肺热咳嗽，痰中带脓。成分：檀香200g，石膏、红花、甘草、丁香、北沙参、拳参、白葡萄干各100g。

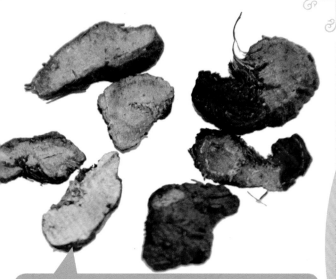

【饮片特征】本品为蓼科植物拳参干燥根茎的加工品。呈类圆形或近肾形的薄片，外表皮紫褐色或紫黑色，切面棕红色或浅棕红色，平坦，气微，味苦、涩。

2. 感冒退热颗粒
功能主治：清热解毒，疏风解表。用于治疗上呼吸道感染、急性扁桃体炎、咽喉炎属外感风热、热毒壅盛证，症见发热、咽喉肿痛。成分：大青叶、板蓝根各435g，连翘、拳参各217g。

马 勃

Ma Bo

【性味归经】

辛，平。归肺经。

【功能】

清肺利咽，止血。

【主治】

用于风热郁肺咽痛，音哑，咳嗽；外治鼻衄，创伤出血。

【用法用量】

2～6g。外用适量，敷患处。

【禁忌】

风寒伏肺咳嗽失音者禁服。

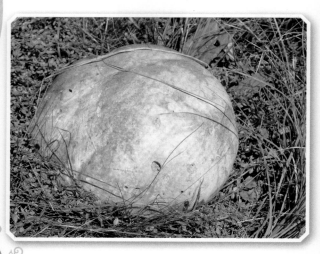

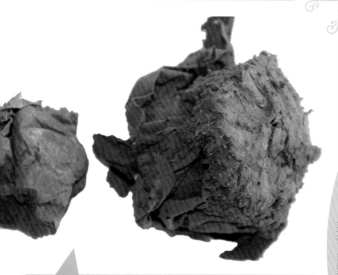

【饮片特征】本品为灰包科真菌脱皮马勃、大马勃、紫色马勃的干燥子实体。呈不规则小块状，灰褐色或浅褐色，质密，有弹性，用手撕之，内有褐色棉絮状的丝状物。触之孢子呈尘土样飞扬，手捻有细腻感，无味。

【经典配方】

银翘马勃散 功能主治：清热利咽，适用于湿温喉阻咽痛。成分：连翘30g，牛蒡子18g，金银花15g，射干9g，马勃6g。

【养生药膳】

马勃糖 马勃200g，白砂糖500g。本品可清肺，解毒，止血。用于肺热咳嗽、咽喉肿痛、咯血、鼻齿出血等。

锦灯笼

Jin Deng Long

【性味归经】

苦，寒。归肺经。

【功能】

清热解毒，利咽化痰，利尿通淋。

【主治】

用于咽痛音哑，痰热咳嗽，小便不利，热淋涩痛；外治天疱疮，湿疹。

【用法用量】

5～9g。外用适量，捣敷患处。

【禁忌】

脾虚泄泻者及孕妇忌用。

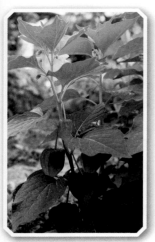

🌿【经典配方】

青果膏　功能主治：清咽止渴。治咽喉肿痛，失音声哑，口燥舌干。成分：鲜青果5000g，胖大海、天花粉、麦冬、诃子肉各120g，锦灯笼60g，山豆根30g。

🍵【养生药膳】

锦灯笼茶　锦灯笼、开水适量。本品可清热解毒，利咽，化痰。

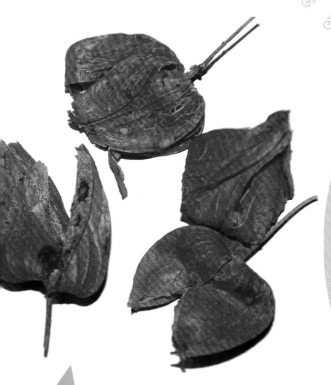

【饮片特征】本品为茄科植物酸浆的干燥宿萼或带果实的宿萼。略呈灯笼状，多压扁。表面橙红色或橙黄色，有5条明显的纵棱，棱间有网状的细脉纹。顶端渐尖，基部略平截，中心凹陷有果梗。体轻，质柔韧，中空。

木蝴蝶

Mu Hu Die

【性味归经】

苦、甘，凉。归肺、肝、胃经。

【功能】

清肺利咽，疏肝和胃。

【主治】

用于肺热咳嗽，喉痹，音哑，肝胃气痛。

【用法用量】

煎服，1.5～3g。

【禁忌】

体弱虚寒者慎服。

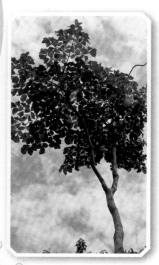

🌿【经典配方】

　　咽炎片　功能主治：养阴润肺，清热解毒，清利咽喉，镇咳止痒。用于慢性咽炎引起的咽干、咽痒、刺激性咳嗽等症。成分：板蓝根150g，玄参120g，制百部、天冬、牡丹皮、麦冬、制款冬花、生地黄、青果各90g，木蝴蝶、蝉蜕各30g，薄荷油0.3g。

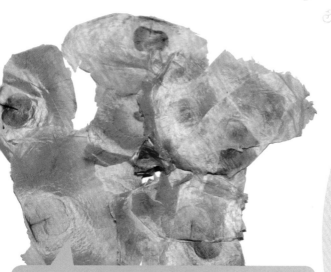

【饮片特征】本品为紫葳科植物木蝴蝶的干燥成熟种子。呈蝶形薄片，除基部外三面延长成宽大菲薄的翅。表面浅黄白色，翅半透明，有绢丝样光泽，上有放射状纹理，边缘多破裂。气微，味微苦。

🕕【养生药膳】

　　木蝴蝶茶　木蝴蝶10g，薄荷3g，玄参10g，麦冬10g，蜂蜜20g。本品可清热利咽，养阴生津。用于肺肾阴虚之咽炎。

鸦胆子

Ya Dan Zi

【性味归经】苦，寒；有小毒。归大肠、肝经。

【功能】清热解毒，截疟，止痢。

【主治】外用腐蚀赘疣。用于痢疾，疟疾；外治赘疣、鸡眼。

【用法用量】0.5～2g，用龙眼肉包裹或装入胶囊吞服。外用适量。

【禁忌】

1. 本品有毒，对胃肠道及肝肾均有损害，内服需严格控制剂量，不宜多用久服。外用注意用胶布保护好周围正常皮肤，以防止对正常皮肤的刺激。

2. 孕妇及小儿慎用。胃肠出血及肝肾病患者，应忌用或慎用。

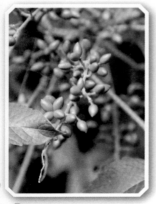

【经典配方】

肉刺散　功能主治：软坚腐蚀。治鸡眼、胼胝。成分：鸦胆子15g，明矾7g，硫酸铜3g。

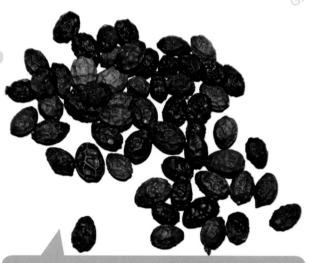

【饮片特征】本品为苦木科植物鸦胆子的干燥成熟果实。呈卵形，长5～6mm，直径3～5mm，表面类白色或黄白色，具有网纹，种皮薄，子叶乳白色，富油性。气微，味极苦。

【养生药膳】

三宝粥　生山药30g，三七6g，鸦胆子（去皮）20粒。用于痢久，脓血腥臭，肠中欲腐，兼下焦虚惫，气虚滑脱者。

委陵菜

Wei Ling Cai

【性味归经】

苦，寒。归肝、大肠经。

【功能】

清热解毒，凉血止痢。

【主治】

用于赤痢腹痛，久痢不止，痔疮出血，痈肿疮毒。

【用法用量】

9～15g。外用适量。

【禁忌】

慢性腹泻伴体虚者慎用。

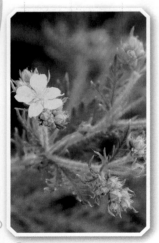

【经典配方】

消炎止痢丸 功能主治：清热，解毒，止痢。用于痢疾，肠火腹泻，消化不良。成分：委陵菜、火炭母、翻白草各200g，焦山楂、白头翁、地榆炭各100g。

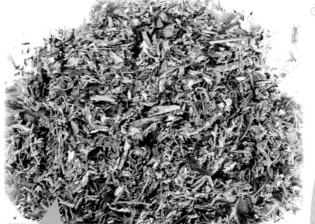

【饮片特征】本品为蔷薇科植物委陵菜干燥全草的加工品。呈不规则的段，根表面暗棕色或暗紫红色，栓皮易成片状剥落。切面皮部薄，暗棕色，常与木质部分离，射线呈放射状排列。气微，味涩、微苦。

【养生药膳】

1. 委陵菜木槿花汤 委陵菜30g，白木槿花15g。用于湿热痢疾或腹泻。

2. 根头菜汤 委陵菜根15g，加水煎汤服。本品可清热解毒疗疮。用于疔疮痈肿初起，疼痛灼热。

半边莲

Ban Bian Lian

【性味归经】

辛，平。归心、小肠、肺经。

【功能】

清热解毒，利尿消肿。

【主治】

用于痈肿疔疮，蛇虫咬伤，臌胀水肿，湿热黄疸，湿疹湿疮。

【用法用量】

煎服，干品10～15g，鲜品30～60g。外用适量。

【禁忌】

虚证水肿忌用。

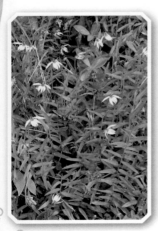

🌿【经典配方】

二丁冲剂 功能主治：清热解毒，利湿退黄。用于热疖痈毒，湿热黄疸，外感风热，咽喉肿痛，风热火眼等症。成分：半边莲、紫花地丁、蒲公英、板蓝根各500g。

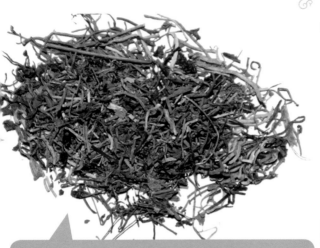

【饮片特征】本品为桔梗科植物半边莲干燥全草的加工品。呈不规则的段，根及根茎细小，表面淡棕黄色或黄色。茎细，灰绿色，节明显，叶无柄，叶片多皱缩，绿褐色。气味特异，味微甘而辛。

🥣【养生药膳】

1. 半边莲茶　半边莲25g，白糖20g。本品可凉血解毒，利尿消肿。用于病毒性肝炎小便赤黄患者。

2. 半边莲鲫鱼汤　鲫鱼250g，半边莲60g，姜5g，盐3g，味精1g。本品可利水消肿。用于肝硬化腹水属水湿内停者，症见形瘦体倦，胃纳欠佳，小便短少，腹胀水肿等。

绿 豆

Lü Dou

【性味归经】甘，寒。入心、胃经。

【功能】清热解毒，消暑。用于暑热烦渴、疮毒痈肿等症。

【主治】暑热烦渴，感冒发热，霍乱吐泻，痰热哮喘，头痛目赤，口舌生疮，水肿尿少，疮疡痈肿，风疹丹毒，药物及食物中毒，可解附子、巴豆毒。

【用法用量】内服：煎汤，15~30g，大剂量可用120g；研末；或生研绞汁。外用：适量，研末调敷。

【禁忌】绿豆药用不可去皮，脾胃虚寒滑泄者慎用。

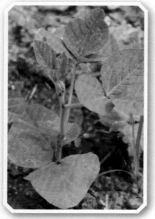

🌿【经典配方】

　　附子绿豆汤　功能主治：用于寒克皮肤，腹大身肿，按之陷而不起，色不变。成分：大附子1枚（重21g者，生，去皮、脐，半破），绿豆60g。

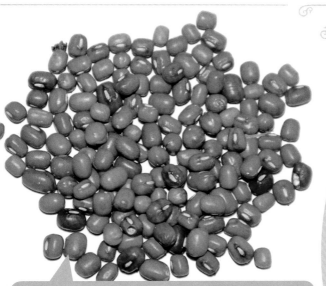

【饮片特征】本品为豆科植物绿豆的成熟种子。呈短矩圆形，表面绿黄色、暗绿色、绿棕色，光滑而有光泽。种脐位于种子的一侧，种皮薄而坚韧。气微，嚼之具豆腥气。以粒大、饱满、色绿者为佳。

【养生药膳】

1. 绿豆汤　绿豆100g，白糖适量。本品可利水消肿，清热解毒，解渴清暑。适用于水痘。

2. 红绿豆粥　红豆100g，绿豆100g，山楂30g，大枣10枚。本品可行水祛湿，解毒排脓，清热除烦，消暑止渴。

四、清热凉血药

生地黄
Sheng Di Huang

【性味归经】甘、苦，寒。归心、肝、肺经。

【功能】清热凉血，养阴生津。本品苦寒入营血分，甘寒质润养阴，为清热凉血、止血、养阴生津之要药。

【主治】用于热入营血，温毒发斑，吐血衄血，热病伤阴，舌绛烦渴，津伤便秘，阴虚发热，骨蒸劳热，内热消渴。

【用法用量】煎服，9~15g。鲜品加倍用量，或以鲜品捣汁入药。

【禁忌】脾虚湿滞、腹满便溏者忌用。

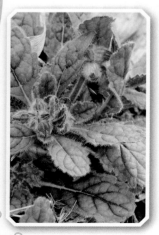

【经典配方】

清营汤　功能主治：清营解毒，透热养阴。用于热入营分证。身热夜甚，神烦少寐，时有谵语，目常喜开或喜闭，口渴或不渴，斑疹隐隐，脉细数，舌绛而干。成分：犀角（水牛角代替）30g，生地黄15g，玄参9g，竹叶心3g，麦冬9g，丹参6g，黄连5g，金银花9g，连翘6g。

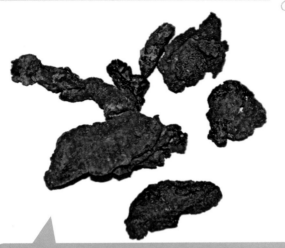

【饮片特征】本品为玄参科植物地黄干燥块根的加工品。呈类圆形或不规则的厚片，外表皮棕黑色或棕灰色，极皱缩，具有不规则的横曲纹。切面棕黑色或乌黑色，有光泽，有黏性。气微，味微甜。

【养生药膳】

1. 地黄粥　生地黄汁约50ml（或生地黄60g），粳米100g。本品可清热生津，凉血止血，适用于消渴病及热病后期、阴液耗伤、低热不退、劳热骨蒸，或高热心烦、口干作渴、口鼻出血。

2. 生地黄罐蒸鸡　生地黄100g，母鸡1只，大枣10枚。本品可养阴益肾，适用于夏季气阴不足的调补。有益于消除心脾虚弱、气血不足、肾阴亏损、虚热、盗汗等。

玄参
Xuan Shen

【性味归经】

苦、甘、咸，寒。归肺、胃、肾经。

【功能】

清热凉血，滋阴降火，解毒散结。

【主治】

本品咸寒入血分而能清热凉血，甘寒质润而能清热生津，滋阴润燥；其性味苦咸寒，既能清热凉血，又能泻火解毒，可治疗咽喉肿痛（阴虚火旺为佳）、瘰疬痈疮。

【用法用量】

煎服，9～15g。

【禁忌】

脾胃虚寒、食少便溏者忌用。反藜芦。

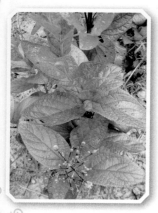

【经典配方】

清宫汤　功能主治：清心解毒，养阴生津。用于治温病，邪陷心包，发热，神昏谵语者。成分：玄参心9g，莲子心1.5g，竹叶卷心6g，连翘心6g，水牛角尖（磨，冲）6g，麦冬9g。

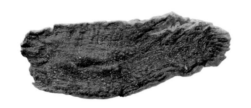

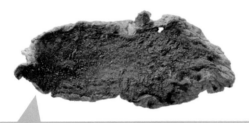

【饮片特征】本品为玄参科植物玄参干燥根的加工品。呈类圆形或椭圆形的薄片，外表皮灰黄色或灰褐色。切面黑色，微有光泽，有的具有裂隙。气特异似焦糖，味甜、微苦。

【养生药膳】

1. 玄参炖猪肝　猪肝500g，玄参15g，菜籽油25g，大葱10g，姜5g，酱油10g，白砂糖2g，黄酒10g，淀粉（蚕豆）10g。本品可养肝明目，适用于肝阴不足之目干涩、昏花、夜盲、慢性肝病等症。

2. 银花当归茶　金银花30g，当归3g，蒲公英6g，玄参6g。本品可清热解毒，适用于肺炎。

牡丹皮

Mu Dan Pi

【性味归经】苦、辛，微寒。归心、肝、肾经。

【功能】清热凉血，活血化瘀。

【主治】本品苦寒清热凉血，辛散活血化瘀，凉血不致瘀滞，散瘀不致妄行，适用于血热、血瘀之证；又善清透阴分伏热，退虚热，可用治无汗骨蒸（恐其辛散太过），为治无汗骨蒸之要药。此外，还善散瘀消痈，可治火毒炽盛、痈肿疮毒。

【用法用量】煎服，6~12g。寒凝血瘀者宜酒炙用。

【禁忌】血虚有寒、月经过多及孕妇禁用。

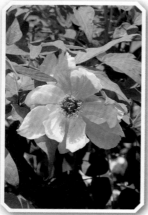

【经典配方】

牡丹汤 功能主治：活血祛瘀，解毒排脓。用于治肠痈。成分：牡丹、甘草、败酱草、生姜、茯苓各6g，薏苡仁、桔梗、麦冬各9g，丹参，赤芍各12g，生地黄15g。

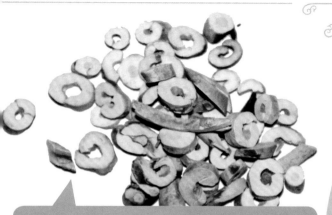

【饮片特征】本品为毛茛科植物牡丹干燥根的加工品。呈圆形或卷曲形的薄片，外表面灰褐色或黄褐色，切面淡粉红色，粉性。气芳香，味微苦而涩。

【养生药膳】

1. 桂心酒　桂皮、牡丹皮、干漆、牛膝、赤芍各120g，虎杖、鳖甲各150g，吴茱萸100g，火麻仁300g，土大黄90g，黄芩70g，细辛30g，白僵蚕50g，生地黄180g，庵闾子20g，白酒500g。本品具有活血化瘀、温经燥湿、通经化结之功效，适于风湿患者饮用。

2. 牡丹皮地骨皮炖老鸽　牡丹皮、地骨皮各15g，老鸽1只，生姜3片。本品滋补肝肾，益气理血，为女性春日调养的药膳汤饮。

赤芍

Chi Shao

【性味归经】苦，微寒。归肝经。

【功能】清热凉血，散瘀止痛。

【主治】本品清热凉血、散瘀止痛的功效与牡丹皮相似，可用治血热、血瘀之证；又因苦寒入肝经而清肝明目。

【用法用量】煎服，6～15g。寒凝血瘀者可酒炙用。

【禁忌】血寒经闭禁用。反藜芦。

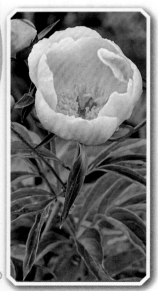

【经典配方】

芍药清肝散　功能主治：治风热上攻，眼目昏糊，紧涩羞明，赤脉贯睛，大便秘结。成分：白术0.9g，甘草（炙）0.75g，川芎0.9g，防风0.9g，荆芥0.75g，桔梗0.9g，羌活0.9g，赤芍0.75g，柴胡0.6g，前胡0.75g，薄荷0.75g，黄芩0.75g，栀子0.6g，知母0.6g，滑石0.9g，石膏0.9g，大黄1.2g，芒硝1g。

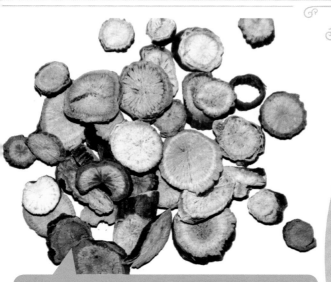

【饮片特征】本品为毛茛科植物芍药或川赤芍野生品干燥根的加工品。类圆形切片，外表皮棕褐色。切面粉白色或粉红色，皮部窄，木部放射状纹理明显。

【养生药膳】

1. 赤芍银耳饮　赤芍、柴胡、黄芩、夏枯草、麦冬各5g，牡丹皮、玄参各3g，白糖120g，梨1个，银耳罐头300g。本品可清肝泻火，滋阴润燥，散瘀止痛，补脾健胃，益气安眠。

2. 赤芍红烧羊肉　羊肉200g，当归、生地各15g，赤芍10g，姜6g，黄酒、葱、蒜适量。本品活血化瘀，行气止痛。

紫草
Zi
Cao

【性味归经】甘，寒。归心、肝经。

【功能】清热凉血，活血，解毒透疹。

【主治】本品主入肝经血分，长于凉血活血，解毒透疹，多用复方治血热毒盛，斑疹紫黑；甘寒能清热解毒，咸寒能清热凉血，并能活血消肿，可治痈肿疮疡，也可油浸或熬膏外敷治湿疹、烫伤、疮疡。与解表药中的透疹药不同的是，紫草解血分热毒而透疹。

【用法用量】煎服，3～9g。外用多制成油膏。

【禁忌】脾虚便溏者忌用。

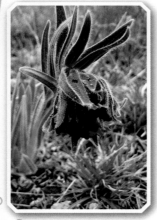

【经典配方】

紫草消毒饮 功能主治：清热解毒，宣肺利咽。用于痘疹、血热咽痛者。成分：紫草、连翘、牛蒡子各3g，荆芥2.1g，甘草、山豆根各1.5g。

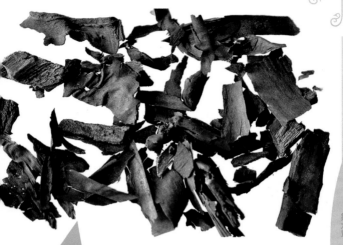

【饮片特征】本品为紫草科植物新疆紫草干燥根的加工品。不规则的圆柱形切片或条形片状，紫红色或紫褐色，皮部深紫色。木部较小，黄白色或黄色。

🥄【养生药膳】

1. 紫草猪骨汤 紫草30g，猪骨200g，鸡蛋4个，肉汤500g，酱油、细盐、味精各少许。本品可凉血益肝。

2. 紫草粥 紫草15g，大米100g，白糖适量。本品可凉血退疹，清热解毒。适用于治疗斑疹紫黑，麻疹疹色紫暗及疮疡，阴痒等。

水牛角

Shui Niu Jiao

【性味归经】

咸，寒。归心、肝、胃经。

【功能】

清热凉血，解毒，定惊。

【主治】

本品苦寒，入血分，能清心、肝、胃三经之火，有清热凉血、解毒定惊之功，可治温热病热入血分，高热神昏谵语，惊风抽搐，如抗热解痉丸。

【用法用量】

镑片或粗粉煎服，15～30g，宜先煎3小时以上。水牛角浓缩粉，冲服，每次1.5～3g，每日2次。

【禁忌】脾胃虚寒者禁用。

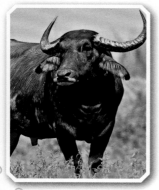

【经典配方】

清开灵颗粒 功能主治：清热解毒，镇静安神。用于外感风热时毒、火毒内盛所致的高热不退、烦躁不安、咽喉肿痛、舌质红绛、苔黄、脉数。成分：胆酸、珍珠母、猪去氧胆酸、栀子、水牛角、板蓝根、黄芩苷、金银花。

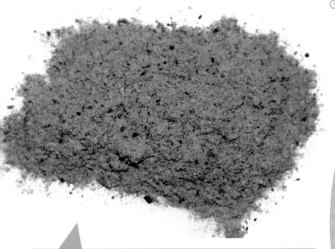

【饮片特征】本品为牛科动物水牛干燥角的加工品。粉末灰褐色,不规则碎块淡灰白色或灰黄色。纵断面观可见细长梭形纹理,有纵长裂缝,布有微细灰棕色色素颗粒;横断面观梭形纹理平行排列。

🌿 【养生药膳】

　　1. 水牛角豆腐汤
水牛角50g,豆腐500g。
本品可凉血,止血。适用于血热紫癜及血小板

性紫癜。

　　2. 水牛角汤　水牛角适量。用于治疗小儿高热。

青 蒿

Qing Hao

【性味归经】苦、辛，寒。归肝、胆、肾经。

【功能】清虚热，凉血除蒸，解暑，截疟。

【主治】本品善清泻肝胆及血分之热，而使热邪由阴分透出阳分，故有清虚热、除骨蒸、解暑之功；其性味辛寒芳香，主入肝胆，既有退热之功，又能抑制疟原虫发育，为治疗疟疾之良药。

【用法用量】煎服，6～12g，不宜久煎，或以鲜品绞汁服。

【禁忌】泄泻者忌用。

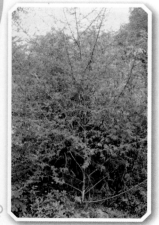

【经典配方】

清骨散　功能主治：清虚热，退骨蒸。用于肝肾阴虚，虚火内扰证。骨蒸劳热，低热日久不退，形体消瘦，唇红颧赤，困倦盗汗，或口渴心烦，舌红少苔，脉细数。成分：银柴胡5g，胡黄连、秦艽、鳖甲、地骨皮、青蒿、知母各3g，甘草2g。

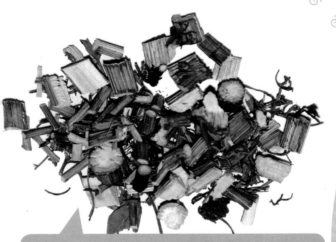

【饮片特征】本品为菊科植物黄花蒿野生品的干燥地上部分的加工品。切碎的短段，表面黄绿色或棕黄色，具有纵棱线，质略硬，断面中部有髓。叶暗绿色或棕绿色，卷缩易碎，气香特异，味微苦。

【养生药膳】

1. 青蒿粥　鲜青蒿100g，粳米50g，白糖适量。本品可清热退烧，除瘴杀疟。用于表证、里证的外感发热，对阴虚发热、恶性疟疾的发热等，都有较好的退烧效果。

2. 青蒿甲鱼汤　青蒿、干桃花、黄芪各10g，甲鱼（去毛，去内脏，保留骨）200g，水适量。本品可滋阴养颜，补血滋润，适宜于女性。

地骨皮

——

Di
Gu
Pi

——

【性味归经】甘、淡，寒。归肺、肝、肾经。

【功能】凉血除蒸，清肺降火。

【主治】本品甘寒清润，清肝肾虚热，除骨蒸，为治疗阴虚血热、骨蒸劳热及盗汗等症的要药；又甘寒入血分，能清热、凉血、止血，常治血热妄行的吐血、衄血、尿血；亦善清肺降火，除肺中伏火，多治肺热咳喘。

【用法用量】煎服，6~15g。

【禁忌】外感风寒发热及脾虚便溏者禁用。

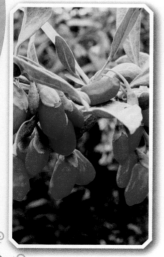

🌿【经典配方】

秦艽鳖甲散　功能主治：滋阴养血，退热除蒸。用于治虚劳阴亏血虚，骨蒸壮热，肌肉消瘦，唇红颊赤，困倦盗汗。成分：柴胡、鳖甲（去裙襕，酥炙，用九肋者）、地骨皮各30g，秦艽、当归、知母各15g。

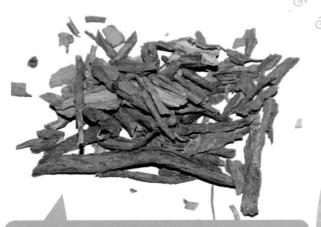

【饮片特征】本品为茄科植物枸杞或宁夏枸杞的干燥根皮。呈筒状或槽状。外表面灰黄色至棕黄色，粗糙，有不规则纵裂纹，易成鳞片状剥落。体轻，质脆，易折断，断面不平坦。气微，味微甜而后苦。

【养生药膳】

1. 地骨皮粥　面粉100g，地骨皮30g，桑白皮15g，麦门冬10g。本品可清肺凉血，生津止渴。适用于糖尿病、多饮、身体消瘦者。

2. 地骨皮粥　地骨皮15g，大米50g，白糖适量。本品可凉血退热，清泄肺热。适用于阴虚内热所致的潮热盗汗，骨蒸，小儿疳积发热，肺热咳喘，或咯血等。

白薇

Bai Wei

【性味归经】

苦、咸，寒。归胃、肝、肾经。

【功能】

清热凉血，利尿通淋，解毒疗疮。

【主治】

用于温邪伤营发热，阴虚发热，骨蒸劳热，产后血虚发热，热淋，血淋，痈疽肿毒。

【用法用量】

煎汤，7.5~15g；或入丸、散。

【禁忌】

脾胃虚寒、食少便溏者不宜服用。

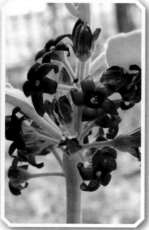

【经典配方】

白薇汤 功能主治：用于郁冒，又名血厥。患者平居无痰，忽然如死，身不动摇，默默不知人，目闭不能开，口噤不能言，或微知人，恶闻人声，但如眩冒，移时方醒，由汗出过多。成分：白薇30g，当归30g，人参15g。

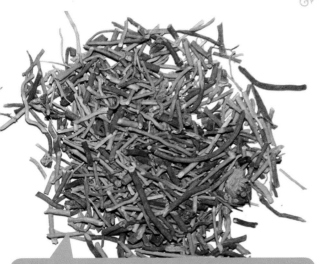

【饮片特征】本品为萝藦科植物白薇或蔓生白薇的干燥根或根茎的加工品。呈不规则段或薄片，切面皮部黄白色，木部黄色。周边棕黄色，黄棕色或棕色，平滑或有细皱纹，质硬脆。气微，味微苦。

【养生药膳】

1. 白薇天冬茶 白薇5g，天冬3g，桔梗3g，甘草3g，绿茶3g。本品可清热止咳。

2. 白薇车前茶 白薇5g，车前草3g，绿茶3g。本品可清热利尿。用于尿路感染所致的尿频、尿急、尿痛。

银柴胡

Yin Chai Hu

【性味归经】

甘，微寒。归肝、胃经。

【功能】

清虚热，除疳热。

【主治】

本品甘寒益阴，能清虚热，为治疗阴虚发热、盗汗及骨蒸潮热之佳品，多与地骨皮、青蒿同用，如清骨散；又能消疳积，治疗小儿疳积发热，与健脾消积杀虫药同用。

【用法用量】

煎服，3～9g。

【禁忌】

外感风寒、血虚无热者忌用。

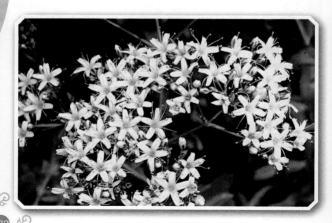

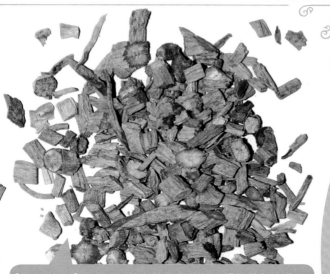

【饮片特征】本品为石竹科植物银柴胡干燥根的加工品。表面黄棕色而发灰，切面粗糙，有粉性，且有空隙，中央稍偏处有黄白色相间的菊花心。

🌼【经典配方】

柴胡清肝汤　功能主治：养血清火，疏肝散结。用于血虚火动，肝气郁结，致患鬓疽，初起尚未成脓者，无论阴阳表里，俱可服之。成分：川芎、当归、白芍、生地黄、银柴胡、黄芩、山栀、天花粉、防风、牛蒡子、连翘、甘草各3g。

🍵【养生药膳】

银蹄汤　银柴胡10g，猪蹄1只。用于荨麻疹、风疹、皮肤瘙痒。

胡黄连

Hu Huang Lian

【性味归经】

苦，寒。归心、肝、胃、大肠经。

【功能】

退虚热，除疳热，清湿热。

【主治】

本品性寒，有退虚热、除骨蒸、凉血清热之功效。其益阴除蒸与银柴胡相似，而清热燥湿又与黄连相近，与黄芩、黄柏等清热燥湿药同用，可治疗湿热泻痢、痔疮肿痛。此外，还善除胃肠湿热，为治湿热泻痢之良药。

【用法用量】

煎服，3～9g。

【禁忌】

脾胃虚寒者慎用。

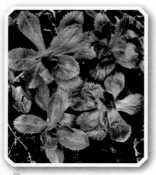

❋【经典配方】

肥儿丸　功能主治：健胃消积，驱虫。用于小儿消化不良，虫积腹痛，面黄肌瘦，食少腹胀泄泻。成分：胡黄连、使君子仁、炒六神曲各100g，煨肉豆蔻、炒麦芽、槟榔

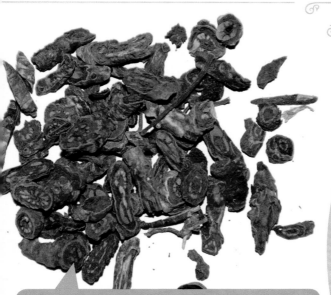

【饮片特征】本品为玄参科植物胡黄连的干燥根茎的加工品。呈不规则的圆形薄片，外表皮灰棕色至暗棕色，切面灰黑色或棕黑色，气微，味极苦。

各50g，木香20g。

🍲【养生药膳】

　　1. 竹笋胡黄连粥　竹笋200g，胡黄连10g，粳米50g。本品可清湿热，通便。

　　2. 芦荟瘦肉汤　猪瘦肉120g，芦荟2g，胡黄连10g，盐、味精适量。本品可清热燥湿，泻下通便。

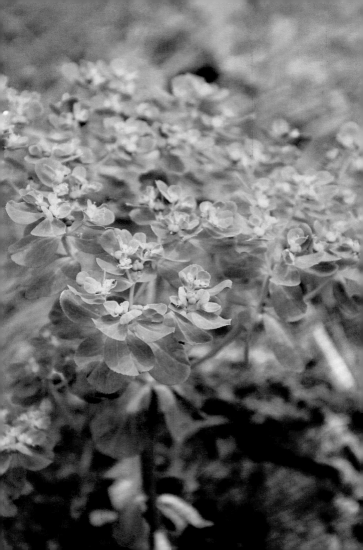

第七章

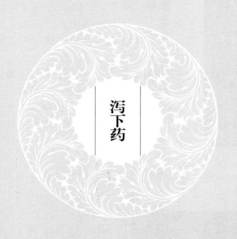

泻下药

大　黄

Da Huang

【性味归经】苦，寒。归脾、胃、大肠、肝、心经。

【功能】泻下攻积，清热泻火，凉血解毒，逐瘀通经，利湿退黄。

【主治】本品峻下实热，荡涤肠胃，斩关夺门，故有"将军"之称，为治疗热结便秘的要药，又具有清热泻火、凉血止血、解毒之功，有较好的活血祛瘀作用，兼能清利湿热。

【用法用量】煎服，3～9g。外用适量。入煎剂煎煮时间过久，其泻下成分破坏，作用减弱，故欲攻下者应后下，或用沸水泡服。

【禁忌】脾胃虚弱者慎用，孕妇及月经期、哺乳期妇女忌用。

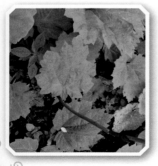

🌿【经典配方】

　　枳实导滞丸　功能主治：用于治湿热积滞内阻，胸脘痞闷，下痢或泄泻，腹痛，里急后重，或

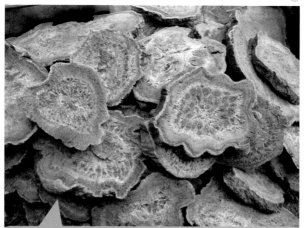

【饮片特征】本品为蓼科植物掌叶大黄、唐古特大黄或药用大黄干燥根及根茎的加工品。大黄片为类圆形或不规则形厚片，切面黄棕色或黄褐色，颗粒性。

大便秘结，小便黄赤，舌苔黄腻，脉象沉实。成分：枳实（炒）100g，大黄200g，黄连（姜汁炒）60g，黄芩60g，六神曲（炒）100g，白术（炒）100g，茯苓60g，泽泻40g。

【养生药膳】

大黄粥　大黄10g，大米100g。本品可泻下通便，清热解毒，活血化瘀，清泄湿热。用于热毒炽盛，热结便秘，跌打损伤，癥瘕积聚，湿热黄疸，小便淋涩等。

芒 硝

Mang Xiao

【性味归经】

咸、苦，寒。归胃、大肠经。

【功能】

泻下通便，润燥软坚，清热消肿。

【主治】

本品能泻下攻积，且性寒能清热，味咸润燥软坚，对实热积滞、大便燥结者尤为适宜。外用还有清热消肿的作用。

【用法用量】

内服，6~12g。一般不入煎剂，待汤剂煎得后，溶入汤液中服用。外用适量。

【禁忌】

孕妇及哺乳期妇女忌用或慎用。

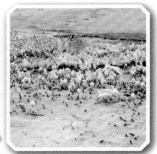

【经典配方】

调胃承气汤 功能主治：缓下热结。主阳明病胃肠燥热，蒸蒸发热，口渴便秘，腹满拒按，舌苔正黄，脉滑数，亦用于肠胃热盛而

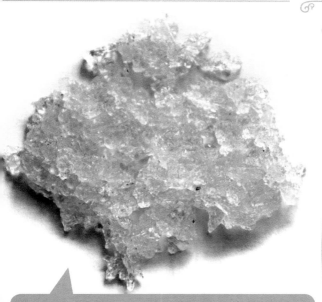

【饮片特征】本品为硫酸盐类矿物芒硝族芒硝，经加工精制而成的结晶体。呈棱柱状、长方形或不规则块状及粒状。无色透明或类白色，半透明。质脆，易碎，断面呈玻璃样光泽。气微，味咸。

见发斑吐衄、口齿咽喉肿痛、中消、疮疡等。成分：大黄（去皮，清酒洗）12g，甘草（炙）6g，芒硝15g。

🍲【养生药膳】

芒硝米酒 芒硝3g，米酒60ml，鸡蛋3个。用于治疗流行性感冒。

番泻叶

Fan Xie Ye

【性味归经】甘、苦，寒。归大肠经。

【功能】泄热行滞，利水通便。

【主治】本品苦寒降泄，既能泻下导滞，又能清导实热，适用于热解便秘，亦可用于习惯性便秘及老年便秘。小剂量缓泻，大剂量攻下。

【用法用量】煎服，1.5～6g，煎煮时间以15分钟左右为宜，过久则破坏有效成分，泻下作用减弱。一般以沸水浸泡25分钟后服用，每次1.5～3g。

【禁忌】哺乳期、月经期妇女及孕妇忌用。剂量过大，有恶心、呕吐、腹痛等副作用。

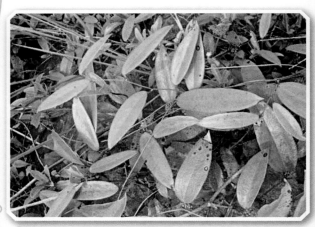

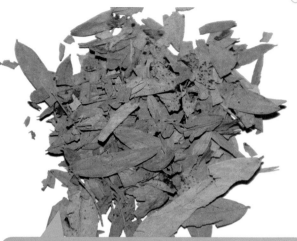

【饮片特征】本品为豆科植物番泻和尖叶番泻的干燥小叶。呈长卵形或卵状披针形，叶端急尖，叶基稍不对称。无毛或近无毛，叶脉稍隆起，革质。气微弱而特异，味微苦，稍有黏性。

【经典配方】

通便灵胶囊 功能主治：泄热导滞，润肠通便。用于热结便秘、长期卧床便秘、一时性腹胀便秘、老年习惯性便秘。成分：番泻叶1200g，当归、肉苁蓉各150g。

【养生药膳】

番泻叶鸡蛋汤 番泻叶5~10g，鸡蛋1个，菠菜少许。本品可泄热通便。

芦荟

Lu Hui

【性味归经】苦，寒。归肝、大肠经。

【功能】泻下通便，清肝泻火，杀虫疗疳。

【主治】本品既能泻下通便，又能清肝泻火，适用于热结便秘兼肝火旺，烦躁失眠之症，兼杀虫疗疳。用芦荟的叶汁涂抹在被核辐射灼伤的皮肤上，伤口愈合又快又好，甚至不留痕迹。

【用法用量】入丸服，每次0.6~1.5g。本品有特异臭气，味极苦，不宜入汤煎服。外用适量。

【禁忌】脾胃虚弱、食少便溏者及孕妇忌用。不宜长期服用。

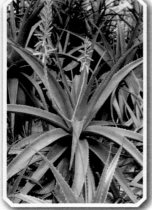

【经典配方】

当归芦荟丸 功能主治：治肝经实火，头晕目眩，耳聋耳鸣，惊悸搐搦，躁扰狂越，大便秘结，小便涩滞，或胸胁作痛，阴囊肿胀。成分：大黄9g，黄柏9g，黄芩9g，黄连9g，栀子9g，龙胆9g，芦荟9g，青黛9g，当归10g，木香9g，甘草6g。

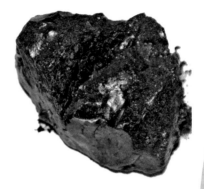

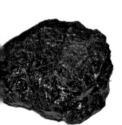

【饮片特征】本品为百合科植物库拉索芦荟植株汁液的干燥品。呈不规则小碎块，表面呈暗红褐色或深褐色，无光泽，体轻，质硬，不易破碎，断面粗糙或显麻纹，富吸湿性。有特殊臭气，味极苦。

🍲【养生药膳】

1. 苹果炖芦荟　苹果500g，芦荟200g。用于治疗便秘，调养脾胃。

2. 芦荟蒸蛋　鸡蛋150g，芦荟300g，火腿50g，盐5g，味精1g，料酒10g，大葱10g，香油2g。本品可清热解毒，滋阴养肝，益智补脑。

二、润下药

火麻仁

Huo Ma Ren

【性味归经】甘，平。归脾、大肠经。

【功能】润肠通便。

【主治】本品甘平，质润多脂，能润肠通便，且又兼有滋养补虚的作用，适用于老人、产妇及体弱津血不足的肠燥便秘证患者，如麻子仁丸。

【用法用量】煎服，9～15g，打碎入煎，或捣取汁煮粥。外用适量，研末、熬油或煮汁涂洗。

【禁忌】肠滑者忌服。多食损血脉，滑精气，妇人多食发带疾。畏牡蛎、白薇，恶茯苓。

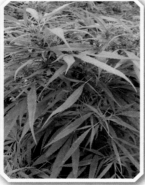

【经典配方】

麻子仁丸 功能主治：润肠泄热，行气通便。用于肠胃燥热，脾约便秘证，可用于大便干结，小便频数，苔微黄少津者。成分：火麻仁（麻子仁）500g，芍药250g，枳实250g，大黄500g，厚朴250g，苦杏仁250g。

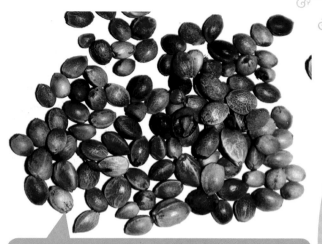

【饮片特征】本品为桑科植物大麻的干燥成熟种子。呈卵圆形，表面灰绿色或灰黄色，有微细的白色或棕色网纹，两边有棱，顶端略尖。果皮薄而脆，易破碎。气微，味淡。

【养生药膳】

1. 火麻仁酒　火麻仁150g，米酒500g。本品可润肠通便，兼补中虚。主治肠燥便秘、小腹胀满疼痛、消渴、热淋、风痹、痢疾、月经不调、疥疮、癣癞等症。

2. 麻仁苏子粥　火麻仁15g，紫苏子10g，粳米适量。用于妇女产后头昏、多汗、大便秘结，或老人、虚弱人之血虚津枯，肠燥便秘。

松子仁

Song Zi Ren

【性味归经】

甘，温。归肺、肝、大肠经。

【功能】

润肠通便，润肺止咳。

【主治】

用于肺燥咳嗽，慢性便秘。

【用法用量】

煎服，5~10g。或入膏、丸。

【禁忌】

脾虚便溏、湿痰者禁用。

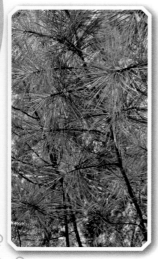

【经典配方】

五仁丸 功能主治：润肠通便。用于津枯肠燥证，大便艰难，以及年老和产后血虚便秘，舌燥少津，脉细涩。成分：桃仁、苦杏仁（麸炒，去皮、尖）各30g，松子仁5g，柏子仁15g，郁李仁3g，陈皮120g。

【养生药膳】

1. 松子仁鸡 雏母鸡1只（约重1000g），松

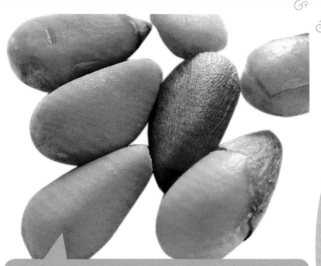

【饮片特征】本品为松科植物红松等干燥成熟种子。呈长卵形，顶端略尖，可见深色种脐。新品类白色或浅黄白色，久置陈品则呈黄白色；表面光滑。质软油润，断面类白色。气香，味淡而有油腻感。

子仁100g，干粉丝25g，鸡汤1000g，精盐8g，酱油20g，料酒25g，葱、姜各25g，水淀粉10g，猪油50g，植物油500g（蚝油75g），白糖、味精、桂皮适量。本品可补虚强身，适于干咳、便秘、吐血、头眩等症。

2. 松子核桃膏　松子仁、核桃仁各30g，蜂蜜250g。本品可益精润燥，补脑安神。

郁李仁

Yu Li Ren

【性味归经】

辛、苦、甘，平。归大肠、小肠经。

【功能】

润肠通便，利水消肿。

【主治】

本品质润多脂，润肠通便作用类似于火麻仁而较强，且润中兼可行大肠之气滞，多用于大肠气滞、肠燥便秘之证。此外，还能利水消肿，复方配伍用于治疗水肿胀满及脚气浮肿。

【用法用量】

煎服，6～12g。入丸剂，每次1.5～3g。

【禁忌】

孕妇慎用。

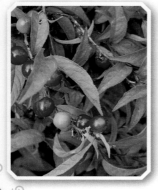

🌿【经典配方】

郁李仁饮 功能主治：用于老人脚气冲逆，身肿，脚肿，大小便秘涩不通，气息喘息，食饮不下者。成分：郁李仁（细研，以水滤取汁）2两，薏苡仁（淘，研净）4合。

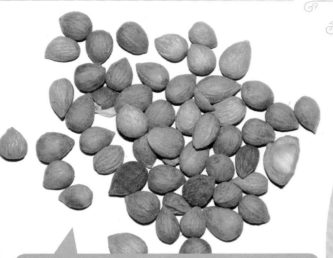

【饮片特征】本品为蔷薇科植物郁李、欧李等干燥的成熟种仁。呈卵形，表面黄白色或浅棕色，一端尖，另端钝圆。尖端一侧有线形种脐，圆端中央有深色合点。气微，味微苦。

🍲【养生药膳】

1. 郁李仁粥 郁李仁30g，粳米100g。本品可润肠通便，利水消肿。用于大便干燥秘结，小便不利，水肿腹满，包括肝硬化腹水，四肢浮肿。

2. 糯米粥 糯米100g，槟榔、郁李仁、火麻仁各15g。本品可理气，润肠，通便。用于胸膈满闷，大便秘结。

三、峻下逐水药

甘 遂

Gan
Sui

【性味归经】苦，寒；有毒。归肺、肾、大肠经。

【功能】泻水逐饮，消肿散结。

【主治】本品苦寒性降，善行经隧之水湿，泻下逐饮力峻，药后可连续泻下，使潴留水饮排泄体外；亦有逐痰涎之功，可用于风痰癫痫之证；其外用能消肿散结，可治痈肿疮毒。

【用法用量】入丸、散，每次0.5～1g。本品有效成分难溶于水，故不入汤剂。醋制后内服，可降低毒性。外用适量。

【禁忌】气虚、阴伤、脾胃衰弱者及孕妇忌服。反甘草。

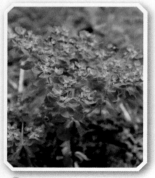

【经典配方】

大黄甘遂汤 功能主治：用于妇人产后，水与血结于血室，少腹满如敦状；及男女臌胀、癥

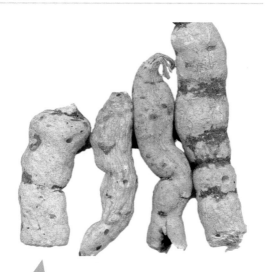

【饮片特征】本品为大戟科植物甘遂的干燥块根的加工品。呈椭圆形、长圆柱形或连珠形，表面黄色至棕黄色。微有醋香气，味微酸而辣。

闭、淋毒，小腹满痛，小便微难而不渴。成分：大黄12g，甘遂6g，阿胶6g。

【养生药膳】

　　煨甘遂猪肾　甘遂15g，木鳖子4个，猪肾1枚。本品可消肿散结，用于脚气肿痛。

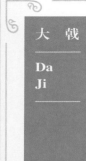

大　戟

Da

Ji

【性味归经】苦、辛，寒；有毒。归肺、肾、大肠经。

【功能】泻水逐饮，消肿散结。

【主治】本品泻水逐饮的作用类似于甘遂而稍逊，偏行脏腑之水湿，多用于水肿、臌胀、正气未衰者；此外，还能消肿散结，可治痈肿疮毒。

【用法用量】本品多入丸、散，每次0.5～1g；煎服，1.5～3g。内服醋制，以降低毒性。生品外用适量。

【禁忌】虚弱者及孕妇忌用。反甘草。

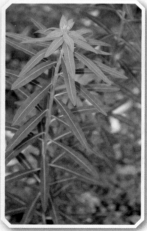

【经典配方】

　　舟车丸 功能主治：峻下逐水。用于治水湿内停，气血壅滞，不得宣通，水肿臌胀，二便秘塞，脉沉实有力。现用于肝硬化腹水或其他疾病引起的腹水见上述症状者。成分：甘遂、大戟（醋炒）、芫花（醋炒）各30g，大黄60g，

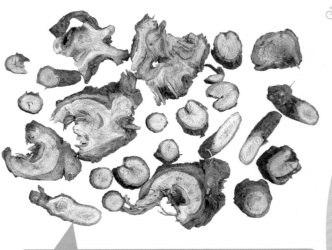

【饮片特征】本品为大戟科植物大戟的干燥根的加工品。斜厚片，外表面红褐色，有扭曲的纵凹纹。质坚实，切面中心棕黄色。无臭，味甜、微辛。

木香、槟榔、青皮、陈皮（去白）各15g，牵牛子（头末）120g，轻粉3g。

🍲【养生药膳】

大戟鸡蛋粥　大戟3g，鸡蛋1枚，粳米50～100g，白糖适量。本品可消痰逐水，解毒补虚。适用于肝硬化腹水，四肢浮肿，水肿腹满，小便不利及大便干燥秘结。注意事项：怀孕妇女不宜使用。

芫 花

Yuan Hua

【性味归经】

苦、辛，温；有毒。归肺、脾、肾经。

【功能】

泻水逐饮，外用杀虫疗疮。

【主治】

用于水肿胀满，胸腹积水，痰饮积聚，气逆咳喘，二便不利；外治疥癣秃疮，痈肿，冻疮。

【用法用量】

1.5～3g。醋芫花研末吞服，每次0.6～0.9g，每日1次。外用适量。

【禁忌】

孕妇禁用，不宜与甘草同用。

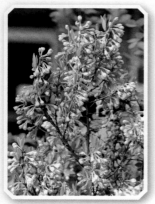

【经典配方】

芫花莪术丸 功能主治：化痰逐饮，散瘀消痞。用于痰瘀互结，

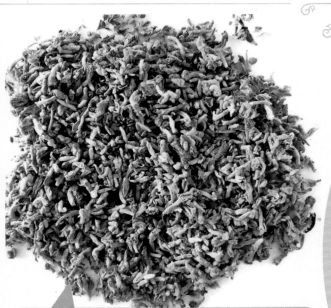

【饮片特征】本品为瑞香科植物芫花干燥花蕾的加工品。形如芫花，表面微黄色，微有醋香气。

脾痞胁痛。成分：芫花、半夏、天南星、莪术各30g。

【养生药膳】

芫花煮鸡蛋 鸡蛋230g，芫花6g。本品可清热消肿。

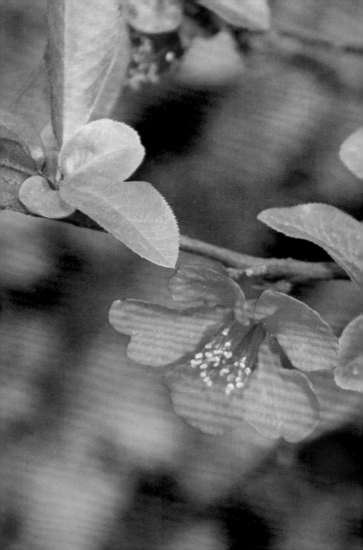

第八章

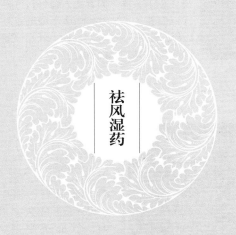

祛风湿药

一、祛风湿散寒药

独活
Du Huo

【性味归经】辛、苦，微温。归肝、肾、膀胱经。

【功能】祛风除湿，止痛，解表。

【主治】本品为祛风湿药中的解表药，适用于外感风寒挟湿表证；兼治风扰肾经，伏而不出之少阴头痛；因其主入肾经，性善下行，尤以腰膝、足关节疼痛属寒湿重者为宜。

【用法用量】煎服，3～9g。外用适量。

【禁忌】阴虚血燥者慎用。

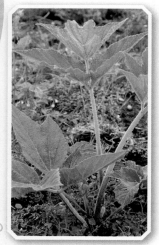

【经典配方】

独活寄生汤 功能主治：祛风湿，止痹痛，益肝肾，补气血。用于痹证日久，肝肾两虚，气血不足证。症见腰膝疼痛、痿软，肢节屈伸不利等。成分：独活9g，桑寄生、杜仲、牛膝、细辛、秦艽、茯苓、肉桂心、防风、川芎、人参、甘草、当归、白芍、生地黄各6g。

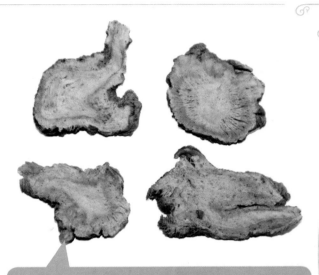

【饮片特征】本品为伞科植物重齿毛当归干燥根的加工品。呈类圆形薄片，外表皮灰褐色或棕褐色，有皱纹。切面皮部灰白色至灰褐色，有散在的棕色油点。有特异香气，味苦、辛、微麻。

🍵【养生药膳】

1. 独活粥　独活10g，大米100g，白糖少许。本品可祛风胜湿，散寒止痛。用于外感风寒，风寒湿痹，周身疼痛，骨节酸痛等。

2. 独活乌豆汤　独活9g，黑豆60g，米酒适量。本品可祛风胜湿，通络止痛。用于风湿或类风湿性关节炎风寒湿痹，腰膝疼痛，关节拘挛，或中风不遂。

威灵仙

Wei Ling Xian

【性味归经】辛、咸，温。归膀胱经。

【功能】祛风湿，通络止痛，消骨鲠。

【主治】本品辛散温通，性猛善走，通行十二经脉，既能祛风湿，又能通经络而止痛，为治疗风湿痹痛的要药。凡风湿痹痛、肢体麻木、筋脉拘挛、屈伸不利，无论上下皆可应用，尤宜于风邪偏盛、拘挛掣痛者；其味咸，能软坚而消骨鲠。

【用法用量】煎服，6~12g。治骨鲠可用30g。

【禁忌】气虚血弱、无风寒湿邪者忌用。

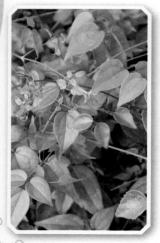

【经典配方】

神应丸 功能主治：主治肾经不足，风冷乘之，腰痛如折，引背脊俯仰不利，转侧亦难。或因役用过多，劳伤于肾；或因寝冷湿，地气伤腰；或因坠堕伤损；或因风寒客搏，皆令腰痛。成分：威灵仙（去土）20两，当归10两，肉桂（去粗皮）10两。

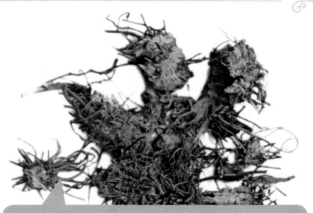

【饮片特征】本品为毛茛科植物威灵仙、东北铁线莲、棉团铁线莲干燥根茎的加工品。呈不规则的段，表面黑褐色、棕褐色或棕黑色，有细纵纹，切面皮部较广，木部淡黄色，略呈方形或近圆形。

【养生药膳】

1. 威灵仙炖羊肉
羊肉（瘦）300g，威灵仙20g，白萝100g，料酒10g，大葱10g，姜5g，盐3g，鸡精3g，鸡油30g。本品可祛风湿，止疼痛，适用于风湿疼痛腰膝酸软、腹痛中虚反胃等症。

2. 威灵仙炒芹菜
芹菜500g，威灵仙20g，料酒10g，姜5g，大葱10g，盐4g，鸡精3g，植物油30g。本品可祛风湿，平肝热，适用于风湿疼痛、高血压、眩晕头痛、面红目赤、血淋、痈肿等症患者。

蕲 蛇

Qi She

【性味归经】甘、咸，温；有毒。归肝经。

【功能】祛风，通络，止痉。

【主治】本品善祛风通络，能"内走脏腑，外彻皮肤"，故人体内外风邪皆可用之，如风湿顽痹、麻木拘挛、风中经络口眼歪斜、半身不遂及麻风疥癣等，如白花蛇酒；其入肝，既能祛外风，又能息内风，风去则惊搐自定，为治抽搐痉挛的常用药。

【用法用量】煎服，3~9g；研末吞服，1次1~1.5g，1日2~3次。或酒浸、熬膏，入丸、散服。

【禁忌】阴虚内热者忌服。

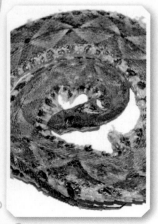

🌿【经典配方】

定命散 功能主治：可治破伤风。用于项颈紧硬，身体强直。成分：蜈蚣（全者）1条，乌蛇（项后取）1寸，蕲蛇（项后取）1寸（先酒浸，去骨，并酒炙）。

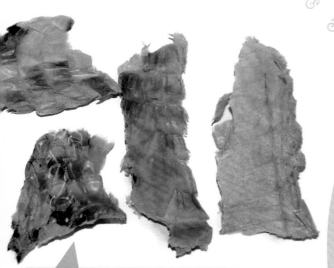

【饮片特征】本品为蝰科动物五步蛇干燥全体的加工品。呈不规则的段,背部两侧各有黑褐色与浅棕色组成的"V"形斑纹。

【养生药膳】

蕲蛇药酒 蕲蛇(去头)120g,红花90g,香加皮、当归、秦艽、羌活各60g,防风30g。本品可活血通络,祛风除湿。用于关节疼痛,四肢麻木。

乌梢蛇

Wu
Shao
She

【性味归经】

甘，平。归肝经。

【功能】

祛风，通络，止痉。

【主治】

用于风湿顽痹，麻木拘挛，中风口眼㖞斜，半身不遂，抽搐痉挛，破伤风，麻风，疥癣。

【用法用量】

9～12g。或者研粉吞服1钱，入煎剂用3钱，也可泡酒。

【禁忌】血虚生风者慎服，忌犯铁器。

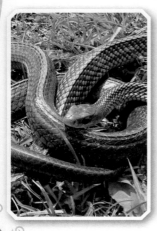

【经典配方】

乌蛇丸　功能主治：治风痹，手足缓弱，不能举伸。成分：乌梢蛇（酒浸，炙微黄，去皮、骨）90g，天南星（炮裂）30g，全蝎（微炒）30g，白附子（炮裂）30g，羌活30g，僵蚕（微炒）30g，麻黄（去根、节）60g，防风（去芦头）30g，桂心30g。

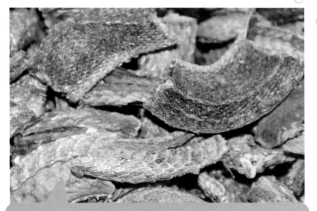

【饮片特征】本品为游蛇科动物乌梢蛇干燥全体的加工品。多切为段，表面黑褐色或绿黑色，密被菱形鳞片。腹部剖开边缘向内卷曲，脊肌肉厚，黄白色或淡棕色。气腥，味淡。

🍲 【养生药膳】

1. 紫菜蛇粉汤　紫菜（干）50g，鸡蛋50g，乌梢蛇30g，料酒10g，姜5g，大葱10g，盐、鸡精、胡椒粉各3g，植物油35g。本品可祛风湿，软坚化痰，清热利尿，适用于风湿疼痛、瘿瘤、脚气、水肿、淋病等症。

2. 山药乌蛇汤　乌梢蛇500g，山药15g，茯苓10g，薏苡米10g，生姜5片，盐、味精、猪油适量。本品可祛风湿，对风湿性关节炎、类风湿等症有较好的辅助治疗作用。

伸筋草

Shen Jin Cao

【性味归经】
微苦、辛，温。归肝、脾、肾经。

【功能】
祛风除湿，舒筋活络。

【主治】
用于关节酸痛，屈伸不利。

【用法用量】
煎服，3～12g。外用，适量。

【禁忌】
孕妇慎服。

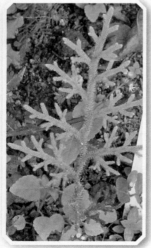

❋【经典配方】
伸筋草汤 功能主治：舒筋，活血，通络。用于脑卒中后手足拘挛。成分：伸筋草、透骨草、红花各3g。

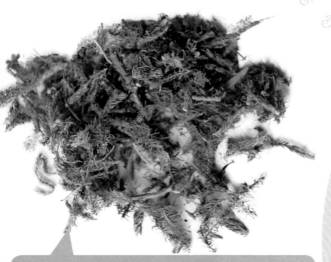

【饮片特征】本品为石松科植物石松的干燥全草。呈不规则的段，茎呈圆柱形，略弯曲。叶密生茎上，螺旋状排列，皱缩弯曲，线形或针形，黄绿色至淡黄棕色，先端芒状，全缘。切面皮部浅黄色，木部类白色。气微，味淡。

【养生药膳】

1. 伸筋草木瓜汤　猪蹄150g，宣木瓜20g，伸筋草10g，生姜3片。本品可祛风湿，补肝肾。

2. 伸筋草炖猪蹄

猪蹄250g，伸筋草10g，生姜片、盐、鸡精适量。本品可舒筋活骨，用于筋骨受伤后关节不能弯曲者。

海风藤

——

Hai Feng Teng

【性味归经】

辛、苦，微温。归肝经。

【功能】

祛风湿，通经络，止痹痛。

【主治】

用于风寒湿痹，肢节疼痛，筋脉拘挛，屈伸不利。

【用法用量】

煎服，6～12g。外用，适量。

【禁忌】

心脏病患者及孕妇忌服，阴虚火旺者慎服。

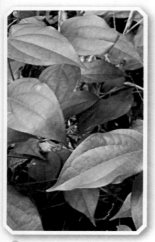

【经典配方】

　　三藤酒　功能主治：祛湿通络舒筋。主治风湿性关节炎及关节疼痛。成分：络石藤、海风藤、鸡血藤、桑寄生各90g，木瓜60g，五加皮30g，白酒3000ml。

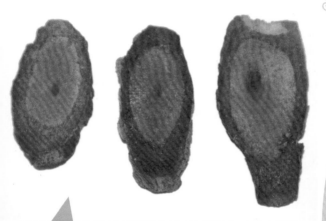

【饮片特征】本品为胡椒科植物风藤干燥藤茎的加工品。呈不规则扁圆形厚片，表面有灰黄色与灰白色相间排列的放射状纹理，边缘可见小洞成环，髓部灰褐色。周边灰褐色或褐色，有纵向棱状纹理。体轻，质脆。气香，味微苦、辛。

【养生药膳】

风湿骨痛酒　鸡血藤、络石藤、海风藤、桑寄生、五加皮各60g，白酒2000g。本品可祛风除湿，舒筋通络，用于风湿性关节炎及关节疼痛等患者。

木 瓜

Mu Gua

【性味归经】

酸，温。归肝、脾经。

【功能】

舒筋活络，和胃化湿。

【主治】

用于湿痹拘挛，腰膝关节酸重疼痛，暑湿吐泻，转筋挛痛，脚气水肿。

【用法用量】

煎服，6～9g。

【禁忌】

内有郁热、小便短赤者忌服。

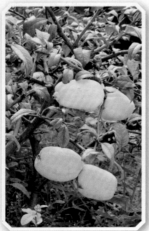

🌸【经典配方】

木瓜煎　功能主治：用于治筋急项强，不可转侧。成分：木瓜（取盖，去瓤）2个，没药（研）60g，乳香（研）7.5g。

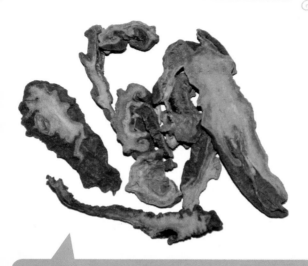

【饮片特征】本品为蔷薇科植物贴梗海棠干燥近成熟果实的加工品。呈类月牙形薄片，外表紫红色或棕红色，有不规则的深皱纹，切面棕红色。气微清香，味酸。

🍵 【养生药膳】

1. 木瓜粥　粳米100g，木瓜200g，白砂糖50g。本品可平肝和胃，舒筋活络，软化血管，抗菌消炎，抗衰养颜，抗癌防癌，增强体质。

2. 木瓜银耳汤　木瓜200g，银耳20g，冰糖适量，清水4杯，南、北杏各少许。本品可丰胸减肥。

蚕 沙

Can Sha

【性味归经】味甘、辛，性温。归肝、脾、胃经。

【功能】祛风除湿，和胃化浊，活血通经。

【主治】用于风湿痹痛，肢体不遂，风疹瘙痒，吐泻转筋，闭经，崩漏。

【用法用量】内服：煎汤，10～15g，纱布包煎；或入丸、散。外用：适量炒热熨，煎水洗或研末调敷。

【禁忌】血不养筋、手足不遂者禁服。

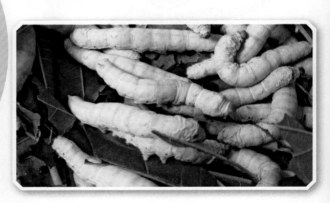

【经典配方】

宣痹汤 功能主治：清化湿热，宣痹通络。用于湿热痹证，湿聚热 蒸，阻于经络，寒战发热，骨节烦疼，面色萎黄，小便短赤，舌苔黄

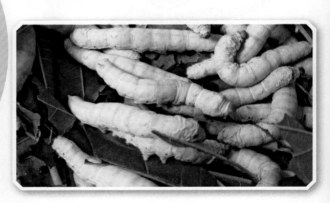

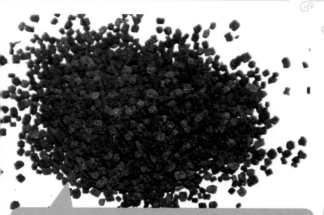

【饮片特征】本品为蚕蛾科动物家蚕蛾幼虫的干燥粪便。呈颗粒状六棱形，长2~5mm，直径1.5~3mm。表面灰黑色或黑绿色，粗糙，有6条明显的纵向及横向浅沟纹。气微，味淡。

腻或灰滞。成分：防己15g，苦杏仁15g，滑石15g，连翘9g，栀子9g，薏苡仁15g，半夏（醋炒）9g，蚕沙9g，赤小豆皮（取五谷中之赤小豆，凉水浸，取皮用）9g。

【养生药膳】

1. 薏苡仁蚕沙粥　薏苡仁60g，车前子20g，蚕沙9g，粳米60g，白糖30g。本品可清热，解毒，利湿。对牛皮癣热毒夹湿型患者疗效更佳。

2. 蚕沙陈醋　蚕沙500g，陈醋20ml，糯米酒适量。本品可活血调经，适用于闭经。

松节

Song Jie

【性味归经】

苦、辛，温。入肝、肾经。

【功能】

祛风除湿，活络止痛。

【主治】

用于风湿关节痛，腰腿痛，大骨节病，跌打肿痛。

【用法用量】

煎服，10~15g。外用，适量。

【禁忌】

阴虚血燥者慎服。

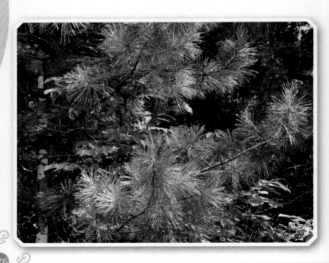

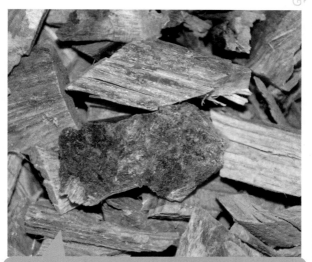

【饮片特征】本品为松科植物油松或马尾松干燥瘤状节或分枝节。呈不规则的块状或片状，大小粗细不等，有松节油香气。

🌸【经典配方】

松节酒 功能主治：用于治风毒脚气，痹挛掣痛，跌仆闪挫，筋骨肿痛。成分：松节597g，生地黄112g，肉桂37g，丹参75g，萆薢75g，火麻仁65g，牛膝112g，牛蒡根112g。

⏱【养生药膳】

松节黄酒 煮黑豆松节200～300g，黄酒250g，黑大豆1000g。本品可祛风散寒，除湿止痛。适用于类风湿性关节炎。

青风藤

Qing Feng Teng

【性味归经】

苦、辛，平。归肝、脾经。

【功能】

祛风湿，通经络，利小便。

【主治】

用于风湿痹痛，关节肿胀，麻痹瘙痒。

【用法用量】

煎服，6~12g。外用，适量。

【禁忌】

脾胃虚寒者慎服。

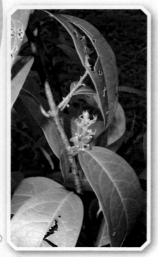

【经典配方】

青风羚羊汤　功能主治：治青风内障，目内障久，变青风有余。成分：车前子1钱5分，羚羊角、玄参、地骨皮、川芎、羌活各1钱，细辛5分。

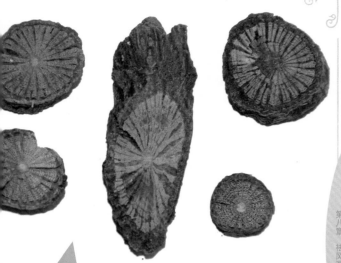

【饮片特征】本品为防己科植物青藤或毛青藤干燥藤茎的加工品。呈类圆形的厚片。外表面绿褐色至棕褐色，有的呈灰褐色。切面灰黄色至淡灰黄色，皮部窄，木部有明显的放射状纹理，其间具有多数小孔，髓部淡黄白色至棕黄色。气微，味苦。

🍲【养生药膳】

　　青风藤酒　青风藤15g，白酒500g。本品可祛风湿，通经络。适　用于风湿痹痛、麻木瘙痒、浮肿尿少、脚气湿肿等症。

路路通

Lu
Lu
Tong

【性味归经】
苦，平。归肝、肾经。

【功能】
祛风活络，利水通经。

【主治】
用于关节痹痛，麻木拘挛，水肿胀满，乳少，经闭。

【用法用量】
煎服，5～10g。外用，适量。

【禁忌】
月经过多者及孕妇忌服。

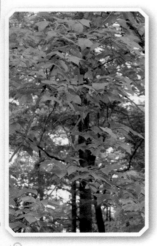

【经典配方】

血府逐瘀汤加减

功能主治：活血化瘀，通络开窍。用于外伤所致的气血瘀滞。成分：牛膝、丝瓜络各20g，石菖蒲15g，路路通10g，生地黄、枳壳、当归、赤芍、川芎各9g，桔梗、柴胡、甘草、桃仁、红花各6g。

【饮片特征】本品为金缕梅科植物枫香树的干燥成熟果序。呈球形，直径2～3cm。基部有总果梗，表面灰棕色或棕褐色，多数有尖刺和喙状小钝刺。体轻，质硬，不易破开。气微，味淡。

🍲【养生药膳】

1. 路路通茶　路路通5g，花茶3g。本品可祛风通络，利水除湿。用于肢体痹痛，手足拘挛，胃痛，水肿，痈疽，湿疹疮疡。

2. 路路通鲫鱼汤　路路通5g，鲫鱼1条，水适量。本品可通经下乳。

丁公藤

Ding Gong Teng

【性味归经】

辛，温；有小毒。归肝、脾、胃经。

【功能】

祛风除湿，消肿止痛。

【主治】

用于风湿痹痛，半身不遂，跌仆肿痛。

【用法用量】

3～6g，用于配制酒剂，内服或外搽。

【禁忌】

本品有强烈的发汗作用，虚弱者慎用；孕妇禁用。

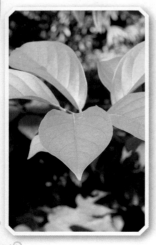

🌿【经典配方】

丁公藤风湿药酒

功能主治：祛风除湿，活血止痛。用于风寒湿痹，手足麻木，腰腿酸痛，跌仆损伤。成分：丁公藤1kg，桂枝30g，麻黄37.5g，羌活、当归、川芎、白芷、补骨脂、乳香、猪牙皂、苍术、厚朴、香附、木香、白术、山药、菟丝子、小茴香、

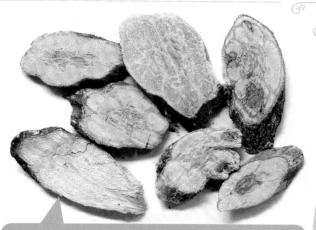

【饮片特征】本品为旋花科植物丁公藤或光叶丁公藤干燥藤茎的加工品。表面呈黄绿色或深黄色，具明显的断续纵棱，皮孔细点状，类白色，质坚硬不易折断。粗茎切面灰黄色或淡黄色。气微，味淡。

苦杏仁、泽泻、五灵脂各3g，陈皮2g，黄精8g，枳壳20g，蚕沙6.5g。

🍲【养生药膳】

　　1. 风湿药酒　丁公藤12g，麻黄3g，桂枝、白芷、青蒿、威灵仙、羌活、小茴香、五加皮、独活、防己各9g，当归尾、栀子、川芎各6g，白酒、冰糖适量。本品可祛风除湿，活血止痛。

　　2. 丁公藤酒　丁公藤200g，米酒10倍量。本品可祛风除湿，适用于风湿性腰腿痛。

秦 艽

Qin Jiao

【性味归经】苦、辛，微寒。归胃、肝、胆经。

【功能】祛风湿，通络止痛，退虚热，利湿热。

【主治】本品辛散苦泄，质偏润而不燥，为"风药中之润剂"，各种风湿痹痛均可配伍应用；又能退虚热，除骨蒸，为治虚热之要药。用于风湿痹痛，筋脉拘挛，骨节酸痛，日晡潮热，小儿疳积发热。

【用法用量】煎服，3～9g。

【禁忌】久痛虚羸，溲多、便滑者忌用。

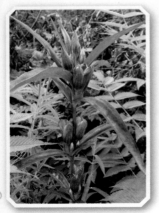

【经典配方】

秦艽升麻汤 功能主治：疏风散寒，益气扶正。用于治老年中风，风寒客手足阳明经，口眼㖞斜，恶风恶寒，四肢拘急。成分：升麻、葛根、甘草（炙）、白芍、人参各6g，秦艽、白芷、防风、桂枝各9g。

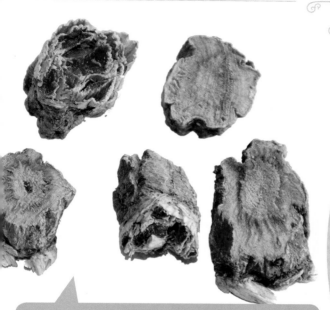

【饮片特征】本品为龙胆科植物秦艽、麻花秦艽、粗茎秦艽干燥根的加工品。呈类圆形的厚片。外表皮黄棕色、灰黄色或棕褐色，粗糙，有扭曲纵纹或网状孔纹。切面皮部黄色或棕黄色，木部黄色，有的中心呈枯朽状。气特异，味苦、微涩。

【养生药膳】

秦艽酒　秦艽50g，黄酒300g。本品可祛风 湿，退黄疸，适于风湿症患者饮用。

防 己
Fang Ji

【性味归经】
苦、辛，寒。归膀胱、肾、脾经。

【功能】
祛风止痛，利水消肿。

【主治】
本品既能祛风除湿止痛，又能清热，为治疗湿热痹痛的要药。用于水肿脚气，小便不利，湿疹疮毒，风湿痹痛，高血压。

【用法用量】
煎服，3～9g。

【禁忌】
大苦大寒，易伤胃气，体弱阴虚，胃纳不佳者慎用。

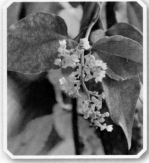

【经典配方】
防己黄芪汤 功能主治：益气祛风，健脾利水。用于风水或风湿证。汗出恶风，身重，小便不利，舌淡苔白，脉浮。成分：防己9g，黄芪15g，甘草（炒）3g，白术9g。

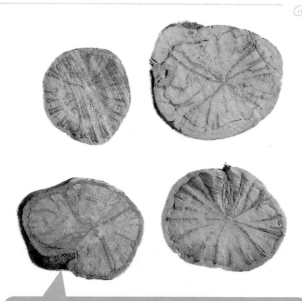

【饮片特征】本品为防己科植物粉防己干燥根的加工品。呈类圆形或半圆形的厚片。外表皮淡灰黄色。切面灰白色，粉性，有稀疏的放射状纹理。气微，味苦。

【养生药膳】

木防己酒　防己42g，防风、桂皮、铅丹、龙齿各24g，朱砂18g，甘草18g，独活6g，细辛15g，当归15g，干姜15g，莽草3g，白酒5000g。本品可祛风凉血，息风通络，用于风湿患者饮用。

桑 枝

Sang Zhi

【性味归经】

微苦，平。归肝经。

【功能】

祛风湿，利关节。

【主治】

用于风湿痹病，肩臂、关节酸痛麻木。

【用法用量】

煎服，9～15g。外用，适量。

【禁忌】

孕妇忌服。

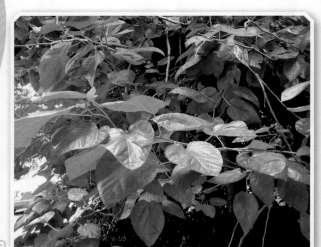

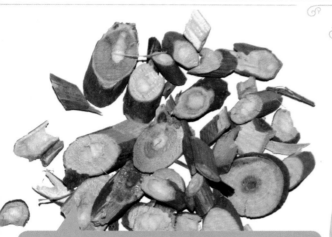

【饮片特征】本品为桑科植物桑的干燥嫩枝，呈类圆形或椭圆形的厚片。外表皮灰黄色或黄褐色，有点状皮孔。切面皮部较薄，木部黄白色，射线放射状，髓部白色或黄白色。气微，味淡。

🌺【经典配方】

　　桑枝煎　功能主治：祛风湿，活气血，清内热。用于脏腑积热、复感风湿、气血凝滞、毛窍闭塞引起的紫癜风。成分：桑枝15g，益母草6g。

🍲【养生药膳】

　　老桑枝煲鸡肉汤

老桑枝60g，母鸡一只去毛及内脏（约500g），生姜3片。本品可祛风湿，利关节，益精髓。用于辅助治疗四肢挛痛麻痹、颈背牵引疼痛、慢性腰脊劳损等症。

老鹳草

Lao Guan Cao

【性味归经】

辛、苦，平。归肝、肾、脾经。

【功能】

祛风湿，通经络，止泻痢。

【主治】

用于风湿痹痛，麻木拘挛，筋骨酸痛，泄泻痢疾。

【用法用量】

煎服，9~15g；或熬膏、酒浸服。外用，适量。

【禁忌】

孕妇不宜服用。

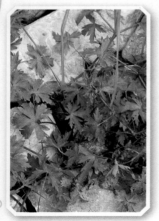

【经典配方】

　　老鹳草软膏　老鹳草经加工制成的软膏。功能为除湿解毒，收敛生肌。用于湿毒蕴结所致的湿疹，痈、疔、疮、疖及小面积水、火烫伤。

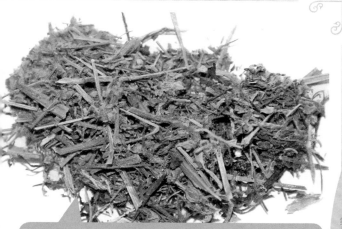

【饮片特征】本品为牻牛儿苗科植物牻牛儿苗、老鹳草或野老鹳草的干燥地上部分，呈不规则的段。茎表面灰绿色或带紫色，节膨大。切面黄白色，有时中空。叶对生，卷曲皱缩，灰褐色，具有细长叶柄。果实长圆形或球形，宿存花柱形似鹳喙。气微，味淡。

【养生药膳】

舒筋活血酒 老鹳草1250g，桂枝、牛膝各750g，红花、当归、赤芍各500g，白糖25g，50度白酒10L。本品可舒筋活血，强健筋骨，通经活络。适用于跌打损伤，风湿痹症，腰膝腿痛，风寒麻木。

穿山龙

Chuan Shan Long

【性味归经】

甘、苦，温；有小毒。归肝、肾、肺经。

【功能】

祛风除湿，舒筋通络，活血止痛，止咳平喘。

【主治】

用于风湿痹病，关节肿胀，疼痛麻木，跌仆损伤，闪腰岔气，咳嗽气喘。

【用法用量】

9～15g；也可制成酒剂用。

【禁忌】

孕妇禁用。

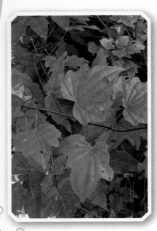

【经典配方】

肩凝汤　功能主治：调和营卫，活血止痛。用于正气不足，营卫失和，感受外在的风寒湿邪，袭于经脉，留而不去所致。成分：穿山龙15g，白芍12g，麻黄、桂枝、威灵仙各7.5g，红花、甘草各4.5g，生姜3片，大枣5枚。

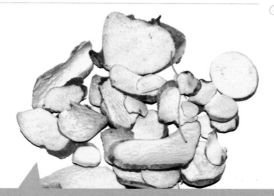

【饮片特征】本品为薯蓣科植物穿龙薯蓣的干燥根茎。呈圆形或椭圆形的厚片。外表皮黄白色或棕黄色，有时可见刺状残根。切面白色或黄白色，有淡棕色的点状维管束。气微，味苦涩。

🍲【养生药膳】

1. 穿山龙狗骨胶酒

穿山龙150g，狗骨胶100g，南酒330ml，白酒（65度）适量，全量1000ml。本品可散寒镇痛，活血祛风，强筋壮骨，用于风湿性关节炎、类风湿性关节炎。禁忌：急性充血、炎症禁服，肺心病、肺结核、孕妇、胃切除者及有溶血病史者慎服。

2. 穿山龙炒鸡蛋

穿山龙6g，鸡蛋3个，精盐、素油各适量，香油少许。本品可健脾化湿，清利关节。适用于股骨头缺血性坏死之湿热不重、正气已虚者。

豨莶草

Xi Xian Cao

【性味归经】

苦、辛，寒。归肝、肾经。

【功能】

祛风湿，利关节，解毒。

【主治】

本品生用苦寒，善化湿热，适用于痹证偏于湿热者；酒蒸制后，性微温，适用于四肢麻木，半身不遂；又能清热解毒，为祛风湿药中的清热解毒药。用于风湿痹痛，筋骨无力，腰膝酸软，四肢麻痹，半身不遂，风疹湿疮。

【用法用量】

煎服，9~15g。外用适量。

【禁忌】

阴血不足者慎服。

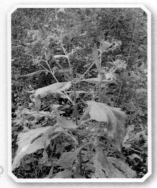

【经典配方】

豨莶丸　功能主治：清热祛湿，散风止痛。用于风湿热阻络所致的痹病，症见肢体麻木、腰膝酸软、筋骨无力、关节疼痛。亦用于半身不遂，风疹湿疮。成分：豨莶草500g，黄酒1000ml。炼蜜适量。

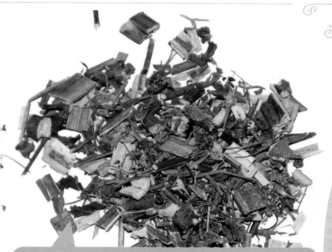

【饮片特征】本品为菊科植物豨莶、腺梗豨莶或毛梗豨莶的干燥地上部分。呈不规则的段。茎略呈方柱形，表面灰绿色、黄棕色或紫棕色，切面髓部类白色。叶多破碎，灰绿色，边缘有钝锯齿，两面皆具白色柔毛。气微，味微苦。

【养生药膳】

1. 豨莶草脊骨汤 猪脊骨500g，豨莶草30g，蜜枣20g，食盐适量。本品可强筋壮骨，祛风祛湿，镇静安神。适宜急慢性风湿关节炎、关节疼痛者饮用。

2. 豨莶草粥 豨莶草10g，大米100g，白糖适量。本品可祛风湿，通经络。适用于风湿痹痛，四肢麻木，关节屈伸不利，中风后手足麻木不遂等。

络石藤

Luo Shi Teng

【性味归经】

苦，微寒。归心、肝经。

【功能】

祛风通络，凉血消肿。

【主治】

本品善祛风通络，苦燥祛湿，微寒清热，尤宜于风湿热痹、筋脉拘挛、腰膝酸痛者；又能清热凉血，利咽消肿，为祛风湿药中的凉血消肿药。用于风湿热痹，筋脉拘挛，腰膝酸痛，喉痹，痈肿。

【用法用量】

煎服，6～15g。外用，适量，鲜品捣敷。

【禁忌】

阴虚畏寒易泄者勿服。畏菖蒲、贝母类。

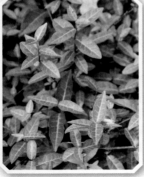

【经典配方】

止痛灵宝散 功能主治：用于肿疡，毒气凝聚作痛。成分：络石藤30g，皂角刺30g，瓜蒌（大者）1个，甘草节1.5g，没药9g，乳香9g。

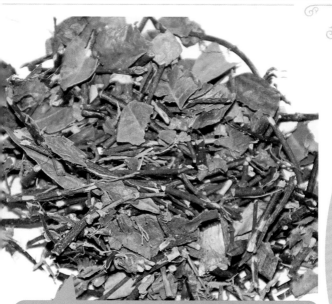

【饮片特征】本品为夹竹桃科植物络石的干燥带叶藤茎。呈不规则的段。茎圆柱形，表面红褐色，可见点状皮孔。切面黄白色，中空。叶全缘，略反卷，革质。气微，味微苦。

🍵【养生药膳】

　　络石藤茶　络石藤10g，花茶3g。本品可祛风通络，止血消瘀，降血压。用于风湿痹痛，筋脉拘挛，跌打损伤，风湿性关节炎。

海桐皮

Hai Tong Pi

【性味归经】

苦、辛，平。归肝、脾、胃经。

【功能】

祛风除湿，舒筋通络，杀虫止痒。

【主治】

用于风湿痹痛，肢节拘挛，跌打损伤，疥癣，湿疹。

【用法用量】

内服：煎汤，6~12g；或浸酒。外用：适量，煎水熏洗；或浸酒搽；或研末调敷。

【禁忌】

血虚者不宜服。

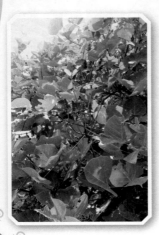

【经典配方】

海桐皮散 功能主治：妇人血风，身体骨节疼痛不止。成分：海桐皮30g，桂心30g，白芷30g，炒当归30g，漏芦30g，川芎30g，羚羊角30g，赤芍15g，没药15g，炒大黄15g，木香15g，槟榔90g。

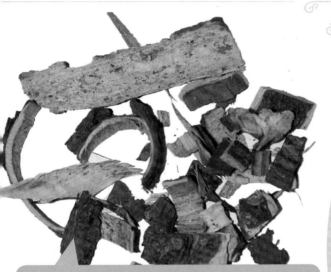

【饮片特征】本品为豆科植物刺桐的干皮，半筒状或筒状，厚0.25～1.5cm。外表面棕红色，内表面黄棕色，具有明显的细纵纹。质坚硬，不易折断，断面不整齐，颗粒状，强纤维性。气微香，味淡。

【养生药膳】

1. 海桐皮酒　海桐皮、牛膝、枳壳、杜仲、防风、独活、五加皮各60g，生地黄70g，白术40g，薏苡仁30g。

本品可祛风湿。用于肢节疼痛无力，脚膝软弱。

2. 海桐皮红砂糖水　海桐皮50g，红砂糖适量。适用于乳腺炎。

丝瓜络

Si Gua Luo

【性味归经】

甘，平。归肺、胃、肝经。

【功能】

祛风，通络，活血，下乳。

【主治】

用于痹痛拘挛，胸胁胀痛，乳汁不通，乳痛肿痛。

【用法用量】

内服：煎汤，5~15g；或烧存性研末，每次1.5~3g。外用：适量，煅存性研末调敷。

【禁忌】

脾胃虚寒者忌用。

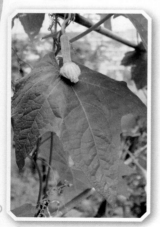

🌿【经典配方】

通络止痛汤 功能主治：清热化痰，润燥，驱虫。成分：丝瓜络9g，橘络9g，枳壳9g，豆蔻壳1.5g，柴胡6g，白芍9g，乳香6g，没药6g。

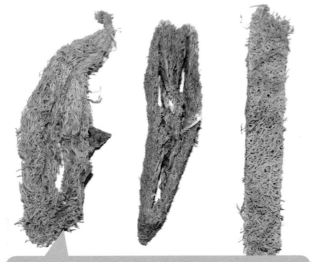

【饮片特征】本品为葫芦科植物丝瓜的干燥成熟果实的维管束。筋络（维管束）交织的网状小块，表面淡黄白色。体轻，质韧，有弹性，气微，味淡。

【养生药膳】

1. 丝瓜络鲫鱼汤　丝瓜络30g，鲫鱼500g，生姜、葱、蒜、酒、食盐少许。本品可通络下乳。用于产后乳少或乳汁不通者。

2. 丝瓜络猪蹄汤　丝瓜络30g，猪蹄500g，生姜、葱、蒜、酒、食盐、油少许。本品可通络下乳。用于产后乳少或乳汁不通者。

五加皮

Wu Jia Pi

【性味归经】

辛、苦，温。归肝、肾经。

【功能】

祛风湿，补肝肾，强筋骨，利水。

【主治】

本品辛能散风，苦能燥湿，温能驱寒，且兼补益之功，尤宜于老人及久病体虚者。用于风湿痹痛，筋骨痿软，小儿迟行，体虚乏力，水肿，脚气。

【用法用量】

煎服，3～9g。

【禁忌】

阴虚火旺者慎用。

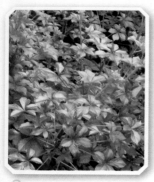

【经典配方】

五加皮散　功能主治：用于偏风不遂，肌体烦疼，肢体无力。成分：麻黄、羌活各60g，五加皮、防风（去芦头）、白术、炮附子、萆薢、川芎、桂心、赤芍、枳壳（麸炒微黄，去瓤）、荆

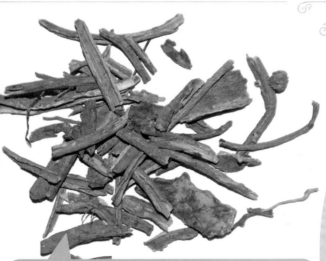

【饮片特征】本品为五加科植物细柱五加的干燥根皮，不规则的小段，外表面灰褐色，有横向皮孔及纵皱，内表面淡黄色或灰黄色，切面灰白色或灰黄色。体轻，质脆。气微香，味微辣而苦。

芥、羚羊角屑、丹参各30g，炙甘草15g。

🥘【养生药膳】

1. 五加皮炖母鸡　老母鸡1只，五加皮60g，生姜3片，盐适量。本品可祛风除湿，活血止痛。

2. 五加皮粥　五加皮10g，大米100g，白糖少许。本品可祛风利湿，补益肝肾，强筋健骨。

桑寄生

**Sang
Ji
Sheng**

【性味归经】苦、甘，平；有毒。归肝、肾经。

【功能】祛风湿，补肝肾，强筋骨，安胎。

【主治】本品苦能燥，甘能补，祛风湿又长于补肝肾、强筋骨，对痹证日久、伤及肝肾、腰膝酸软、筋骨无力者尤宜。用于风湿痹痛，腰膝酸软，筋骨无力，崩漏经多，妊娠漏血，胎动不安；高血压。

【用法用量】煎服，9～15g。

【禁忌】桑寄生有一定的毒性，口服后可有头痛、目眩、胃不适、食欲不振、腹胀、口干等表现，中毒后可出现惊厥、呼吸麻痹等。切不可过量或滥用，中毒后主要进行对症治疗和支持疗法。

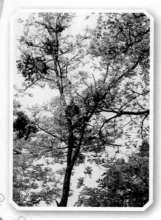

【经典配方】

独活寄生汤 功能主治：用于痹证日久，肝肾两虚，气血不足证。腰膝疼痛、痿软，肢节屈伸不利，或麻木不仁，畏寒喜温，心悸气短，舌淡苔白，脉细弱。成分：独活9g，桑寄生、杜仲、牛膝、细辛、秦艽、茯苓、肉桂心、防风、川芎、人参、甘草、当归、赤芍、

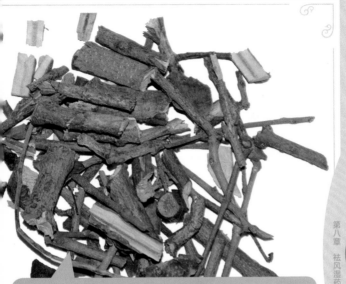

【饮片特征】本品为桑寄生科植物桑寄生的干燥带叶茎枝，呈厚片或不规则短段。外表皮红褐色或灰褐色，具细纵纹，切面皮部红棕色，木部色较浅。叶多卷曲或破碎。气微，味涩。

生地黄各6g。

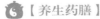【养生药膳】

桑寄生老母鸡汤 母鸡500g，桑寄生30g，玉竹30g，大枣20g，姜5g，盐5g。本品可养血祛风，补虚柔肝。用于高血压病、中风后遗症属血虚者，症见面色苍白、眩晕、心悸、肢体麻木等。

鹿衔草

Lu Xian Cao

【性味归经】

甘、苦，温。归肝、肾经。

【功能】

祛风湿，强筋骨，止血，止咳。

【主治】

用于风湿痹痛，肾虚腰痛，腰膝无力，月经过多，久咳劳嗽。

【用法用量】

内服：煎汤，15～30g；研末，6～9g。外用：适量，捣敷或研撒；或煎水洗。

【禁忌】

孕妇忌服。

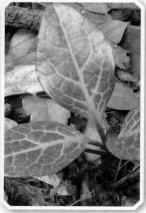

【经典配方】

五草汤 功能主治：清热解毒，宣肺健脾，利水。用于湿热内蕴，水湿不化。成分：益母草30g，鹿衔草20g，鱼腥草、白花蛇舌草、车前子各15g，苍术12g，麻黄3g。

【养生药膳】

鹿衔草炖公鸡 鹿

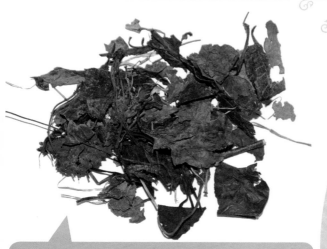

【饮片特征】本品为鹿蹄草科植物鹿蹄草或普通鹿蹄草的干燥全草。不规则小段状，茎、叶、花、果实混合。茎细，紫褐色。叶暗绿色或紫褐色，下表面有时有白粉，全缘或有时具稀疏小锯齿。气微，味淡、微苦。

衔草35g，山药30g，淫羊藿、五味子各20g，制附片、鹿角胶各15g，肉桂5g，子公鸡1只，料酒10ml，姜、食盐各5g，葱10g，味精、胡椒粉各3g，上汤3000ml。本品可补肾阳，固精关。适用于肾阳虚衰而引起的早泄，伴有腰骶冷痛，膝软乏力且沉重，面色不华，精神困倦，畏寒怕冷，四肢不温，阴冷潮湿，头目昏重，大便溏泄等。

狗脊
Gou Ji

【性味归经】

苦、甘，平。归肝、肾经。

【功能】

祛风湿，补肝肾，强腰膝。

【主治】

本品苦温能散风寒湿邪，甘温以补肝肾、强腰膝、坚筋骨，能行能补，对肝肾不足，兼有风寒湿邪之腰痛脊强，不能俯仰者最为适宜。用于腰膝酸软，下肢无力，风湿痹痛。

【用法用量】

煎服，6～12g。

【禁忌】

肾虚有热，小便不利，或短涩黄赤者慎服。

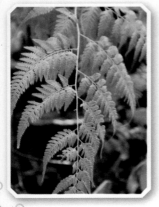

【经典配方】

狗脊丸　功能主治：用于肾脏虚冷，气攻腰胯疼痛，羸弱无力。成分：熟地黄、生地黄各90g，狗脊60g，槟榔、白茯苓、五味子、覆盆子、独活各45g，木香、山药、桂心、炮附子、牛膝、蛇床子各30g。

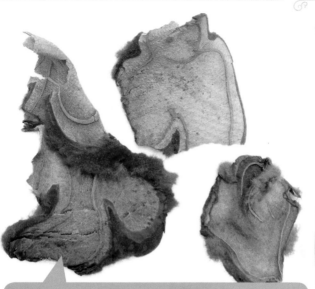

【饮片特征】本品为蚌壳蕨科植物金毛狗脊的干燥根茎。呈不规则的长块状，表面略鼓起，棕褐色。气微，味淡、微涩。

【养生药膳】

狗脊粥　狗脊10g，大米100g，白糖适量。本品可补益肝肾，祛风除湿，固精缩尿。适用于肝肾不足、风湿侵袭所致的腰脊酸痛，不能俯卧，筋骨无力，足膝软弱，小便频数，夜尿频多，带下等。

千年健

Qian Nian Jian

【性味归经】

苦、辛，温。归肝、肾经。

【功能】

祛风湿，壮筋骨。

【主治】

用于风寒湿痹，腰膝冷痛，拘挛麻木，筋骨痿软。

【用法用量】

煎服，4.5～9g；或酒浸服。

【禁忌】阴虚内热者慎服。

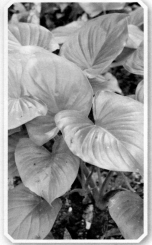

【经典配方】

骨痛丸 功能主治：祛风散寒，活血止痛。用于受风受寒，腰腿疼痛，四肢麻木，周身窜痛。成分：木瓜、牛膝、杜仲炭、甘草、红花、地枫皮、防风、盐蒺藜各113g，醋乳香、醋没药各100g，麻黄85g，桂枝、独活、当归、羌活、千年健、浙贝母、川贝母各75g，鹿角胶、三七各60g。

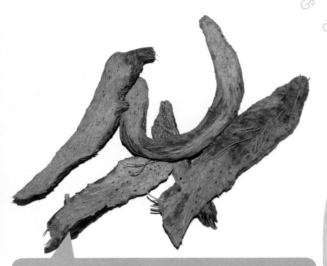

【饮片特征】本品为天南星科植物千年健的干燥根茎，呈类圆形或不规则形的片。外表皮黄棕色至红棕色，粗糙，有的可见圆形根痕。切面红褐色，具有众多黄色纤维束，有的呈针刺状。气香，味辛、微苦。

🍵【养生药膳】

1. 千年健茶　千年健9g，花茶3g。本品可祛风除湿，壮骨止痛，消肿。用于风湿痹痛，肢节酸痛，筋骨痿软，胃痛，痈疽疮肿，中风半身不遂。

2. 猪脚伸筋汤　薏米、木瓜、伸筋草、千年健各40g，猪脚2只（约500g），生姜3片。本品可祛风湿，补肝肾。

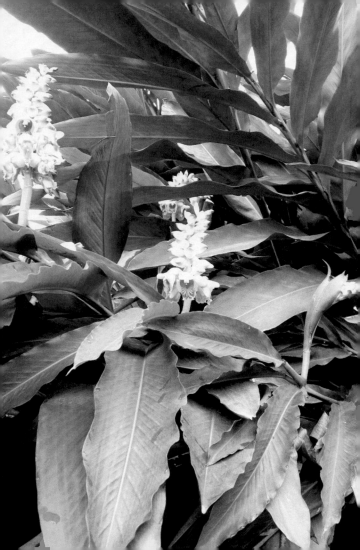

第九章

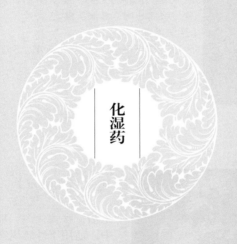

化湿药

藿香

Huo Xiang

【性味归经】

辛，微温。归脾、胃、肺经。

【功能】

芳香化浊，和中止呕，发表解暑。

【主治】

用于湿浊中阻，脘痞呕吐，暑湿表证，湿温初起，发热倦怠，胸闷不舒，寒湿闭暑，腹痛吐泻，鼻渊头痛。

【用法用量】

内服：煎汤6~12g，不易久煎。外用：适量，煎水洗。

【禁忌】

阴虚火旺者禁用。

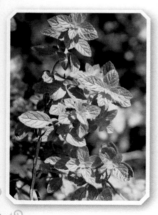

【经典配方】

藿香正气散 功能主治：解表化湿，理气和中。适用于外感风寒、内伤湿滞证。成分：藿香12g，白芷5g，紫苏5g，茯苓5g，半夏曲5g，白术3g，陈皮3g，大腹皮5g，厚朴9g，桔梗9g，甘草12g，大枣1枚，姜3片，水煎服。

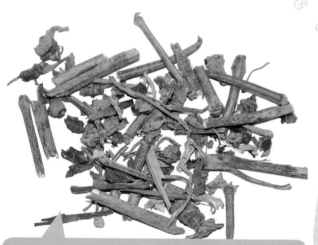

【饮片特征】本品为唇形科植物藿香的干燥地上部分。呈不规则的段，茎略呈方柱形，表面灰褐色、灰黄色或带红棕色，被柔毛，切面有白色髓。叶柄细，被柔毛。气香特异，味微苦。

【养生药膳】

1. 藿香粥　藿香9g，大米100g，白糖适量。藿香浸泡5~10分钟后，水煎取汁，加大米煮粥，待粥熟后加白糖。本品可芳香化湿，解暑，止呕。适用于湿阻中焦、脘腹胀满、呕吐等症。

2. 藿香茶　藿香叶、佩兰叶各9g，飞滑石、炒麦芽各30g，甘草3g，水煎代茶饮。可清解暑天湿热。

厚 朴

Hou Po

【性味归经】

苦、辛，温。归脾、胃、肺、大肠经。

【功能】

燥湿消痰，下气除满。

【主治】

用于湿滞伤中，脘痞吐泻，食积气滞，腹胀便秘，痰饮喘咳。

【用法用量】

内服，煎汤3～9g。

【禁忌】

孕妇慎用。

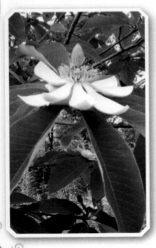

【经典配方】

半夏厚朴汤 功能主治：行气散结，降逆化痰。适用于梅核气。成分：清半夏130g，厚朴45g，茯苓60g，生姜75g，紫苏叶30g。以水7升，煮取4升，分温4服，日3夜1服。

【养生药膳】

1. 厚朴茶 厚朴

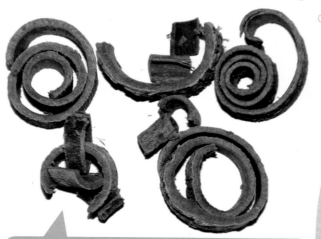

【饮片特征】本品为木兰科植物厚朴或凹叶厚朴的干燥干皮、根皮及枝皮，呈弯曲的丝条状或单、双卷筒状。外表面灰褐色，内表面紫棕色或深紫褐色，较平滑，具细密纵纹，划之显油痕。气香，味辛辣、微苦。

10g，花茶3g。用300ml开水冲泡后饮用，冲饮至味淡。本品可温中下气，燥湿祛痰，抗菌。用于胸腹痞满胀痛，反胃呕吐，饮食不消，痰饮咳喘，寒湿泻痢。

2. 香薷茶　香薷10g，厚朴5g，白扁豆5g。扁豆炒黄捣碎，厚朴剪碎，加香薷，同以沸水冲泡，代茶频饮。本品可祛暑解表，清热化湿。

佩 兰

Pei Lan

【性味归经】

辛，平。归脾、胃、肺经。

【功能】

芳香化湿，醒脾开胃，发表解暑。

【主治】

用于湿浊中阻，脘痞呕恶，口中甜腻，口臭，多涎，暑湿表证，湿温初起，发热倦怠，胸闷不舒。

【用法用量】

煎服，3~9g。

【禁忌】

阴虚、气虚者忌用。

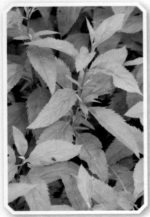

🌸【经典配方】

五叶芦根汤 功能主治：化湿解暑，清降肺胃。用于暑湿轻症。成分：藿香叶6g，薄荷叶1.8g，鲜荷叶3g，冬瓜子15g，佩兰叶4.5g，枇杷叶15g（炒），芦根30g。

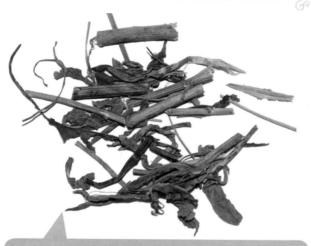

【饮片特征】本品为菊科植物佩兰的干燥地上部分，呈不规则的段。茎圆柱形，表面黄棕色或黄绿色，有明显的节和纵棱线，切面髓部白色或中空。叶对生，叶片多皱缩、破碎，绿褐色。气芳香，味微苦。

【养生药膳】

　　1. 藿香佩兰茶　藿香、佩兰各9g，红茶5g，冰块适量。将红茶、藿香、佩兰加200ml沸水冲泡，闷约2分钟，晾凉，加冰块服饮。用于呕吐、腹泻、防暑。

　　2. 佩兰茶　佩兰全草9g，水煎服，代茶饮。本品可醒脾开胃，用于消化不良。

砂 仁

Sha Ren

【性味归经】

辛，温。归脾、胃、肾经。

【功能】

化湿开胃，温脾止泻，理气安胎。

【主治】

用于湿浊中阻，脘痞不饥，脾胃虚寒，呕吐泄泻，妊娠恶阻，胎动不安。

【用法用量】

内服，煎汤，3~6g；入煎剂宜后下。

【禁忌】

阴虚有热者慎用。

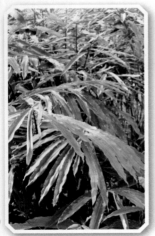

【经典配方】

香砂六君子汤 功能主治：益气化痰，行气温中。适用于脾胃气虚，痰阻气滞证。成分：砂仁2.5g，陈皮2.5g，法半夏3g，人参3g，白术6g，茯苓6g，甘草2g，木香2g，生姜6g，水煎服。

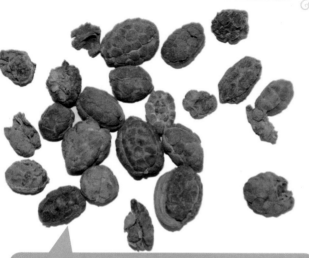

【饮片特征】本品为姜科植物阳春砂、绿壳砂或海南砂的干燥成熟果实，呈椭圆形或卵圆形，有不明显的三棱。表面棕褐色，果皮薄而软。种子集结成团，有三钝棱，中有白色隔膜。气芳香而浓烈，味辛凉、微苦。

🍲 【养生药膳】

　　1. 砂仁粥方　砂仁5g，大米100g，白糖适量。砂仁清水浸泡5～10分钟，水煎取汁，加大米煮粥，粥熟后加白糖。本品可行气化湿，温中止泄，理气安胎。主治虚寒泄泻、妊娠恶阻、胎动不安等。

苍 术

Cang Zhu

【性味归经】

辛、苦，温。归脾、胃、肝经。

【功能】

燥湿健脾，祛风散寒，明目。

【主治】

用于湿阻中焦，脘腹胀满，泄泻，水肿，脚气痿躄，风湿痹痛，风寒感冒，夜盲，眼目昏涩。

【用法用量】

内服：煎汤或入丸、散，用量3～9g。

【禁忌】

阴虚内热、气虚多汗者忌用。

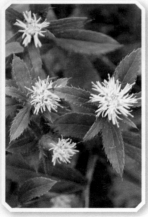

【经典配方】

平胃散 功能主治：燥湿运脾，行气和胃。适用于湿滞脾胃证。成分：苍术15g，厚朴9g，陈皮9g，甘草6g，生姜2片，大枣2枚，水煎服。

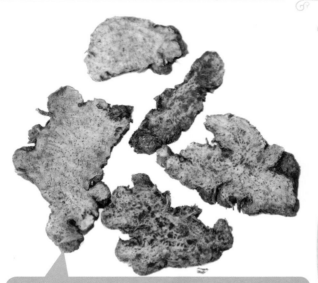

【饮片特征】本品为菊科植物茅苍术或北苍术的干燥根茎，呈不规则类圆形或条形厚片。外表皮灰棕色至黄棕色，有皱纹，有时可见根痕。气香特异，味微甘、辛、苦。

⏱ 【养生药膳】

　　苍术猪肝粥　猪肝100g，苍术9g，小米150g。将苍术焙干为末，将猪肝切成两片相连，掺药在内，用麻线扎定，与小米加水适量，放入砂锅内煮熟即可，每日1次，连服1周。本品可养肝明目，适用于两眼昏花。

豆 蔻

Dou Kou

【性味归经】

辛，温。归肺、脾、胃经。

【功能】

化湿行气，温中止呕，开胃消食。

【主治】

用于湿浊中阻，不思饮食，湿温初起，胸闷不饥，寒湿呕逆，胸腹胀痛，食积不消。

【用法用量】

3～6g，入煎剂，宜后下。

【禁忌】

阴虚内热、胃火偏盛、口干口渴、大便燥结者忌用。干燥综合征及糖尿病患者忌用。

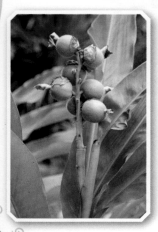

【经典配方】

三仁汤 功能主治：宣畅气机，清利湿热。适用于温病初起及暑湿夹湿。成分：豆蔻仁6g，苦杏仁12g，生薏苡仁18g，滑石18g，通草6g，淡竹叶6g，厚朴6g，清半夏9g，水煎服。

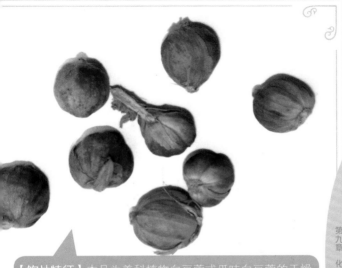

【饮片特征】本品为姜科植物白豆蔻或爪哇白豆蔻的干燥成熟果实，种仁集结成团，俗称"蔻球"，蔻球3瓣，有白色隔膜，每瓣有种子7~10粒，习称"蔻米"。种子为不规则的多面体，直径3~4mm，表面暗棕色或灰棕色。质坚硬，断面白色粉质，有油性。气芳香，味辛凉。

【养生药膳】

豆蔻馒头　豆蔻15g，面粉1000g，酵面50g。白豆蔻研细末，面粉加水发面，揉匀，待面发好后，加入碱水适量，掺入豆蔻粉末，用力揉匀，做成馒头蒸熟。本品可温中健脾，理气止痛。用于脾肾阳虚型肠功能紊乱。

草 果

Cao Guo

【性味归经】

辛，温。归脾、胃经。

【功能】

燥湿温中，截疟除痰。

【主治】

用于寒湿内阻，脘腹胀痛，痞满呕吐，疟疾寒热，瘟疫发热。

【用法用量】

内服：煎汤3~6g，后下。

【禁忌】

阴虚血少、津液不足、无寒湿者忌用。

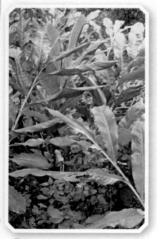

【经典配方】

实脾散 功能主治：温阳健脾，化湿消肿。适用于脾胃阳虚的水肿。成分：厚朴、白术、茯苓、木香、草果仁、大腹皮、熟附子、木瓜各6g，甘草3g，干姜3g，生姜5片，大枣3枚，水煎服。

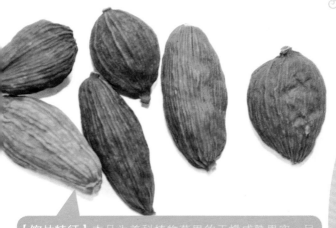

【饮片特征】本品为姜科植物草果的干燥成熟果实，呈圆锥状多面体，直径约5mm，表面棕色至红棕色，有的可见外被残留灰白色膜质的假种皮。胚乳灰白色至黄白色。有特异香气，味辛、微苦。

【养生药膳】

　　赤豆草果炖鸡　赤小豆30g，草果6g，母鸡1只，调味品适量。将洗净母鸡、赤小豆、草果同放砂锅内，加水及葱、姜、食盐等，武火煮沸后转文火炖至肉、豆烂熟。本品可利水消肿，用于阳气不足、气不化水而引起的肢体水肿。

草豆蔻

Cao
Dou
Kou

【性味归经】

辛，温。归脾、胃经。

【功能】

燥湿行气，温中止呕。

【主治】

用于寒湿内阻，脘腹胀满冷痛，嗳气呕逆，不思饮食。

【用法用量】

内服，煎汤9～15g。

【禁忌】

阴虚内热、胃火偏盛、口干口渴、大便燥结者忌用，干燥综合征及糖尿病患者忌用。

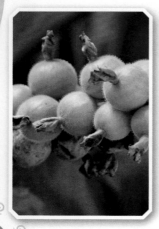

🌸【经典配方】

草豆蔻汤 功能主治：用于腹部胀痛，肠鸣，不思饮食。成分：草豆蔻（去皮）、木香、肉桂、川芎、赤芍、白术、槟榔、陈皮（汤浸，去白，焙）各30g，当归（炒）3g，水煎服。

🍲【养生药膳】

豆蔻蒸乌肉鸡 乌

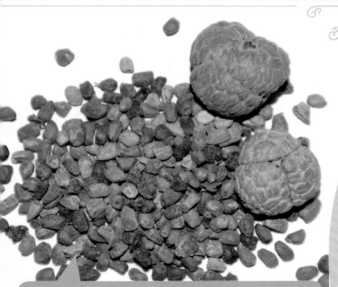

【饮片特征】本品为姜科植物草豆蔻的干燥近成熟种子，类球形的种子团，直径1.5~2.7cm。表面灰褐色，中间有黄白色的隔膜，将种子团分成3瓣，种子团略光滑。种子为卵圆状多面体，外被淡棕色膜质假种皮，纵断面观呈斜心形。气香，味辛、微苦。

骨鸡500g，草豆蔻15g，草果6g，盐5g。乌骨鸡去除内脏，草豆蔻、草果烧存性，掺入鸡腹内，加盐涂匀，缝好鸡腹，将鸡隔水蒸至刚熟即可。本品可补虚益气，健脾止泻。用于慢性肠炎、结肠炎属脾虚寒湿者。

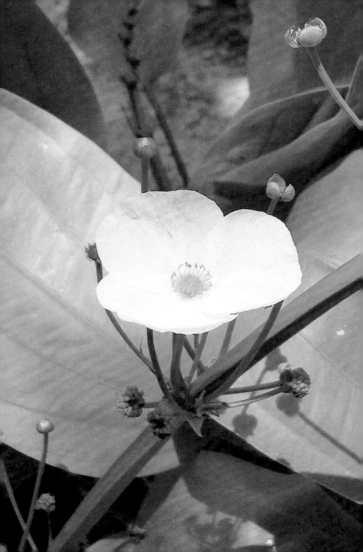

第十章

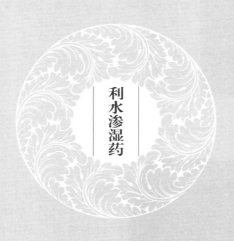

利水渗湿药

茯 苓
Fu Ling

【性味归经】

甘、淡，平。归心、肺、脾、肾经。

【功能】

利水渗湿，健脾宁心。

【主治】

用于水肿尿少，痰饮眩悸，脾虚食少，便溏泄泻，心神不安，惊悸失眠。

【用法用量】

9~15g。

【禁忌】

虚寒精滑者忌服。

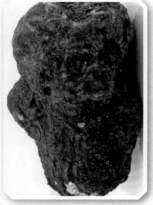

🌿【经典配方】

五苓散 功能主治：利水渗湿，温阳化气。适用于蓄水证，水湿内停，痰饮。成分：猪苓9g，泽泻15g，白术9g，茯苓9g，桂枝6g。捣为散，每服6g，每日3次，温水送服。

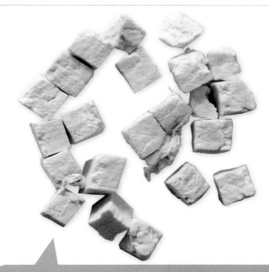

【饮片特征】本品为多孔菌科真菌茯苓干燥菌核的加工品。不规则的类圆形薄片或块，切面白色或类白色。体重，质坚实，富粉性。无臭，味淡，嚼之粘牙。

【养生药膳】

　　茯苓贝母梨　茯苓15g，川贝母9g，梨1000g，蜂蜜500g。把茯苓切成小块，川贝母洗净，梨切丁。将茯苓、贝母放入铝锅内加适量水，煮至茯苓、川贝母熟透，加入梨与蜂蜜，煮至梨熟。本品可清热润肺，生津止渴，止咳平喘。用于高血压、高血糖。

泽 泻

Ze
Xie

【性味归经】

甘、淡，寒。归肾、膀胱经。

【功能】

利水渗湿，泄热，化浊降脂。

【主治】

用于小便不利，水肿胀满，泄泻尿少，痰饮眩晕，热淋涩痛，高脂血症。

【用法用量】

6～9g。

【禁忌】

肾虚滑泄者忌用。

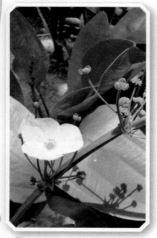

【经典配方】

<u>泽泻汤</u> 功能主治：用于虚劳，膀胱气滞，腰中重，小便淋沥。成分：泽泻、法半夏、柴胡、生姜各9g，地骨皮15g，石膏24g，淡竹叶15g，莼心15g，茯苓、人参各6g，甘草、桂心各3g，水煎服。

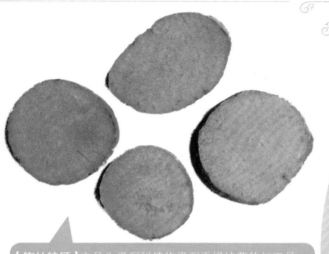

【饮片特征】本品为泽泻科植物泽泻干燥块茎的加工品。呈圆形或椭圆形厚片，外表皮黄白色或淡黄棕色，可见细小突起的须根痕。切面黄白色，粉性，有多数细孔。气微，味微苦。

【养生药膳】

1. 泽泻粥 泽泻9g，粳米100g。泽泻晒干研粉，将粳米先入锅煮至米开花时调入泽泻粉，改文火稍煮片刻即成。本品可清泻肾火，健脾利湿。用于湿热下注型阳痿。

2. 泽泻白术茶 泽泻、白术各9g，荷叶蒂5枚，菊花6g，佩兰3g，泡煎代茶。可化痰止呕。用于治痰饮内停，头目晕眩，呕吐痰涎。

薏苡仁

Yi Yi Ren

【性味归经】

甘、淡，凉。归脾、胃、肺经。

【功能】

利水渗湿，健脾止泻，除痹排脓，解毒散结。

【主治】

用于水肿，脚气，小便不利，脾虚泄泻，湿痹拘挛，肺痈，肠痈，赘疣，癌肿。

【用法用量】

9～30g。

【禁忌】

孕妇慎用，津液不足者慎用。

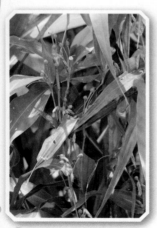

【经典配方】

薏苡竹叶散 功能主治：辛凉清热，甘淡利湿。适用于湿郁热伏。成分：薏苡仁、飞滑石、赤茯苓各15g，淡竹叶、连翘各9g，蔻仁、通草各4.5g，共为细末。每服15g，每日3次，现常用作汤剂，水煎服。

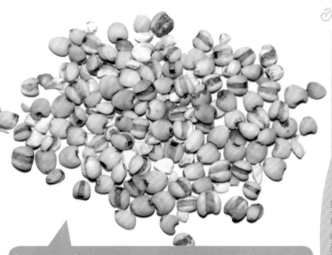

【饮片特征】本品为禾木科植物薏苡干燥成熟种仁的加工品。呈宽卵形或长椭圆形，表面乳白色，光滑，偶有残存的黄褐色种皮；一端钝圆，另端较宽而微凹；背面圆凸，腹面有1条较宽而深的纵沟。质坚实，断面白色，粉性。气微，味微甜。

【养生药膳】

薏苡仁赤小豆粥　薏苡仁60g，赤小豆60g，赤小豆60g，放入锅中，加水泡3个小时后烧开，熄火，闷半个小时，再加火，烧开后再闷半个小时。本品可利水消肿，健脾祛湿。用于湿邪引起的水肿、脚气等。

猪 苓

Zhu Ling

【性味归经】

甘、淡，平。归肾、膀胱经。

【功能】

利水渗湿。

【主治】

用于小便不利，水肿，泄泻，淋浊，带下。

【用法用量】

6~12g。

【禁忌】

无水湿者忌服。

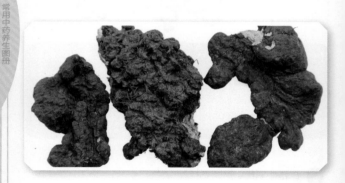

🌸【经典配方】

　　猪苓汤　功能主治：清热，利水，养阴。适用于水热互结证。成分：猪苓9g，茯苓9g，泽泻9g，阿胶9g，滑石9g，水煎服。

常用中药养生图册

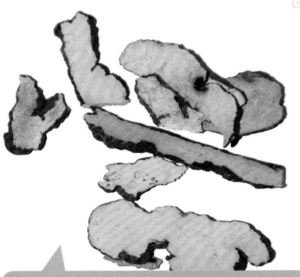

【饮片特征】本品为多孔菌科真菌猪苓干燥菌核的加工品。呈类圆形或不规则的厚片，外表皮黑色或棕黑色，皱缩。切面类白色或黄白色，略呈颗粒状。气微，味淡。

【养生药膳】

玉米须猪苓牛肉汤 玉米须30g，猪苓10g，生薏苡仁30g，陈皮5g，黑豆50g，牛肉100g，生姜10g，大枣10枚，精盐适量。将牛肉洗净，切成小块。全部用料一同放入砂锅，加适量水，小火煮2小时，加精盐调味即成。本品可清暑利湿，健脾益气。

冬瓜皮

Dong Gua Pi

【性味归经】

甘，凉。归脾、小肠经。

【功能】

利尿消肿。

【主治】

用于水肿胀满，小便不利，暑热口渴，小便短赤。

【用法用量】

内服：煎汤，15～30g。外用：煎水洗。

【禁忌】

因营养不良所致之虚肿慎用。

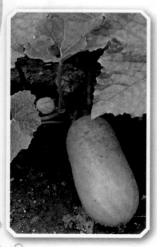

🌿【经典配方】

<u>利水调经汤</u> 功能主治：利水消肿。主妇女脾虚湿阻，先身肿而后经停。成分：制苍术9g，姜厚朴3g，带皮苓15g，冬瓜皮12g，车前子9g，急性子9g，大腹皮9g，丝通草4.5g，泽泻9g，蝼蛄（研，吞）5只，官桂1.5g，水煎服。

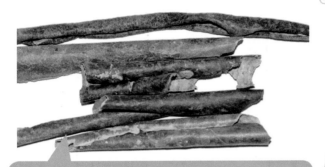

【饮片特征】本品为葫芦科植物冬瓜的干燥外层果皮。呈不规则的碎片，常向内卷曲，大小不一。外表面灰绿色或黄白色，被有白霜，有的较光滑不被白霜；内表面较粗糙，有的可见筋脉状维管束。体轻，质脆。气微，味淡。

🍵 【养生药膳】

止消渴速溶饮　鲜冬瓜皮、西瓜皮各1000g，栝楼根250g，白糖500g。鲜冬瓜皮、西瓜皮削去外层硬皮，切成薄片，栝楼根捣碎，先以冷水泡透以后同放入锅内，加水适量，煮1小时，去渣，再以小火继续煎煮浓缩，至较稠黏将要干锅时停火，待温，加入干燥的白糖粉，把煎液吸净，拌匀，晒干，压碎，装瓶备用，每日数次，每次10g，以沸水冲化，频频代茶饮服。本品可清热生津止渴。用于燥火伤肺型消渴。

玉米须

Yu Mi Xu

【性味归经】

甘、淡、平。归肾、胃、肝、胆经。

【功能】

利尿消肿，清肝利胆。

【主治】

用于水肿，淋证，白浊，消渴，黄疸，胆囊炎，胆石症，高血压病，乳痈，乳汁不通。

【用法用量】

内服：煎汤，15～30g；大剂量60～90g；或烧存性研末。外用：烧烟吸入。

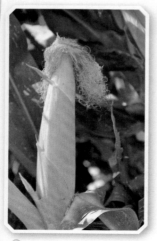

🌿【经典配方】

利胆退黄汤 功能主治：清热利湿，利胆疏肝。主阳黄。成分：茵陈30g，败酱草30g，板蓝根30g，玉米须30g，金银花60g，郁金12g，栀子9g。热偏重而便秘腹痛，加生大黄9g；衄血，加鲜茅根60g；胁痛，加延胡索9g；湿偏重而头重身倦、腹痛便溏、苔白腻者，去栀

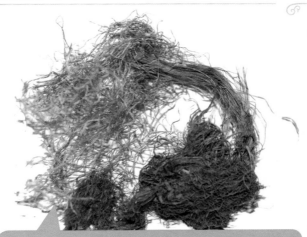

【饮片特征】本品为禾本科植物玉蜀黍的干燥花柱和柱头。常集结成疏松团簇，花柱线状或须状，淡绿色、黄绿色至棕红色，有光泽，略透明，质柔软。气微，味淡。

子，加薏苡仁30g、藿香9g、茯苓12g，水煎服。

🍵 【养生药膳】

1. 玉米须炖蚌肉 玉米须30g，蚌肉200g。将上二物放瓦锅内，加适量水，文火煮至烂熟，隔日服1次。本品可利湿退黄，泄热通便。

用于肝胆湿热型慢性胆囊炎。

2. 玉米须茶 玉米须30g，松萝茶5g。上二味，置杯中以沸水浸泡15分钟，即可。或加水煎沸10分钟亦可。每日1剂，分2次饮服。本品可健脾利水消肿。用于脾虚水泛型慢性肾炎。

葫芦

Hu Lu

【性味】

甘，寒。归肺、肾、胃经。

【功能】

清热利尿，除烦止渴，润肺止咳。

【主治】

用于面目浮肿、大腹水肿等症，常与猪苓、茯苓、泽泻等药同用。还可以治疗晚期血吸虫病形成的腹水等病症。

【用法用量】

6～30g。

【禁忌】

素体阳虚或脾胃虚寒泄泻者少用。

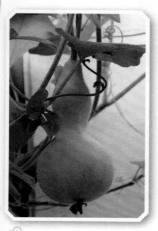

🌺【经典配方】

葫芦双皮汤 功能主治：健脾利湿，消肿。适用于慢性肾炎。成分：葫芦壳50g，冬瓜皮、西瓜皮各30g，大枣9g。将以上各味加水400g，煎至约150g，去渣即成。服汤，每日1剂，至浮肿消退为度。

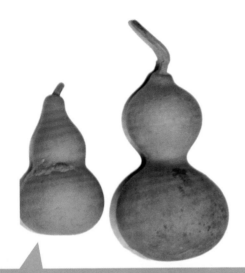

【饮片特征】本品为葫芦科植物葫芦成熟果皮的加工品。外表光滑，橙黄色或灰黄色，内表面类白色，有葫芦瓤丝片状物残留。质硬。

【养生药膳】

1. 葫芦羊肉面　葫芦300g，羊肉200g，苹果750g，面粉100g，生姜、葱、精盐、醋、味精适量。用于口渴、小便不利。

2. 冬菇葫芦汤　冬菇8朵，葫芦450g，木耳20g，莲子75g，瘦肉150g，姜2片，盐适量。本品可清热解毒，帮助消化。

枳椇子

Zhi Ju Zi

【性味归经】

甘，平。归胃经。

【功能】

解酒毒，止渴除烦，止呕，利大小便。

【主治】

用于醉酒，烦渴，呕吐，二便不利。

【用法用量】

内服：煎汤，6～15g；或泡酒服。

【禁忌】

脾胃虚寒者禁服。

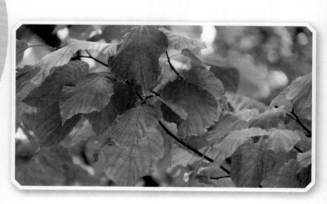

【经典配方】

枳椇子丸　功能主　酷热，津枯血涩，小便并
治：用于饮酒过多，又受　多，肌肉销铄，专嗜冷

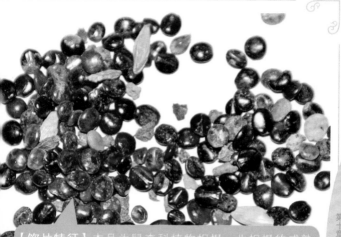

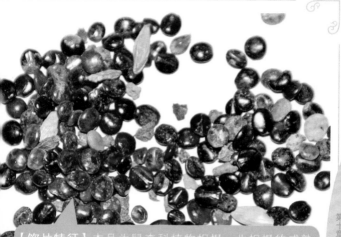

【饮片特征】本品为鼠李科植物枳椇、北枳椇的成熟种子。扁平圆形，背面稍隆起，腹面较平坦，直径3～5mm，厚1～1.5mm。表面红棕色、棕黑色或绿棕色，有光泽。种皮坚硬，胚乳白色，子叶淡黄色，肥厚，均富油质。气微，味微涩。

物寒浆。成分：枳椇子60g，麝香3g。研末，以面糊丸如梧桐子大。盐水送服，每服30丸。

【养生药膳】

枳椇子萝卜鲫鱼汤

枳椇子30g，萝卜300g，鲫鱼1条。萝卜洗净去皮，切成小块，鲫鱼去肠脏，加枳椇子，放瓦罐中，微火焖蒸后加香油、食盐调味服食。本品可补中益气，生津养血。适用于肝病兼有肺结核患者。

蝼蛄

Lou Gu

【性味归经】

咸，寒；有小毒。归膀胱、小肠、大肠经。

【功能】

利水通淋，消肿解毒。

【主治】

用于小便不利，水肿，石淋，瘰疬，恶疮。

【用法用量】

内服：煎汤，3～4.5g；研末，1～2g。外用研末调涂。

【禁忌】

体虚者慎服，孕妇禁服。

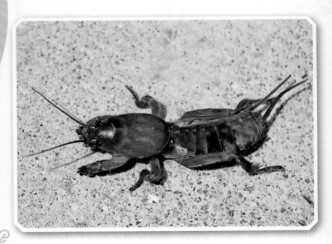

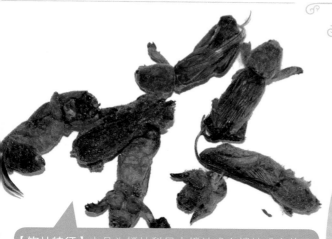

【饮片特征】本品为蝼蛄科昆虫蝼蛄或大蝼蛄成虫的干燥全体。头部呈茶棕色杂有黑棕色；复眼黑色有光泽；翅膜质多破碎，足多碎落，足后胫节背侧内缘有刺3～4根。腹部近纺锤形，有节，皱缩，呈浅黄色。质软易碎。有特异性臭气。

【经典配方】

　　蝼蛄麝香散　功能主治：适用于小便不通，诸药无效者。成分：蝼蛄（活者）1枚，研碎，入麝香少许，以水冲服。

【养生药膳】

　　蛙蝼葫芦散　青蛙（干品）2只，蝼蛄7个，陈葫芦15g，微炒，研成细末或作丸剂，以温酒送服。每次服6g，日服3次。适用于急性肾炎患者服食。

车前子

Che Qian Zi

【性味归经】

甘，寒。归肝、肾、肺、小肠经。

【功能】

清热利尿通淋，渗湿止泻，明目，祛痰。

【主治】

用于热淋涩痛，水肿胀满，暑湿泄泻，目赤肿痛，痰热咳嗽。

【用法用量】

9～15g，包煎。

【禁忌】

肾虚遗滑者慎用。

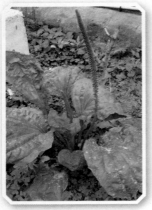

🌸【经典配方】

　　八正散　功能主治：清热泻火，利水通淋。适用于湿热淋证。成分：车前子9g，瞿麦9g，萹蓄9g，滑石9g，栀子9g，炙甘草9g，木通9g，大黄9g，水煎服。

🥘【养生药膳】

　　车前子绿豆煲猪

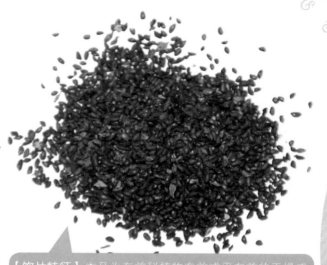

【饮片特征】本品为车前科植物车前或平车前的干燥成熟种子。呈椭圆形、不规则长圆形或三角状长圆形，略扁，长约2mm，宽约1mm。表面黄棕色至黑褐色，有细皱纹，一面有灰白色凹点状种脐，质硬。气微，味淡。

瘦肉 车前子30g，陈皮15g，通草10g，绿豆50g，猪瘦肉400g，生姜3片。各物洗净，绿豆浸泡；中药包裹后，一起下瓦煲，加入清水2500ml，滚沸1小时后，去药包留汤汁，加入绿豆、猪瘦肉和姜滚沸1小时，调入食盐服用便可。本品可清热解毒，涤通祛瘀。用于男性慢性前列腺炎。

地肤子

Di Fu Zi

【性味归经】

辛、苦，寒。归肾、膀胱经。

【功能】

清热利湿，祛风止痒。

【主治】

用于小便涩痛，阴痒带下，风疹，湿疹，皮肤瘙痒。

【用法用量】

9～15g。外用适量，煎汤熏洗。

【禁忌】

内无湿热、小便过多者忌服，恶螵蛸。

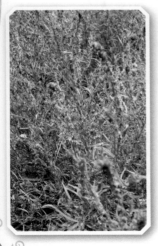

【经典配方】

地肤大黄汤 功能主治：清热降火，利水通淋。主妊娠膀胱热盛，小便频数，淋沥不畅，心中烦躁，脐腹胀闷。成分：地肤草、大黄各9g，知母、黄芩、茯苓、白芍、枳实（炙）、升麻、通草、甘草（炙）各6g，水煎服。

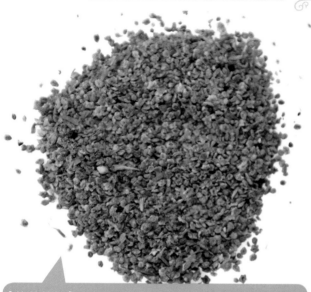

【饮片特征】本品为藜科植物地肤的干燥成熟果实。呈扁球状五角星形，直径1～3mm。外被宿存花被，表面灰绿色或浅棕色，周围具膜质小翅5枚。种子扁卵形，长约1mm，黑色。气微，味微苦。

🍲【养生药膳】

　　冬瓜地肤子粥　地肤子15g，冬瓜100g，粳米100g。地肤子加清水浸泡5～10分钟，水煎取汁，加冬瓜、粳米煮粥，待粥熟后加白糖，再煮一二沸即可。适用于脱发。

滑 石

Hua Shi

【性味归经】

甘、淡，寒。归膀胱、肺、胃经。

【功能】

利尿通淋，清热解暑，外用祛湿敛疮。

【主治】

用于热淋，石淋，尿热涩痛，暑湿烦渴，湿热水泻；外治湿疹，湿疮，痱子。

【用法用量】

10～20g，先煎。外用适量。

【禁忌】

脾虚、热病伤津者及孕妇忌用。

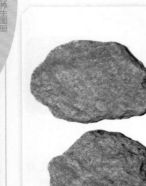

✿【经典配方】

<u>六一散</u> 功能主治：清暑利湿。适用于暑湿证。成分：滑石18g，甘草3g。上药共为细末，每次服9g，每日3次，温水调下。

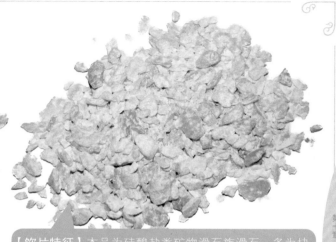

【饮片特征】本品为硅酸盐类矿物滑石族滑石。多为块状集合体，呈不规则的块状。白色、黄白色或淡蓝灰色，有蜡样光泽。质软，细腻，手摸有滑润感，无吸湿性，置水中不崩散。气微，味淡。

【养生药膳】

石膏滑石粥　石膏30g，滑石20g，粳米100g，水牛角、朱砂各1g。滑石用布包扎，与石膏同煎取汁，入粳米煮稀粥，粥成调入水牛角、朱砂细末即可。本品可清心开窍。适用于温病热陷心包、身体灼热、神昏谵语、手足厥冷等症。

海金沙

Hai Jin Sha

【性味归经】

甘、咸，寒。归膀胱、小肠经。

【功能】

清利湿热，通淋止痛。

【主治】

用于热淋，石淋，血淋，膏淋，尿道涩痛。

【用法用量】

6~15g，包煎。

【禁忌】

不可过量，肾阴亏虚者慎服。

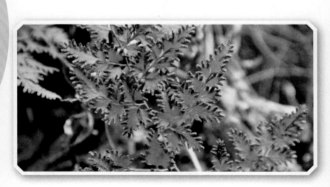

🌼【经典配方】

<u>三金汤</u>　功能主治：消炎止痛，止血利尿。适用于急慢性肾盂肾炎，尿路感染。成分：金樱根、海金沙、雷公根各9g，金刚刺、八月札

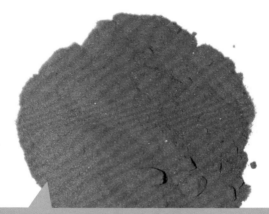

【饮片特征】本品为海金沙科植物海金沙的干燥成熟孢子。呈粉末状，棕黄色或浅棕黄色。体轻，手捻有光滑感，置手中易由指缝滑落。气微，味淡。

各15g，作汤剂，水煎服。

🍵【养生药膳】

　　金钱草海金沙猪瘦肉汤　金钱草15g，海金沙、石韦各6g，猪瘦肉80g，生姜3片。金钱草、石韦稍浸泡，洗净。海金沙用煲汤袋装好，猪瘦肉洗净，切块。将汤料与生姜一起放进瓦煲或药罐子内，加入清水1150ml，调入适量食盐便可。此为1人1日分2次进饮之量。配合治疗用时，宜1周进饮2～3次，并配合多饮水，多做跳跃运动。本品可清利湿热，利尿排石，通淋止痛。用于小便涩痛、水肿胀满乃至尿路结石。

木 通

Mu Tong

【性味归经】

苦，寒。归心、小肠、膀胱经。

【功能】

利尿通淋，清心除烦，通经下乳。

【主治】

用于淋证，水肿，心烦尿赤，口舌生疮，经闭乳少，湿热痹痛。

【用法用量】

3～6g。

【禁忌】

精滑、遗尿、小便频数者及孕妇忌服。

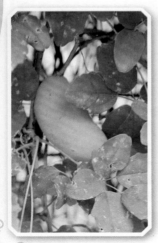

【经典配方】

木通汤 功能主治：适用于小便不通，小腹痛不可忍。成分：木通、滑石各6g，牵牛子（取头末）4.5g，加灯心草10枝，葱白1根，水煎，空腹时服。

【养生药膳】

1. 猪脚木通汤 猪脚1只，木通9g，大枣4粒，调味料适量。猪脚沸水

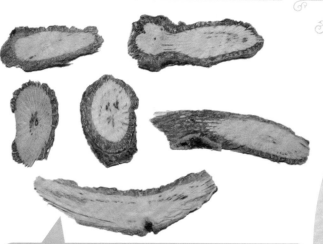

【饮片特征】本品为木通科植物木通、三叶木通或白木通干燥藤茎的加工品。呈圆形、椭圆形或不规则形片，外表皮灰棕色或灰褐色。切面射线呈放射状排列，髓小或有时中空。气微，味微苦而涩。

煮5分钟，捞出过冷水，再将所有材料放入煲中加水，沸后文火煮3小时，加适量调味品即可食用。本品可通经下乳，用于产后血虚引起的乳汁不足。

2. 木通粥 木通15g，生地黄30g，粳米100g。先将木通和生地黄用水煎取药汁，去渣，再入粳米煮成粥。本品可清心利尿。适用于血淋、小便赤涩疼痛，亦可治心火口疮、烦热不寐、口舌干燥等症。

萆薢

Bi Xie

【性味归经】

苦，平。归肾、胃经。

【功能】

利湿去浊，祛风除痹。

【主治】

用于膏淋，白浊，白带过多，风湿痹痛，关节不利，腰膝疼痛。

【用法用量】

9～15g。

【禁忌】

肾阴亏虚、遗精滑泄者慎用。

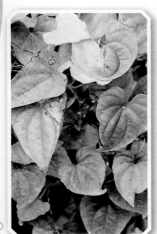

【经典配方】

萆薢分清饮　功能主治：温暖下元，利湿化浊。适用于虚寒白浊。症见小便频数，白如米泔，凝如膏脂，舌淡苔白，脉沉。成分：益智9g，萆薢9g，石菖蒲9g，乌药9g。水煎服，入食盐一撮，食前服。

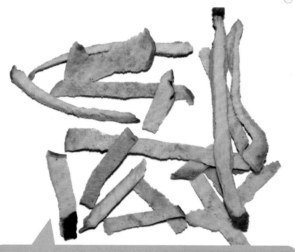

【饮片特征】本品为薯蓣科植物绵萆薢或福州薯蓣干燥根茎的加工品。不规则的斜切片，边缘不整齐，大小不一，厚2～5mm。外皮黄棕色至黄褐色，有稀疏的须根残基，呈圆锥状突起。气微，味微苦。

【养生药膳】

薏米萆薢粥　薏米30g，萆薢6g，粳米100g，冰糖适量。薏米、粳米淘洗干净，萆薢加水先煎取汁，入薏米、粳米煮粥，调入冰糖，稍煮即可。本品可消热利湿。适用于湿热内蕴、口苦心烦少寐、小便赤热、遗精、舌红苔黄腻等症。

瞿 麦

Qu Mai

【性味归经】

苦，寒。归心、小肠经。

【功能】

利尿通淋，活血通经。

【主治】

用于热淋，血淋，石淋，小便不通，淋沥涩痛，经闭瘀阻。

【用法用量】

9～15g。

【禁忌】

脾肾气虚者及孕妇忌服。

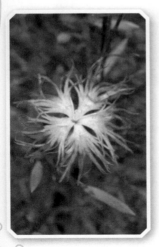

【经典配方】

瞿麦汤 功能主治：利尿通淋。用于消渴欲成水气，面目及足胫浮肿，小便不利。成分：瞿麦穗、泽泻、滑石各45g，防己23g，黄芩、大黄各7.5g，桑螵蛸（炒）40枚。每次9g，水煎服。

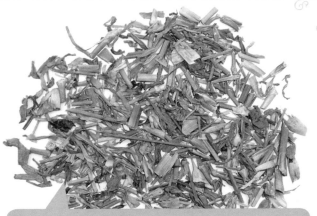

【饮片特征】本品为石竹科植物瞿麦或石竹干燥地上部分的加工品。呈不规则段，茎圆柱形，表面淡绿色或黄绿色，节明显，略膨大，切面中空，叶多破碎。种子细小，多数。气微，味淡。

【养生药膳】

1. 利尿黄瓜汤　黄瓜30g，萹蓄15g，瞿麦10g。萹蓄、瞿麦水煎，去渣留汁，将药汁重新煮沸，余入黄瓜片，加调料，置冷后即可食用。本品可清热利尿，用于热证型泌尿系统感染。

2. 滑石粥　滑石15g，瞿麦穗30g，粳米150g。先把滑石用布包扎，然后与瞿麦同入砂锅煎汁，去渣，入粳米煮为稀薄粥。本品可导利九窍，用于产后小便不利，淋涩。

灯心草

Deng Xin Cao

【性味归经】

甘、淡，微寒。归心、肺、小肠经。

【功能】

清心火，利小便。

【主治】

用于心烦失眠，尿少涩痛，口舌生疮。

【用法用量】

1～3g。

【禁忌】

下焦虚寒、小便不禁者禁服。

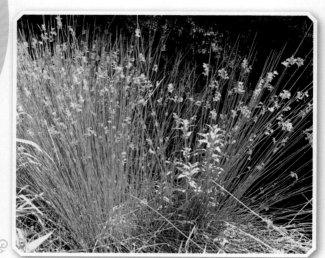

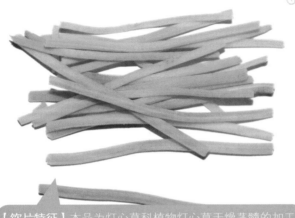

【饮片特征】本品为灯心草科植物灯心草干燥茎髓的加工品，呈不规则的段，表面白色或淡黄白色，有细纵纹。体轻，质软，略有弹性，易拉断，断面白色。气微，味淡。

【经典配方】

灯心竹叶汤　功能主治：清心火，利小便。用于夏月手足心热，面赤饮冷，吐出浑浊。成分：淡竹叶30片，灯心草30根，水煎服。

【养生药膳】

枣竹灯心草粥　枣仁20g，玉竹20g，灯心草6g，糯米200g，冰糖适量。将枣仁、玉竹、灯心草洗净，用洁净纱布包好放入锅中，加清水，与糯米同煮为粥，捞出纱布包，调冰糖即可食用。本品可养阴清火，安神除烦。适用于心烦不寐、五心烦热的阴虚火旺失眠者。

石 韦

Shi Wei

【性味归经】

甘、苦，微寒。归肺、膀胱经。

【功能】

利尿通淋，清肺止咳，凉血止血。

【主治】

用于热淋，血淋，石淋，小便不通，淋沥涩痛，肺热喘咳，吐血，衄血，尿血，崩漏。

【用法用量】

6～12g。

【禁忌】

阴虚及无湿热者忌服。

常用中药养生图册

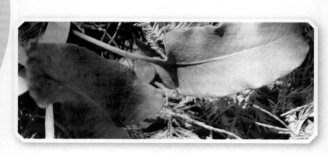

 【经典配方】

石韦饮子　功能主治：用于气淋，小便涩痛。成分：石韦、瞿麦、木通各30g，陈皮、茯苓、白芍、桑白皮、人参、黄芩各21g。上为细末，每服6g，加生姜7.5g，水煎服。

【饮片特征】本品为水龙骨科植物庐山石韦、石韦或有柄石韦干燥叶的加工品。呈丝条状，上表面黄绿色或灰褐色，下表面密生红棕色星状毛。孢子囊群着生侧脉间或下表面布满孢子囊群。叶全缘，叶片革质。气微，味微涩苦。

🍵【养生药膳】

石韦大枣汤 石韦30g，大枣30g。石韦洗净，大枣掰开，将石韦、大枣加水浸没，先用武火煮沸，再用文火煮20分钟，过滤，饮汤吃枣，早、晚各服一碗。本品可利尿清热，降压降脂。适用于原发性高血压伴肥胖、血脂偏高者。

冬葵子

Dong Kui Zi

【性味归经】

甘、涩，凉。归大肠、小肠、膀胱经。

【功能】

清热利尿，消肿。

【主治】

用于尿闭，水肿，口渴，尿路感染。

【用法用量】

内服：煎汤，6～15g；或入散剂。

【禁忌】

脾虚肠滑者忌服，孕妇慎服。

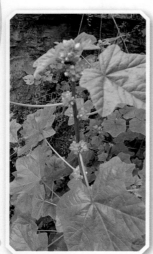

【经典配方】

冬葵萆薢散 功能主治：清热利湿。用于血丝虫乳糜尿。成分：冬葵子150g，萆薢120g，白糖80g。冬葵子、萆薢焙干为末，后加白糖拌匀装瓶备用。每日早、晚各1次，每次3～5g，温开水送服。

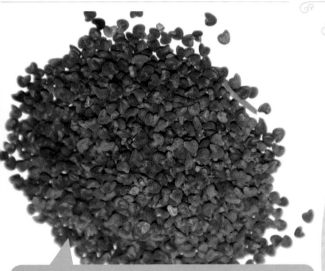

【饮片特征】本品为锦葵科植物冬葵的干燥成熟果实。呈扁球状盘形，外被膜质宿萼，宿萼钟状，黄绿色或黄棕色，表面黄白色或黄棕色，具隆起的环向细脉纹。种子肾形，棕黄色或黑褐色。气微，味涩。

【养生药膳】

冬葵子粥 冬葵子60g，粳米60g，葱白3段。将冬葵子与粳米一同洗净入锅，加适量的水煮粥，将熟时加入葱白稍煮即可。本品可利湿通淋，用于淋病。

萹 蓄

Bian Xu

【性味归经】

苦，微寒。归膀胱经。

【功能】

利尿通淋，杀虫，止痒。

【主治】

用于热淋涩痛，小便短赤，虫积腹痛，皮肤湿疹，阴痒带下。

【用法用量】

9～15g。外用适量，煎洗患处。

【禁忌】

脾虚者慎用。

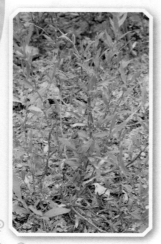

🌼【经典配方】

八正散　功能主治：清热泻火，利水通淋。适用于湿热淋证。症见尿频尿急，溺时涩痛，淋沥不畅，尿色浑赤，甚则癃闭不通，小腹急满，口燥咽干，舌苔黄腻，脉滑数。成分：车

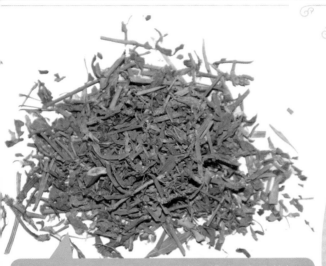

【饮片特征】本品为蓼科植物萹蓄干燥地上部分的加工品。呈不规则的段，茎呈圆柱形而略扁，表面灰绿色或棕红色，有细密微突起的纵纹；节部稍膨大，有浅棕色膜质的托叶鞘。切面髓部白色。叶片多破碎，完整者展平后呈披针形，全缘。气微，味微苦。

前子9g，瞿麦9g，萹蓄9g，滑石9g，栀子9g，炙甘草9g，木通9g，大黄9g，水煎服。

【养生药膳】

萹蓄茶　取萹蓄鲜品50g或干品适量煎汤，每天口渴时代茶饮用。适用于糖尿病患者。

茵陈蒿

Yin Chen Hao

【性味归经】

苦、辛，微寒。归脾、胃、肝、胆经。

【功能】

清利湿热，利胆退黄。

【主治】

用于黄疸尿少，湿温暑湿，湿疮瘙痒。

【用法用量】

6～15g。外用适量，煎汤熏洗。

【禁忌】

蓄血发黄者及血虚萎黄者慎用。

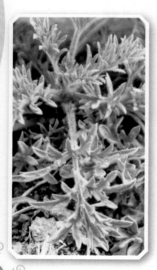

【经典配方】

茵陈五苓散 功能主治：清热利湿退黄。适用于湿热黄疸，湿多热少，小便不利。成分：茵陈4g，五苓散2g。每次6g，1日3次。

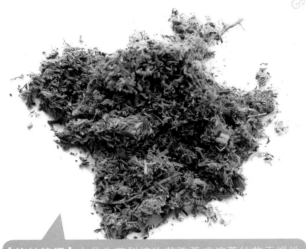

【饮片特征】本品为菊科植物茵陈蒿或滨蒿幼苗干燥地上部分的加工品。干燥的幼苗多揉成团状，灰绿色，全体密被白毛，绵软如绒。有特异的香气，味微苦。以质嫩、绵软、灰绿色、香气浓者为佳。

【养生药膳】

公英茵陈红枣汤

蒲公英50g，茵陈50g，大枣10枚，白糖50g。将蒲公英、茵陈洗净切碎，同大枣共入锅中，水煎去渣取汁一碗，留枣，加入白糖稍炖即成。本品可清热解毒，利胆退黄。适用于急性黄疸型肝炎发热患者。

虎杖

Hu Zhang

【性味归经】微苦，微寒。归肝、胆、肺经。

【功能】利湿退黄，清热解毒，散瘀止痛，止咳化痰。

【主治】用于湿热黄疸，淋浊，带下，风湿痹痛，痈肿疮毒，水火烫伤，经闭，癥瘕，跌打损伤，肺热咳嗽。

【用法用量】9～15g。外用适量，制成煎液或油膏涂敷。

【禁忌】孕妇忌服。

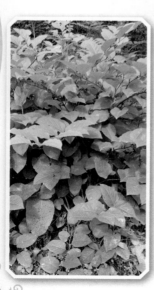

🌸【经典配方】

　　虎杖解毒汤　功能主治：清热解毒，凉血散血，透疹。用于火毒内蕴血分。成分：虎杖15g，板蓝根21g，牡丹皮12g，赤芍12g，蝉蜕9g，甘草3g，水煎服。

🍲【养生药膳】

　　竹笋虎杖粥　嫩虎杖芽30g，粳米100g，竹笋100g，麻油、精盐、

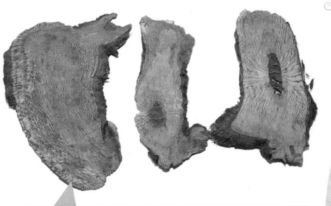

【饮片特征】本品为蓼科植物虎杖干燥根茎的加工品。多为不规则厚片，外皮棕褐色，有纵皱纹和须根痕，切面皮部较薄，木部宽广，棕黄色，射线放射状，皮部与木部较易分离。根茎髓中有隔或呈空洞状，质坚硬。气微，味微苦、涩。

味精皆适量。把竹笋剥壳，去老头，洗净后放到沸水里余2沸，捞出后切碎。粳米淘洗干净后入锅，放清水适量，煮到米快熟时，加入笋丝、虎杖芽末，煮2沸，调入麻油、精盐、味精即可。本品可清热化痰，活血通络，除湿止痹。用于感染性关节炎、风湿类风湿性关节炎、痛风性关节炎。

金钱草

Jin Qian Cao

【性味归经】

甘、咸，微寒。归肝、胆、肾、膀胱经。

【功能】

利湿退黄，利尿通淋，解毒消肿。

【主治】

用于湿热黄疸，胆胀胁痛，石淋，热淋，小便涩痛，痈肿疔疮，蛇虫咬伤。

【用法用量】

15～60g。

【禁忌】

外用本品可能会引起接触性皮炎。

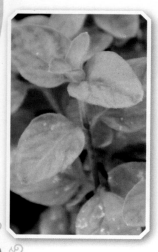

【经典配方】

通络排石汤　功能主治：益气活血，通络排石。适用于尿路结石患者。成分：金钱草30g，六一散15g，火硝4.5g，桃胶30g，白芍、八月札各12g，当归9g，郁金5g，鸡内金3g，水煎服。

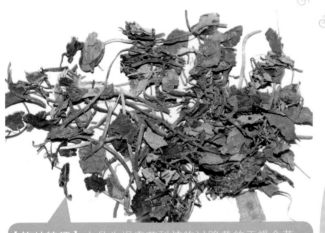

【饮片特征】本品为报春花科植物过路黄的干燥全草。呈不规则的段。茎棕色或暗棕红色，有纵纹，实心。叶对生，展平后呈宽卵形或心形，上表面灰绿色或棕褐色，下表面色较浅，主脉明显突出，用水浸后，对光透视可见黑色或褐色的条纹。偶见黄色花。气微，味淡。

【养生药膳】

　　大金钱草粥　新鲜大金钱草60g（或干品30g），粳米50g，冰糖适量。金钱草切细，加水200ml，煎至100ml，去渣取汁，放入粳米、冰糖，再加水400ml左右，同煮为稀粥。每日1剂，早、晚温热服食。本品可通淋排石，利胆退黄。用于肝胆湿热型慢性胆囊炎。

垂盆草

Chui Pen Cao

【性味归经】
甘、淡，凉。归肝、胆、小肠经。

【功能】
利湿退黄，清热解毒。

【主治】
用于湿热黄疸，小便不利，痈肿疮疡。

【用法用量】
15～30g。

【禁忌】
脾胃虚寒者慎服。

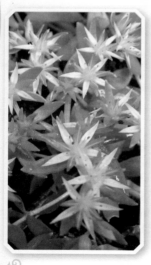

【经典配方】

退黄降酶汤 功能主治：清热利湿，活血解毒。适用于急性黄疸型肝炎，湿热蕴结证。成分：茵陈30g，田基黄、海金沙、蒲公英、垂盆草各9g，板蓝根6g，泽兰9g，焦山楂、神曲各12g，丹参9g，水煎服。

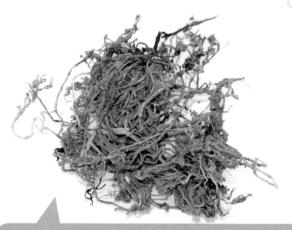

【饮片特征】本品为景天科植物垂盆草的干燥全草。不规则的段。部分节上可见纤细的不定根。3叶轮生，叶片倒披针形或矩圆形，绿色。气微，味微苦。

【养生药膳】

1. 垂盆草粥 垂盆草30g，粳米100g。先将垂盆草洗净，入锅加水煎煮，滤后取汁，与粳米一起熬粥食用。本品可清热解毒利湿。

2. 垂盆草糖浆 鲜垂盆草200g，大枣20个，白糖15g。将鲜垂盆草切碎，红枣洗净，加水1000ml共煎成浆约600g，加白糖即成。适宜于急性肝炎、低热烦躁、脾胃素虚、体倦乏力者。

地耳草

Di
Er
Cao

【性味归经】

苦、平，凉。归肝、胆经。

【功能】

清热利湿，消肿解毒。

【主治】

主治传染性肝炎，泻痢，小儿惊风，疳积，喉蛾，肠痈，疖肿，蛇咬伤。

【用法用量】

内服：煎汤，15～30g(鲜品50～100g，大剂量150～200g)，或捣汁。外用：适量，捣敷或煎水洗。

【禁忌】

孕妇忌服。

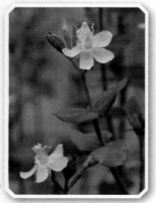

🌿【经典配方】

中华跌打丸药 功能主治：消肿止痛，舒筋活络，止血生肌，活血祛瘀。用于挫伤筋骨，新旧瘀痛，创伤出血，风湿瘀痛。成分：香附、黑老虎根各153.6g，假蒟、地耳草、牛尾菜、鹅不食草、牛膝、乌药、红杜

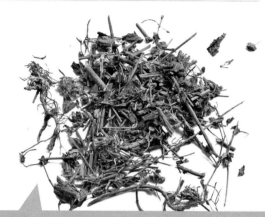

【饮片特征】本品为金丝桃科植物地耳草的干燥全草。呈不规则的丝状，茎略呈四棱柱状，光滑，外表淡黄棕色或暗红棕色，易折断。叶片黄褐色或灰青色，皱缩，纸质，易碎。气微，味淡。

仲、山橘叶、羊耳菊、刘寄奴、过岗龙、山香、穿破石、两面针、鸡血藤、丢了棒、岗梅、木鳖子、白茄根、半边莲、独活、苍术、急性子、栀子各76.8g，制川乌、丁香各38.4g，桂枝15.36g，樟脑3.84g等。

【养生药膳】

地耳草煮鸡蛋　地耳草9g（鲜品18g），金钱草9g，鸡蛋2个。将地耳草、金钱草、鸡蛋洗净加清水同煮，待蛋熟后剥去蛋壳，再煮15分钟。饮汤食蛋。本品功效利湿退黄，适用于湿热黄疸性肝炎。

鸡骨草

Ji Gu Cao

【性味归经】

甘、微苦，凉。归肝、胃经。

【功能】

利湿退黄，清热解毒，疏肝止痛。

【主治】

用于湿热黄疸，胁肋不舒，胃脘胀痛，乳痛肿痛。

【用法用量】

15～30g。

【禁忌】

本品种子有毒，不能药用。

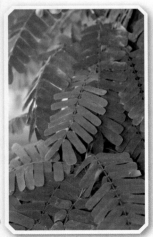

【经典配方】

鸡骨草丸 功能主治：清肝利胆，清热解毒，消炎止痛，利胆退黄。成分：鸡骨草，胆汁，牛黄，田基黄等。制成丸剂服用。

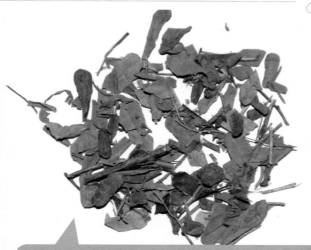

【饮片特征】本品为豆科植物广州相思子干燥全株的加工品。干燥的带根全草，多缠扎成束。根长短粗细不等，主根圆柱状或圆锥状，表面灰褐色，具纵横皱纹，侧根多与主根垂直横生；主根坚硬，不易折断。气微，味淡。

【养生药膳】

肝炎药蛋 瘦猪肉30g，鸡骨草30g，鸡蛋2个，栀子根30g。以上四味加水1000ml，同煮至猪肉烂熟，去药渣。食肉吃蛋饮汤，5～7日为1个疗程。本品可益气养血，清热解毒，降酶。可用于肝肾阴虚型慢性肝炎、肝硬化。

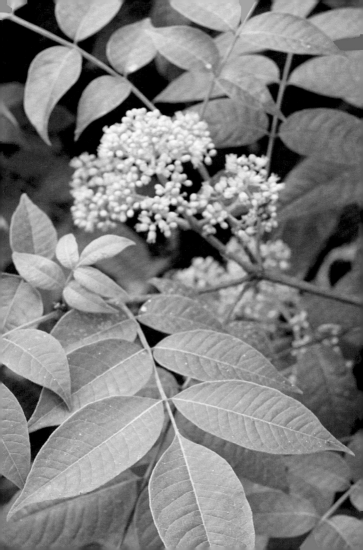

第十一章

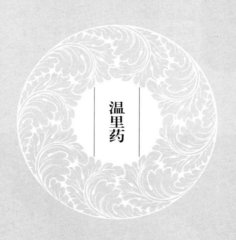

温里药

附 子
Fu
Zi

【性味归经】辛、甘，大热；有毒。归心、肾、脾经。

【功能】回阳救逆，补火助阳，散寒止痛。

【主治】用于亡阳虚脱，肢冷脉微，心阳不足，胸痹心痛，虚寒吐泻，脘腹冷痛，肾阳虚衰，阳痿宫冷，阴寒水肿，阳虚外感，寒湿痹痛。

【用法用量】3~15g，先煎，久煎。

【禁忌】孕妇及阴虚阳亢者忌用。反半夏、瓜蒌、贝母、白蔹、白及。生品外用，内服须炮制。

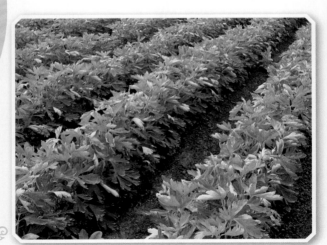

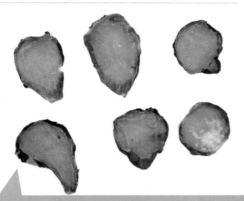

【饮片特征】本品为毛茛科植物乌头的子根的加工品。黑顺片为纵切片，上宽下窄。外皮黑褐色，切面暗黄色，油润具光泽，半透明状，并有纵向导管束。质硬而脆，断面角质样。气微，味淡。

【经典配方】

四逆汤 功能主治：回阳救逆。适用于少阴病。成分：附子15g，干姜9g，炙甘草6g。水煎服。

【养生药膳】

附片蒸羊肉 制附片30g，鲜羊腿肉1000g，肉清汤250g，熟猪油30g。将羊肉煮熟，捞出，切成中等大小的肉块，附片洗净，与羊肉同放入大碗中，并放料酒、熟猪油、葱节、姜片、肉清汤，隔水蒸3小时。吃时撒上葱花、味精、胡椒粉即可。本品可蠲痹散寒，益气活血。用于寒湿入络型类风湿性关节炎。

小茴香

Xiao Hui Xiang

【性味归经】

辛，温。归肝、肾、脾、胃经。

【功能】

散寒止痛，理气和胃。

【主治】

用于寒疝腹痛，睾丸偏坠，痛经，少腹冷痛，脘腹胀痛，食少吐泻。盐小茴香暖肾散寒止痛，用于寒疝腹痛，睾丸偏坠，经寒腹痛。

【用法用量】

3～6g。

【禁忌】

阴虚火旺者慎用。

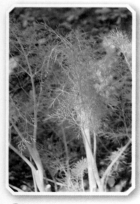

【经典配方】

小茴香丸 功能主治：用于脾肾两虚，五更泄泻。成分：小茴香（炒）、胡芦巴、补骨脂（炒）、龙骨（煅）各30g，木香45g，胡桃（去壳）21枚，羊腰子3对（切开，入盐45g，炭火焙熟，研）。上药为末，酒糊蒸饼为丸，如梧桐

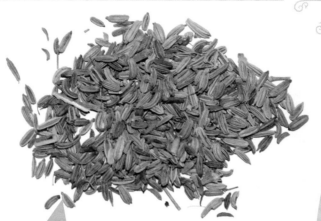

【饮片特征】本品为伞形科植物茴香的干燥成熟果实。呈圆柱形，有的稍弯曲，长4～8mm，直径1.5～2.5mm。表面黄绿色或淡黄色，两端略尖，顶端残留有黄棕色突起的柱基。有特异香气，味微甜、辛。

子大，每次50丸，白酒送服。

【养生药膳】

小茴香炖猪肚 小茴香6g，猪肚1只，姜10g，葱15g，盐6g，料酒20g。把猪肚洗净，小茴香用纱布袋装好扎紧口，放入猪肚内。把小茴香猪肚放入炖锅内，加水适量，放入姜、葱。将炖锅置武火上烧沸，再用文火炖煮1小时，加入盐拌匀即成。本品可散寒行气，和胃止痛。适用于慢性胃炎、胃寒腹痛者。

干 姜

Gan Jiang

【性味归经】

辛，热。归脾、胃、肾、心、肺经。

【功能】

温中散寒，回阳通脉，温肺化饮。

【主治】

用于脘腹冷痛，呕吐泄泻，肢冷脉微，寒饮喘咳。

【用法用量】

3～9g。

【禁忌】

本品辛热燥烈，阴虚内热、血热妄行者忌用。

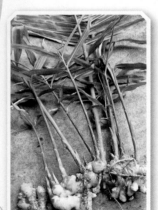

【经典配方】

理中丸 功能主治：温中散寒，补气健脾。适用于脾胃虚寒证。成分：人参6g，干姜9g，白术9g，炙甘草9g。炼蜜为丸，每次9g，每日

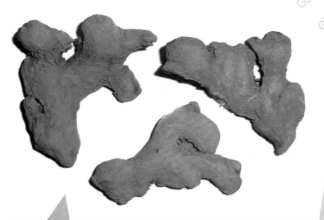

【饮片特征】本品为姜科植物姜干燥根茎的加工品。呈不规则片块状。外皮灰黄色或浅黄棕色,粗糙,有纵皱纹及明显的环节。切面灰黄色或灰白色,略显粉性,可见较多的纵向纤维,有的呈毛状。质坚实,断面纤维性。气香、特异,味辛辣。

3次。

🍲【养生药膳】

加味干姜粥 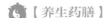干姜3g,茯苓15g,白扁豆15g,粳米100g。将干姜、茯苓、白扁豆入锅中共煎,去渣取汁,再入粳米同煮为稀粥。每日2~3次,温热服。本品可温中散寒,化饮止咳。用于寒饮伏肺型慢性支气管炎。

高良姜

Gao Liang Jiang

【性味归经】

辛，热。归脾、胃经。

【功能】

温胃止呕，散寒止痛。

【主治】

用于脘腹冷痛，胃寒呕吐，嗳气吞酸。

【用法用量】

3～6g。

【禁忌】

阴虚有热者忌用。

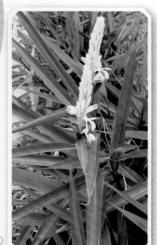

🌸【经典配方】

良附丸　功能主治：行气疏肝，祛寒止痛。适用于气滞寒凝诸痛症。成分：高良姜9g，香附9g。上药各焙，各研，各贮，用时以米汤加入生姜汁一匙，盐一撮为丸。

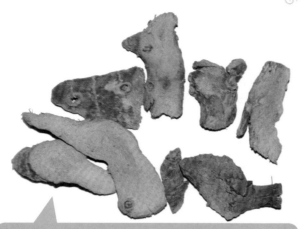

【饮片特征】本品为姜科植物高良姜干燥根茎的加工品。呈类圆形或不规则形的薄片，外表皮棕红色至暗棕色。切面灰棕色至红棕色，外周色较淡，具有多数散在的筋脉小点，中心圆形。气香，味辛辣。

【养生药膳】

高良姜炖鸡　高良姜6g，陈皮6g，草果3g，胡椒2g，鸡500g，葱适量。先将各种药材洗净备用，然后将鸡切块放入用武火煮沸，撇去污沫，最后与药材一同放入炖盅同炖1.5小时，调味后喝汤吃渣。本品可温脾暖胃，祛寒止痛，散寒除湿。适用于脾胃虚寒者。

肉 桂

Rou Gui

【性味归经】辛、甘，大热。归肾、脾、心、肝经。

【功能】补火助阳，引火归元，散寒止痛，温通经脉。

【主治】用于阳痿宫冷，腰膝冷痛，肾虚作喘，虚阳上浮，眩晕目赤，心腹冷痛，虚寒吐泻，寒疝腹痛，痛经经闭。

【用法用量】1～5g。

【禁忌】阴虚火旺、里有实热、血热妄行出血者及孕妇忌用。畏赤石脂。

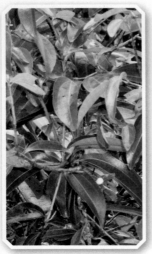

【经典配方】

右归饮　功能主治：温补肾阳，填精补血。适用于肾阳不足证。症见气怯神疲，腹痛腰酸，肢冷脉细，舌淡苔白，或阴盛格阳，真寒假热证。成分：熟地黄9～30g，山药9g，枸杞子9g，山茱萸6g，炙甘草3g，肉桂3～6g，杜仲9g，制附子6～9g。水煎服。

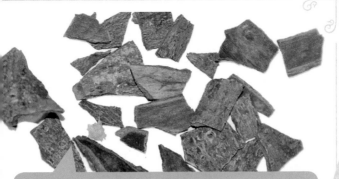

【饮片特征】本品为樟科植物肉桂干燥树皮的加工品。呈槽状或卷筒状，长30~40cm，宽或直径3~10cm，厚0.2~0.8cm。外表面灰棕色，稍粗糙，有不规则的细皱纹和横向突起的皮孔，质硬而脆，易折断。气香浓烈，味甜、辣。

🍲【养生药膳】

甘草肉桂牛肉汤

甘草3g，肉桂3g，牛肉1000g。精盐、八角茴香、生姜片、白糖、熟植物油、鲜汤各适量。将牛肉洗净切块，用沸水煮至三成熟，捞起待凉，切成肉条，与甘草、各调料同放入煲内焖煮2~3小时，放入肉桂10分钟后，调味食用。本品可温经散寒，活血养血，调经止痛。适宜于腹部冷痛、精神疲乏、四肢不温者。

花椒

Hua Jiao

【性味归经】

辛，温。归脾、胃、肾经。

【功能】

温中止痛，杀虫止痒。

【主治】

用于脘腹冷痛，呕吐泄泻，虫积腹痛；外治湿疹，阴痒。

【用法用量】

3～6g。外用适量，煎汤熏洗。

【禁忌】

阴虚火旺者忌服，孕妇慎用。

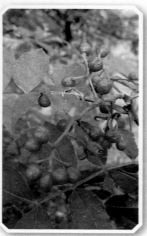

【经典配方】

大建中汤　功能主治：温中补虚，降逆止痛。适用于虚寒腹痛。成分：花椒6g，干姜12g，人参3g，饴糖（熔化）30g。水煎服。

【养生药膳】

花椒嫩鸡　嫩鸡1只（约1000g），花椒适量。整只鸡放入开水锅内煮至半熟取出，剁成小长方形

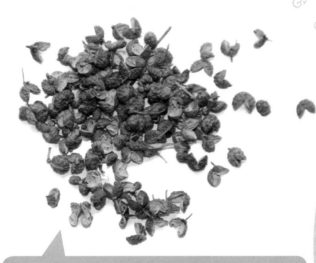

【饮片特征】本品为芸香科植物花椒或青椒干燥的成熟果皮。呈球形，腹面裂开两瓣状，直径4～5mm。外表面紫红色或棕红色，散有多数疣状突起的油点，内表面淡黄色。香气浓，味麻辣而持久。

鸡块；香油与花椒在旺火上炸制成花椒油，葱、姜切丝。把鸡块（鸡皮朝下）逐块摆放在碗里，将酱油、醋、盐、味精等一起调匀，倒入碗中，再浇上椒油，撒上葱、姜丝，上蒸笼，用旺火蒸半小时，待鸡块熟透将碗取出，鸡块倒扣在大盘中即得。本品可补脾开胃，行气消食。用于脾虚夹滞型胃下垂。

吴茱萸

Wu Zhu Yu

【性味归经】

辛、苦，热；有小毒。归肝、脾、胃、肾经。

【功能】

散寒止痛，降逆止呕，助阳止泻。

【主治】

用于厥阴头痛，寒疝腹痛，寒湿脚气，经行腹痛，脘腹胀痛，呕吐吞酸，五更泄泻。

【用法用量】

2~5g。外用适量。

【禁忌】

不宜多用、久服。阴虚有热者忌用。

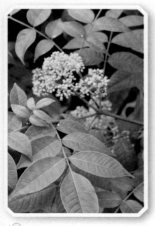

🌿【经典配方】

吴茱萸汤　功能主治：温中补虚，降逆止呕。适用于虚寒呕吐。症见食入欲呕，畏寒喜热，或胃脘痛，吞酸嘈杂；或厥阴头痛，干呕吐涎沫；或少阴吐利，手足逆冷，烦躁欲死。成分：吴茱萸9g，人参3g，大枣4枚，生姜18g。水煎服。

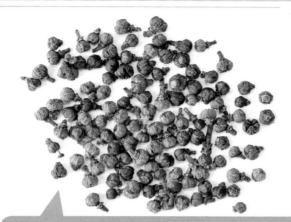

【饮片特征】本品为芸香科植物吴茱萸、石虎或疏毛吴茱萸的干燥近成熟果实。呈球形或略呈五角状扁球形，直径2～5mm。表面暗黄绿色至褐色，粗糙，顶端有五角星状的裂隙，基部残留被有黄色茸毛的果梗。气芳香浓郁，味辛辣而苦。

【养生药膳】

烤五香鹅　肥鹅肉750g，干姜6g，吴茱萸3g，肉豆蔻3g，肉桂2g，丁香1g。鹅肉切块，把干姜、吴茱萸、肉豆蔻、肉桂、丁香共研细面后与鹅肉和匀，加适量酱油、黄酒、糖、盐、味精，腌渍2～3小时。将浸好的鹅块放入烤箱内，文火烤15分钟左右，翻面再烤15分钟，待熟后即可食用。本品可温补脾肾，固涩止泻。用于脾胃虚弱型肠功能紊乱。

丁 香

Ding Xiang

【性味归经】

辛，温。归脾、胃、肺、肾经。

【功能】

温中降逆，补肾助阳。

【主治】

用于脾胃虚寒，呃逆呕吐，食少吐泻，心腹冷痛，肾虚阳痿。

【用法用量】

1～3g，内服或研末外敷。

【禁忌】

本品辛热燥烈，易耗气动火，故不宜多用、久服。阴虚有热者忌用。不宜与郁金同用。

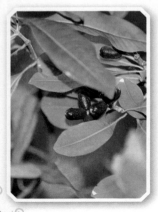

【经典配方】

丁蔻理中丸 功能主治：增强温中降逆止呕之力。适用于理中丸证兼有反胃者，并可用于慢性胃肠炎、溃疡病的胃痛、消化不良等。成分：人参6g，白术9g，干姜6g，炙甘草6g，丁香1.5g，豆蔻6g。炼蜜为丸，温水送服。

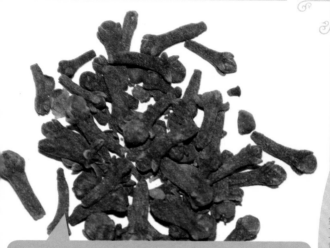

【饮片特征】本品为桃金娘科植物丁香的干燥花蕾。略呈研棒状，长1~2cm。花冠圆球形，直径0.3~0.5cm，花瓣4枚，棕褐色或褐黄色，质坚实，富油性。气芳香浓烈，味辛辣，有麻舌感。

【养生药膳】

丁香姜糖　白砂糖50g，生姜末30g，丁香粉3g，香油适量。白砂糖加少许水，放入砂锅，文火熬化，加生姜末、丁香粉调匀，继续熬至挑起不黏手为度。另备一大瓷盆，涂以香油，将熬的糖倒入摊平。稍冷后趁软切作50块。本品可温中降逆，益气健脾。用于脾胃虚寒型慢性胃炎。

胡 椒

Hu Jiao

【性味归经】

辛，热。归胃、大肠经。

【功能】

温中散寒，下气消痰。

【主治】

用于胃寒呕吐，腹痛泄泻，食欲不振，癫痫痰多。

【用法用量】

0.6～1.5g，研粉吞服。外用适量。

【禁忌】

阴虚有火者忌服。

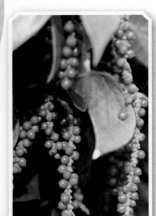

【经典配方】

胡椒汤 功能主治：治脾胃受寒，胸膈不利，心腹疼痛，呕逆恶心，吞酸吐水，口淡舌涩，不思饮食。成分：红豆、肉桂（不见火）各30g，胡椒180g，干姜（焙）90g，桔梗（焙）900g，甘草（炒）210g。上为细末，水冲服，每服5g。

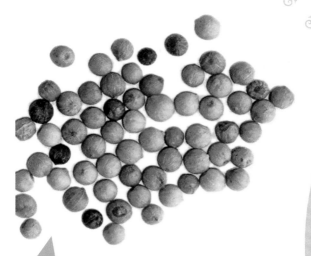

【饮片特征】本品为胡椒科植物胡椒的干燥近成熟果实。呈球形，表面黑褐色，具隆起网状皱纹，顶端有细小花柱残迹，基部有自果轴脱落的疤痕。质硬，外果皮可剥离，内果皮灰白色或淡黄色。断面黄白色，粉性，中有小空隙。气芳香，味辛辣。

【养生药膳】

椒茴煮猪尾　胡椒12g，八角茴香9g，猪尾（去毛，洗净，切段）1条，水适量，煮汤调味服。本品可散寒祛湿，强筋骨。用于寒湿型腰肌劳损。

荜 茇

Bi Bo

【性味归经】

辛，热。归胃、大肠经。

【功能】

温中散寒，下气止痛。

【主治】

用于脘腹冷痛，呕吐，泄泻，寒凝气滞，胸痹心痛，头痛，牙痛。

【用法用量】

1～3g。外用适量，研末塞龋齿孔中。

【禁忌】

实热郁火、阴虚火旺者均忌服。

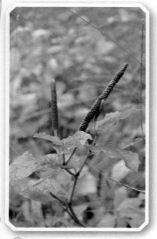

【经典配方】

荜茇汤　功能主治：止痛。用于牙齿痛。成分：荜茇、生地黄、当归尾、荆芥穗、白芷、桑白皮（炒）、蜂房（炒）、赤芍、姜黄、细辛、藁本、甘草各等份，研为粗粉，混匀。取9g煎汤，煎液漱口。

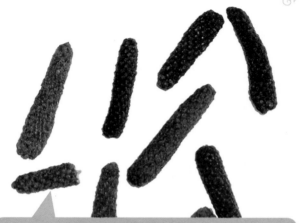

【饮片特征】本品为胡椒科植物荜茇的干燥成熟或近成熟果穗。呈圆柱形，稍弯曲，由多数小浆果集合而成，长1.5~3.5cm，直径0.3~0.5cm。表面黑褐色或棕色，质硬而脆，易折断，断面不整齐，颗粒状。小浆果球形，直径约0.1cm。有特异香气，味辛辣。

【养生药膳】

鲫鱼汤 大鲫鱼1000g，荜茇、砂仁、陈皮、胡椒、泡辣椒各10g，大蒜2个。鲫鱼洗净，在鱼腹内装入陈皮、砂仁、荜茇、大蒜、胡椒、泡辣椒，将鲫鱼用油稍煎后，再加入水适量，炖煮成汤，调味即成，空腹随量食。本品可醒脾暖胃。用于脾胃虚寒。

荜澄茄

Bi Cheng Qie

【性味归经】

辛，温。归脾、胃、肾、膀胱经。

【功能】

温中散寒，行气止痛。

【主治】

用于胃寒呕逆，脘腹冷痛，寒疝腹痛，寒湿郁滞，小便浑浊。

【用法用量】

1～3g。

【禁忌】

阴虚血分有热、发热咳嗽者禁用。

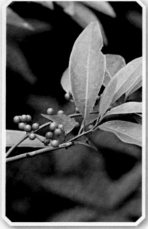

🌼【经典配方】

荜茇茄丸 功能主治：行气止痛，温中散寒。用于中焦痞塞，气逆上攻，心腹痛。成分：荜澄茄15g，高良姜60g，神曲（炒）、青皮（去白）、肉桂（去皮）各30g，阿魏（醋、面裹煨熟）15g。研末，用醋、面粉制丸如梧桐子大，生姜汤送服，每次20丸。

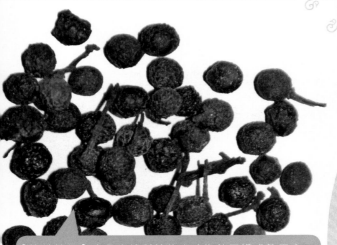

【饮片特征】本品为樟科植物山鸡椒的干燥成熟果实。呈类球形。表面棕褐色至黑褐色，有网状皱纹，除去外皮可见硬脆的果核，黄棕色，富油性。气芳香，味稍辣而微苦。

【养生药膳】

荜澄茄粥 荜澄茄（研末）2g，粳米50g，红糖适量。将粳米、红糖放入锅内，加水400ml，煮至米开时，调入荜澄茄末，改文火，煮至粥稠，停火待服。每日2次，温热服食，3天为一疗程。本品可温肾暖脾，健胃消食，散寒止痛。用于中焦虚寒、胃脘冷痛、呃逆呕吐、寒疝腹痛、小便不利或小便频数等症。

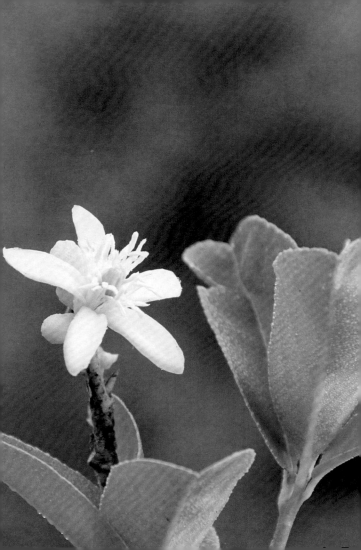

第十一章

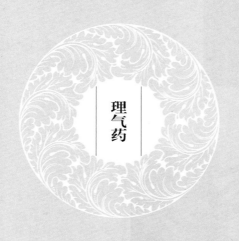

理气药

陈 皮

Chen Pi

【性味归经】

苦、辛，温。归肺、脾经。

【功能】

理气健脾，燥湿化痰。

【主治】

用于脘腹胀满，食少吐泻，咳嗽痰多。

【用法用量】

3~9g。

【禁忌】

舌赤少津、内有实热者慎用，气虚及阴虚燥咳者不宜用，吐血者慎用。久服、多服损人元气。

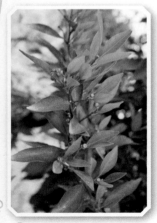

【经典配方】

香砂平胃丸 功能主治：燥湿健脾，理气宽中。适用于湿阻脾胃。成分：苍术150g，厚朴、陈皮、香附各120g，砂仁、甘草各60g。研末，制成小丸。日服2次，每服6g。

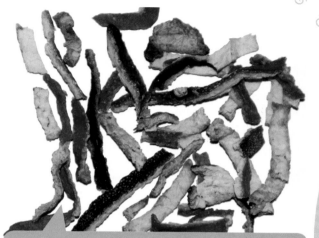

【饮片特征】本品为芸香科植物橘及其栽培变种的干燥成熟陈久果皮。呈不规则的条状或丝状，外表面橙红色或红棕色，内表面浅黄白色，粗糙，附黄白色或黄棕色筋络状维管束。气香，味辛、苦。

🍲【养生药膳】

1. 陈皮牛肉　牛肉1000g，陈皮30g，白萝卜500g。牛肉切块，用清水浸泡半小时捞出，控干水分。陈皮切丝，萝卜切滚刀块。锅内清水烧开，放入牛肉煮沸，去泡沫，再煮至牛肉熟透时加入陈皮、萝卜，改用小火炖，待萝卜煮烂后下盐、味精调味即可。本品可调气活血，滋补肝肾。用于肝胆血瘀型慢性胆囊炎。

川楝子

Chuan Lian Zi

【性味归经】

苦，寒；有小毒。归肝、小肠、膀胱经。

【功能】

疏肝泄热，行气止痛，杀虫。

【主治】

用于肝郁化火，胸胁、脘腹胀痛，疝气疼痛，虫积腹痛。

【用法用量】

3～9g。外用适量，研末调涂。

【禁忌】

本品有毒，不宜过量或持续服用。脾胃虚寒者慎用。

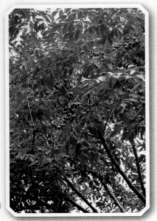

【经典配方】

橘核丸　功能主治：行气止痛，软坚散结。适用于寒湿疝气。成分：橘核（炒）、海藻（洗）、昆布（洗）、海带（洗）、川楝子（去肉，炒）、桃仁（麸炒）各9g，厚朴（去皮，姜汁炒）、木通、枳实麸、延胡索（炒、去皮）、桂心（不见火）、木香（不见火）各6g。为细末，酒糊为

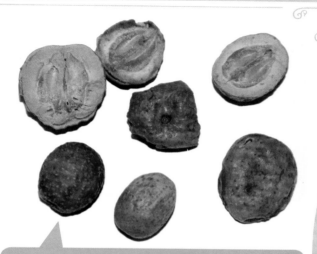

【饮片特征】本品为楝科植物川楝的干燥成熟果实的加工品。呈类球形，表面金黄色至棕黄色，微有光泽，果核球形或卵圆形，质坚硬，两端平截，有6～8条纵棱，内分6～8室，每室含黑棕色长圆形的种子1粒。气特异，味酸、苦。

丸，如梧桐子大，每服9g，空心温酒盐汤送下。

🍲【养生药膳】

川楝子粥　川楝子3g，大米100g，白糖适量。将川楝子放入锅中，加清水适量，浸泡5～10分钟后，水煎取汁，加大米煮粥，待粥熟时下白糖，再煮一二沸即成，每日1剂。本品可杀虫止痛。适用于肠道蛔虫症、虫积腹痛等。

青皮

Qing Pi

【性味归经】

苦、辛，温。归肝、胆、胃经。

【功能】

疏肝破气，消积化滞。

【主治】

用于胸胁胀痛，疝气疼痛，乳癖，乳痈，食积气滞，脘腹胀痛。

【用法用量】

3～9g。

【禁忌】

本品性烈耗气，气虚者当慎用。

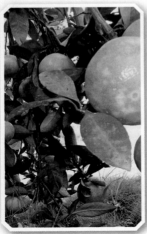

【经典配方】

木香顺气丸 功能主治：顺气和胃。适用于食气交阻、胸膈胀闷、气郁不舒、腹痛等症。成分：木香、枳壳、香附、槟榔、陈皮、苍术、厚朴、砂仁、青皮各30g，甘草15g，生姜60g。研末，制成小丸。每日服2次，每次9g。

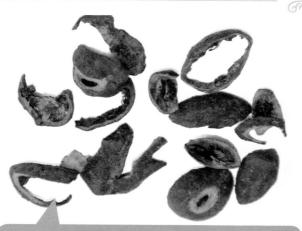

【饮片特征】本品为芸香科植物橘及其栽培变种的干燥幼果或未成熟果实的果皮的加工品。呈类圆形厚片或不规则丝状，表面灰绿色或黑绿色，切面黄白色或淡黄棕色。气香，味苦、辛。

【养生药膳】

青皮山楂粥 青皮9g，生山楂30g，粳米100g。将青皮、生山楂分别洗净，切碎后一起放入砂锅中，加适量水，浓煎40分钟，用洁净纱布过滤，取汁待用。将粳米淘洗干净，放入砂锅中，加适量水，用小火煨煮成稠粥，粥将成时，加入青皮、山楂浓煎汁，拌匀，继续煨煮至沸即成，早、晚分食。本品可疏肝解郁。用于肝郁气滞引起的乳腺小叶增生。

乌 药

Wu Yao

【性味归经】

辛，温。归肺、脾、肾、膀胱经。

【功能】

行气止痛，温肾散寒。

【主治】

用于寒凝气滞，胸腹胀痛，气逆喘急，膀胱虚冷，遗尿尿频，疝气疼痛，经寒腹痛。

【用法用量】

6～9g。

【禁忌】

本品辛热温燥，能散气耗血，故气血虚而有内热者不宜使用。

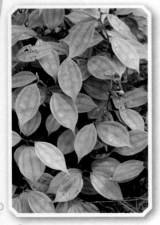

【经典配方】

天台乌药散 功能主治：行气疏肝，散寒止痛。成分：乌药9g，木香6g，小茴香6g，青皮6g，高良姜9g，槟榔9g，川楝子9g，巴豆12g。先将巴豆微打破，同川楝子用麸皮炒黑，去巴豆及麸皮不用，合余药共研为末，和匀，每服3g。

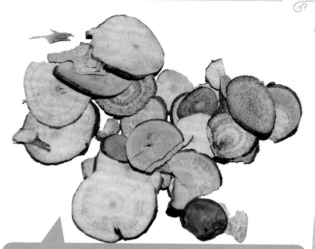

【饮片特征】本品为樟科植物乌药干燥块根的加工品。呈类圆形的薄片，外表皮黄棕色或黄褐色，切面黄白色或淡黄棕色，射线放射状，可见年轮环纹。质脆，气香，味微苦、辛，有清凉感。

【养生药膳】

　　乌药粥　乌药9g，大米100g，白糖适量。将乌药择净，放入锅内，加清水适量，浸泡5～10分钟后，水煎取汁，加大米煮粥，待煮至粥熟后，白糖调味服食，每日1剂，连续3～5天。功效：行气止痛，温肾散寒。适用于寒郁气滞所致的胸闷胁痛、脘腹胀痛、寒疝腹痛、小便频数、遗尿等。

枳　实

Zhi Shi

【性味归经】

苦、辛、酸，微寒。归脾、胃经。

【功能】

破气消积，化痰散痞。

【主治】

用于积滞内停，痞满胀痛，泻痢后重，大便不通，痰滞气阻，胸痹，结胸，脏器下垂。

【用法用量】

3～9g。

【禁忌】

孕妇慎用。

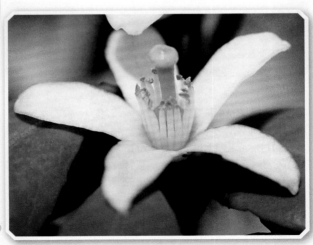

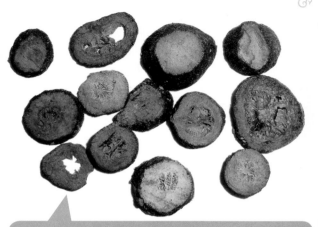

【饮片特征】本品为芸香科植物酸橙干燥幼果的加工品。呈不规则弧状条形或圆形薄片。切面外果皮黑绿色至暗棕绿色，中果皮部分黄白色至黄棕色。气清香，味苦、微酸。

【经典配方】

枳实导滞丸　功能主治：消食导滞，清利湿热。成分：枳实9g，大黄9g，炒六神曲9g，茯苓6g，黄芩6g，黄连6g，白术6g，泽泻6g。共为细末，六神曲糊为丸，每次6～9g，每日2～3次，温水送下。

【养生药膳】

油焖枳实萝卜　枳实9g，白萝卜、虾米适量。水煎枳实，取汁备用。将萝卜切块，用猪油煸炸，加虾米，浇药汁适量，煨至极烂，加葱、姜丝、盐适量调味即可食之。本品可顺气通便。用于气滞型便秘。

荔枝核

Li Zhi He

【性味归经】

甘、微苦，温。归肝、肾经。

【功能】

行气散结，祛寒止痛。

【主治】

用于寒疝腹痛，睾丸肿痛。

【用法用量】

5~10g。

【禁忌】

无寒湿滞气者勿服。

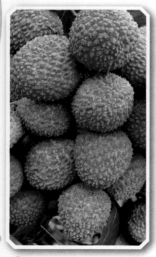

🌸【经典配方】

荔核散 功能主治：行气散结，祛寒止痛。主治疝气，阴核肿大，痛不可忍。成分：荔枝核（新者，烧存性）14个，沉香3g，木香3g，青盐3g，食盐3g，八角茴香（炒）3g，小茴香6g，川楝子肉6g。上为细末，以酒送服，每服9g。

🥣【养生药膳】

1. 荔核大米粥　干

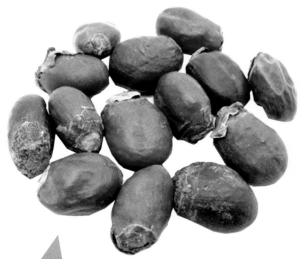

【饮片特征】本品为无患子科植物荔枝的干燥成熟种子。完整者呈长圆形或卵圆形,略扁。表面棕红色或紫棕色,平滑,有光泽,略有凹陷及细波纹。质硬,棕黄色。气微,味微甘、苦、涩。

荔核15枚,山药15g,莲子肉15g,粳米50g。先煎前三味,去渣取汁,后下米煮成粥。本品可补肾健脾,温阳散寒止痛。用于肾虚型腹泻。

2.荔枝核海带汤
荔枝核、小茴香、青皮各15g,海带50g。将所有材料加适量水煮成汤即可。每日饮用1次,可以改善肝硬化症状。

木 香
Mu Xiang

【性味归经】

辛、苦，温。归脾、胃、大肠、三焦、胆经。

【功能】

行气止痛，健脾消食。

【主治】

用于胸胁、脘腹胀痛，泻痢后重，食积不消，不思饮食。煨木香实肠止泻，用于泄泻腹痛。

【用法用量】

3～9g。

【禁忌】

本品辛温香燥，故阴虚、津亏、火旺者慎用。

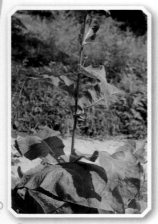

【经典配方】

木香槟榔丸 功能主治：行气导滞，攻积泄热。适用于痢疾、食积。症见赤白痢疾，里急后重；或食积内停，脘腹胀满，大便秘结，舌苔黄腻，脉沉实。成分：木香9g，槟榔3g，青皮3g，陈皮3g，莪术3g，黄连3g，黄柏5g，大黄5g，制香附10g，牵牛

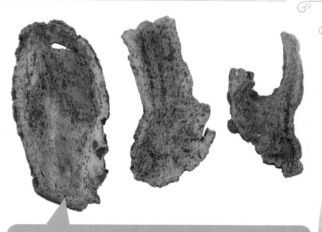

【饮片特征】本品为菊科植物木香干燥根的加工品。呈类圆形或不规则的厚片，外表皮黄棕色至灰褐色，有纵皱纹。切面棕黄色至棕褐色，中部有明显菊花心状的放射纹理。气香特异，味微苦。

子10g。上为细末，水泛丸，每服6g，食后生姜汤下。

🍲【养生药膳】

芪香蜜营膏　黄芪300g，木香45g，蜂蜜适量。将黄芪、木香加水适量煎煮，每30分钟取煎液1次，加水再煎，共取2次，合并煎液，再以小火煎熬浓缩，至较稠黏时，加蜂蜜一倍，至沸停火，待冷装瓶备用。每日2次，每次1汤匙，沸水冲化。本品可补气行气，润肠通便。用于气虚型便秘。

佛 手

Fo Shou

【性味归经】

辛、苦、酸，温。归肝、脾、胃、肺经。

【功能】

疏肝理气，和胃止痛，燥湿化痰。

【主治】

用于肝胃气滞，胸胁胀痛，胃脘痞满，食少呕吐，咳嗽痰多。

【用法用量】

3～9g。

【禁忌】

阴虚有火、气血无滞者慎用。

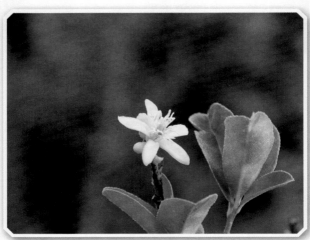

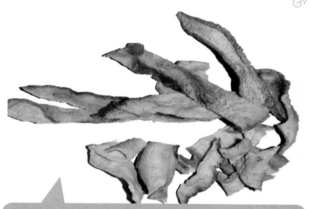

【饮片特征】本品为芸香科植物佛手干燥近成熟或成熟果实的加工品。类椭圆形或卵圆形的薄片，常皱缩或卷曲。外皮黄绿色或橙黄色，有皱纹和油点。果肉浅黄白色，散有凹凸不平的线状或点状维管束。质硬而脆，受潮后柔韧。气香，味微甜后苦。

【经典配方】

砂仁佛手汤 功能主治：行气止痛。适用于肝郁气滞证、胃肠神经痛等。成分：佛手9g，砂仁（后下）6g。水煎服。

【养生药膳】

佛手蛋 佛手9g，茉莉花9g，鸡蛋2个。先用清水煮鸡蛋一沸，捞出将蛋壳打破，再与佛手、茉莉花同煮15分钟即可。吃鸡蛋，每日1次。本品可疏肝理气，醒脾固肠。适用于肝气乘脾型肠功能紊乱。

沉 香

Chen Xiang

【性味归经】

辛、苦，微温。归脾、胃、肾经。

【功能】

行气止痛，温中止呕，纳气平喘。

【主治】

用于胸腹胀闷疼痛，胃寒呕吐呃逆，肾虚气逆喘急。

【用法用量】

1～6g，后下。

【禁忌】

辛温助热、阴虚火旺者慎用，气虚下陷者亦慎用。

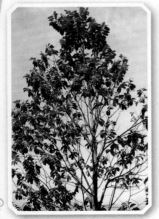

🌿【经典配方】

四磨汤 功能主治：行气降逆，宽胸散结。适用于肝郁气逆证，症见胸膈胀闷，上气喘急，心下痞满，不思饮食，苔白脉弦。成分：天台乌药6g，沉香6g，槟榔9g，人参6g。水煎服。

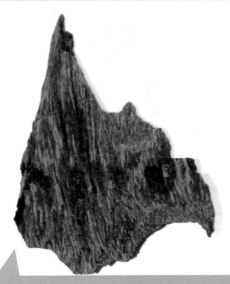

【饮片特征】本品为瑞香科植物沉香或白木香含有树脂木材的加工品。呈不规则块、片状或盔帽状。表面凹凸不平，有刀痕，偶有孔洞，可见黑褐色树脂与黄白色木部相间的斑纹。质较坚实，断面刺状。气芳香，味苦。用时捣碎或研成细粉。

【养生药膳】

川楝子饮　沉香、附子各30g，川楝子45g，研粉备用。每次5g，加生姜3片，大枣1枚，盐少许，水煎温服。适用于寒疝。

薤 白

Xie Bai

【性味归经】

辛、苦，温。归心、肺、胃、大肠经。

【功能】

通阳散结，行气导滞。

【主治】

用于胸痹心痛，脘腹痞满胀痛，泻痢后重。

【用法用量】

3～9g。

【禁忌】

气虚者、滞者、胃弱纳呆及不耐蒜味者不宜服用。

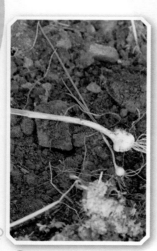

【经典配方】

枳实薤白桂枝汤

功能主治：通阳散结，下气祛痰。适用于胸阳不振、痰气互结之胸痹。症见胸满而痛，甚或胸痛彻背，喘息咳唾，短气，气从胁下冲逆，上攻心胸，舌苔白腻，脉沉弦或紧。成分：薤白9g，瓜蒌（捣）12g，枳实12g，厚朴12g，桂枝3g。以水5

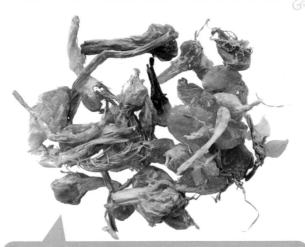

【饮片特征】本品为百合科植物小根蒜或薤干燥鳞茎的加工品。呈不规则卵圆形。表面黄白色或淡黄棕色，皱缩，半透明，有类白色膜质鳞片包被，底部有突起的鳞茎盘。质硬，角质样。有蒜臭，味微辣。

升，先煮枳实、厚朴，取2升，去滓，纳诸药，煮数沸，分3次温服。

💊【养生药膳】

薤白粥 薤白9g，葱白2根，香菜适量，粳米100g。将薤白、葱白切成3～4cm的小段，与粳米同放入锅内，加清水适量，文火煮粥，粥成后加入切碎的香菜稍煮即成。本品可通阳散寒，行气导滞。用于寒凝气滞型冠心病。

香附
Xiang Fu

【性味归经】

辛、微苦、微甘，平。归肝、脾、三焦经。

【功能】

疏肝解郁，理气宽中，调经止痛。

【主治】

用于肝郁气滞，胸胁胀痛，疝气疼痛，乳房胀痛，脾胃气滞，脘腹痞闷，胀满疼痛，月经不调，经闭痛经。

【用法用量】

6~9g。

【禁忌】

凡气虚无滞、阴虚血热者忌服。

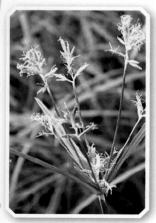

🌸【经典配方】

越鞠丸　功能主治：行气解郁。适用于六郁证，症见胸膈痞闷，脘腹胀痛，嗳腐吞酸，恶心呕吐，饮食不消。成分：香附、川芎、苍术、栀子、神曲各9g。上为末，水丸如绿豆大，现代用作水丸，每服6~9g，温开水送服，日3次；亦可作汤剂，水煎服。

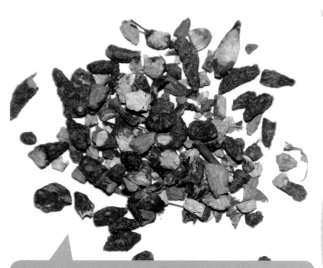

【饮片特征】本品为莎草科植物莎草干燥根茎的加工品。呈不规则厚片或颗粒状，外表皮棕褐色或黑褐色，有时可见环节。切面色白或黄棕色，质硬，内皮层环纹明显。气香，味微苦。

🥄【养生药膳】

佛香梨　佛手5g，制香附5g，梨2个。将佛手、香附研末备用。梨去皮，切开剜空，各放入一半药末，合住放入碗内，上锅蒸10分钟，作点心食用。本品可疏肝和胃。用于肝气郁结型神经衰弱。

柿 蒂

Shi Di

【性味归经】

苦、涩，平。归胃经。

【功能】

降逆止呃。

【主治】

用于呃逆。

【用法用量】

3～9g。

【禁忌】

若呃逆属实邪内郁者慎用。

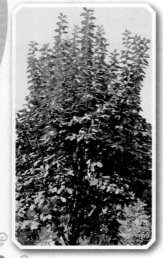

【经典配方】

丁香柿蒂汤 功能主治：温中益气，降逆止呕。适用于胃气虚寒，呃逆不已，胸痞脉迟者。成分：丁香6g，柿蒂9g，人参3g，生姜6g。水煎服。

【养生药膳】

生姜柿蒂茶 生姜5g，柿蒂5枚，红糖10g。将上药放入杯中，

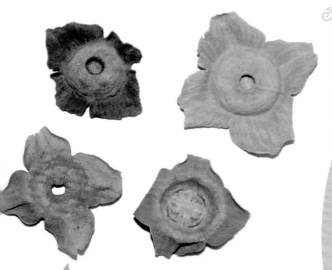

【饮片特征】本品为柿科植物柿成熟果实的干燥宿萼。呈扁圆形，中央较厚，微隆起，有果实脱落后的圆形疤痕，边缘较薄，4裂，裂片多反卷，易碎；基部有果梗或圆孔状的果梗痕。外表面黄褐色或红棕色，内表面黄棕色，密被细绒毛，质硬而脆。气微，味涩。

以沸水冲泡，焖10分钟，代茶频饮。功效：温中和胃，散寒止呕。

适用于胃寒呕吐，症见不思饮食，呕吐泄泻，舌苔白。

刀 豆

Dao Dou

【性味归经】
甘，温。归胃、肾经。

【功能】
温中，下气，止呃。

【主治】
用于虚寒呃逆，呕吐。

【用法用量】
6～9g。

【禁忌】
胃热炽盛者忌服。

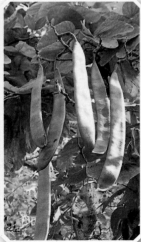

【经典配方】
芍药甘草刀豆汤
功能主治：平肝缓急，降逆和胃。适用于肝气横逆、胃失和降所致的嗳气者。成分：白芍60g，甘草15g，刀豆壳（煨）50g。水煎服。

【养生药膳】
刀豆木瓜肉片汤
猪肉50g，刀豆50g，木瓜100g。先将猪肉洗净，切成薄片，放入碗中加精

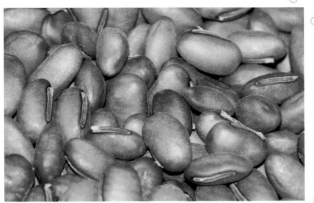

【饮片特征】本品为豆科植物刀豆的干燥成熟种子。呈扁卵形或扁肾形，表面淡红色至红紫色，微皱缩，略有光泽。边缘具眉状黑色种脐。质硬，难破碎。气微，味淡，嚼之有豆腥味。

盐、湿淀粉适量，抓揉均匀，备用。将刀豆、木瓜洗净，木瓜切成片，与刀豆同放入砂锅中，加适量水，煎煮30分钟，用洁净纱布过滤，取汁后再入砂锅，视滤液量可加适量清水，大火煮沸，加入肉片拌匀，调入黄酒适量，再煮沸，加葱花、姜末适量，并加少许精盐，拌匀即成。可当汤佐餐，随意食用，当日吃完。本品可疏肝解郁。适用于肝郁气滞引起的乳腺小叶增生。

九香虫

Jiu Xiang Chong

【性味归经】

咸，温。归肝、脾、肾经。

【功能】

理气止痛，温中助阳。

【主治】

用于胃寒胀痛，肝胃气痛，肾虚阳痿，腰膝酸痛。

【用法用量】

3～9g。

【禁忌】

阴虚阳亢者慎服。

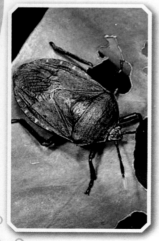

【经典配方】

乌龙丸 功能主治：兴阳益精。成分：九香虫100g，杜仲80g，白术50g，车前子、陈皮各40g。

【养生药膳】

九香虫酒 九香虫40g，白酒400ml。将九香虫拍碎，装入纱布袋内，放入干净的器皿中，倒入

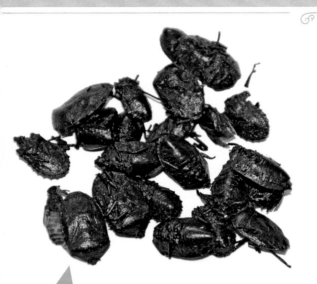

【饮片特征】本品为椿科动物九香虫全体的加工品。略呈六角状扁椭圆形，表面棕褐色或棕黑色，略有光泽。头部小，与胸部略呈三角形，复眼突出，卵圆状。腹部棕红色至棕黑色，每节近边缘处有突起的小点。质脆，折断后腹内有浅棕色的内含物。气特异，味微咸。

白酒浸泡，密封，7日后开封，去掉药袋，即可饮用。每次10～20ml，每日2次，将酒温热空腹服用。本品可补肾壮阳，理气止痛。主治因肾虚所致的阳痿以及胸膈气滞等症。

娑罗子

Suo Luo Zi

【性味归经】
甘，温。归肝、胃经。

【功能】
疏肝理气，和胃止痛。

【主治】
用于肝胃气滞，胸腹胀闷，胃脘疼痛。

【用法用量】
3～9g。

【禁忌】
气虚及阴虚者忌用。

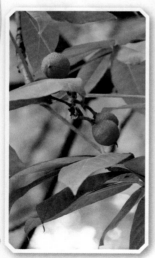

🌿【经典配方】
经前乳胀方 功能主治：用于经前胸闷乳胀。成分：娑罗子、路路通、香附、郁金、焦白术、乌药、陈皮、枳壳。

🍵【养生药膳】
娑罗子煎 娑罗子1枚去壳，捣碎，煎服。本品可用于胃痛。

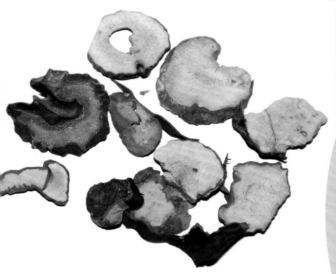

【饮片特征】本品为七叶树科植物七叶树或天师栗干燥成熟种子的加工品。呈扁球形或类球形，似板栗，直径1.5～4cm。表面棕色或棕褐色，多皱缩，凹凸不平，略具光泽；种脐色较浅，近圆形，约占种子面积的1／4至1／2；其一侧有1条突起的种脊，有的不甚明显。气微，味先苦后甜。除去外壳和杂质，用时打碎。

大腹皮

Da Fu Pi

【性味归经】

辛，微温。归脾、胃、大肠、小肠经。

【功能】

行气宽中，行水消肿。

【主治】

用于湿阻气滞，脘腹胀闷，大便不爽，水肿胀满，脚气浮肿，小便不利。

【用法用量】

3～9g。

【禁忌】

气虚体弱者及孕妇慎用。

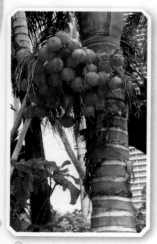

【经典配方】

渗湿利气汤 功能主治：行气软坚，健脾利水。适用于肝硬化腹水大部分已消，但胀满尚未减，消化功能差，并有腹痛等。成分：郁金、枳壳、木香、槟榔、鸡内金、泽泻各9g，青皮、厚朴各6g，茯苓皮、茯苓各12g，大腹皮9g，砂仁4.5g。水煎服。

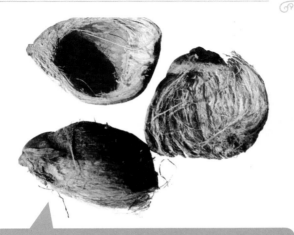

【饮片特征】本品为棕榈科植物槟榔干燥成熟果皮的加工品。略呈椭圆形或长卵形瓢状。外果皮深棕色至近黑色，具有不规则的纵皱纹及隆起的横纹。内果皮凹陷，褐色或深棕色，光滑呈硬壳状。体轻，质硬，纵向撕裂后可见中果皮纤维。气微，味微涩。

【养生药膳】

鲤鱼大腹皮汤　鲤鱼约500g，白术15g，大腹皮、陈皮各9g，生姜皮3g。将鲤鱼洗净，药物用布包好，同放在锅内，加水1000ml，文火炖至烂熟，去药包，用葱、蒜、无盐酱油调味。食鱼肉，饮汤，早、晚分2次服，连服3～4日。本品可健脾理气，利水消肿。用于气滞水停妊娠水肿。

甘 松

Gan Song

【性味归经】

辛、甘，温。归脾、胃经。

【功能】

理气止痛，开郁醒脾；外用祛湿消肿。

【主治】

用于脘腹胀满，食欲不振，呕吐；外用治牙痛，脚气肿毒。

【用法用量】

3~6g。外用适量，泡汤漱口或煎汤洗脚或研末敷患处。

【禁忌】

气虚血热者忌服。

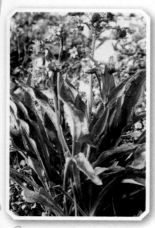

【经典配方】

甘松汤　功能主治：收湿拔毒，用于湿脚气。成分：荷叶、藁本、甘松。煎水，洗患处。

【养生药膳】

甘松粥　甘松6g，大米100g。将甘松择净，放入锅中，加清水适量，浸

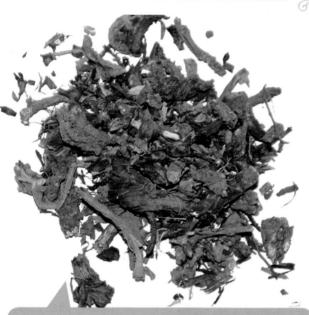

【饮片特征】本品为败酱科植物甘松干燥根及根茎的加工品。呈不规则的长段，根呈圆柱形，表面棕褐色，质松脆。切面皮部深棕色，常成裂片状，木部黄白色。气特异，味苦而辛。

泡5~10分钟后，水煎取汁，加大米煮为稀粥服食，每日1剂，连续5~7天。本品可行气健脾，补脾健胃。适用于气闷胸痛，脘腹胀满，食欲不振，胃寒呕吐，肢软乏力等。

香 橼

Xiang
Yuan

【性味归经】

辛、苦、酸，温。归肝、脾、肺经。

【功能】

疏肝理气，宽中，化痰。

【主治】

用于肝胃气滞，胸胁胀痛，脘腹痞满，呕吐噫气，痰多咳嗽。

【用法用量】

3～9g。

【禁忌】

阴虚有热者慎用。

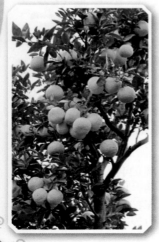

【经典配方】

四陈汤　功能主治：治气滞腹痛。成分：陈皮（去白）、陈香橼（去瓤）、陈枳壳（去瓤，面炒）、陈茶叶各等份。上药研末，每服9g，开水点服。

【养生药膳】

香橼佛手粥　香橼9g，佛手9g，大枣10枚，葡萄干、粳米适量。将

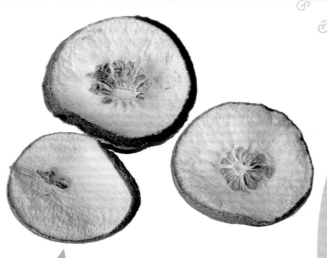

【饮片特征】本品为芸香科植物枸橼或香橼干燥成熟果实的加工品。呈圆形或长圆形片，直径4～10cm，厚0.2～0.5cm。横切片外果皮黄色或黄绿色，边缘呈波状，散有凹入的油点；中果皮厚1～3cm，黄白色。纵切片中心柱较粗壮，质柔韧。气清香，味微甜而苦辛。

香橼、佛手加水，大火煮沸，改为文火慢煎30分钟，去渣取液，加大枣、葡萄干、粳米，再加水适量熬粥。本品可疏肝解郁，理气和中，燥湿化痰。用于肝胃不和之功能性消化不良以及其他疾病导致的消化不良。

檀 香

Tan Xiang

【性味归经】

辛，温。归脾、胃、心、肺经。

【功能】

行气温中，开胃止痛。

【主治】

用于寒凝气滞，胸膈不舒，胸痹心痛，脘腹疼痛，呕吐食少。

【用法用量】

2～5g。

【禁忌】

阴虚火盛、动血致嗽者勿用。

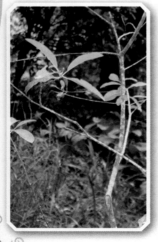

🌿【经典配方】

檀香汤　功能主治：调中顺气，安神定志，清爽头目。治精神不爽，头目昏眩，心忪烦躁，意志不定。成分：川芎（不见火）、白芷（不见火）各2两，桔梗（焙）30两，檀香（不见火）3两，甘草（炒）6两。上为细末，每服1钱，入盐少许，沸汤点服。

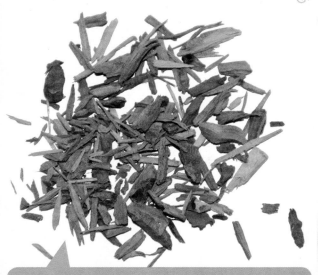

【饮片特征】本品为檀香科植物檀香树干的干燥心材的加工品。长短不一的圆柱形木段，外表面灰黄色或黄褐色，光滑细腻，横截面呈棕黄色，显油迹；棕色年轮明显或不明显，纵向劈开纹理顺直。质坚实，不易折断。气清香，燃烧时香气更浓；味淡，嚼之微有辛辣感。

【养生药膳】

红花檀香茶　红花5g，檀香5g，绿茶1g，赤砂糖25g，代茶饮。本品可活血化瘀止痛，适用于冠心病及心肌梗死的患者。

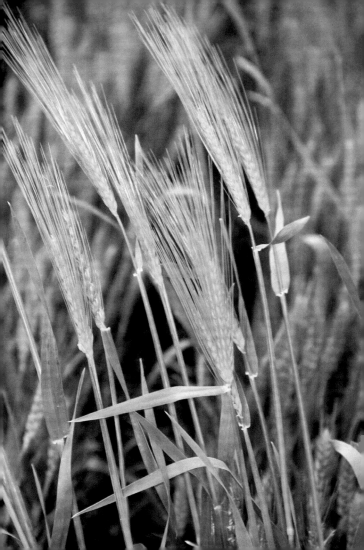

第十三章

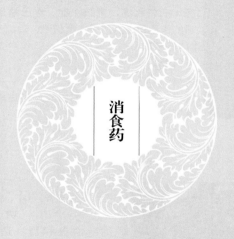

消食药

山楂

Shan Zha

【性味归经】

酸、甘，微温。归脾、胃、肝经。

【功能】

消食健胃，行气散瘀，化浊降脂。

【主治】

用于肉食积滞，胃脘胀满，泻痢腹痛，瘀血经闭，产后瘀阻，心腹刺痛，胸痹心痛，疝气疼痛，高脂血症。焦山楂消食导滞的作用增强。用于肉食积滞，泻痢不爽。

【用法用量】

9~12g。

【禁忌】

脾胃虚弱而无积滞者或胃酸分泌过多者均慎用。

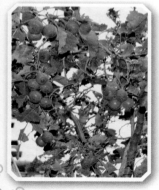

【经典配方】

<u>保和丸</u> 功能主治：消食和胃。适用于食积证，症见脘腹痞满胀痛，嗳腐吞酸，恶食呕吐，或大便泄泻，舌苔厚腻，脉滑等。成分：山楂18g，神曲6g，半夏9g，茯苓9g，莱菔子6g，连翘6g，陈皮6g。水

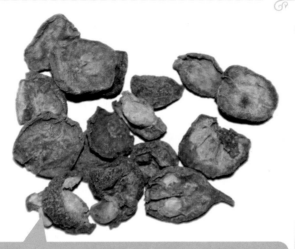

【饮片特征】本品为蔷薇科植物山楂或山里红干燥成熟果实的加工品。类圆形片，皱缩不平，外皮红色，具皱纹，有灰白色小斑点。果肉深黄色至浅棕色。中部横切片具5粒浅黄色果核，但核多脱落而中空。气微清香，味酸、微甜。

煎服，或为丸如梧桐子大，每服9g。

【养生药膳】

降脂减肥茶 荷叶60g，生山楂、生薏米各10g，花生叶15g，陈皮5g，茶叶60g。将上药共为细末，以沸水冲泡代茶饮。每日1剂，不拘时频饮。本品可清热消食，降脂化湿。适用于痰浊内盛型高脂血症。

谷 芽
Gu Ya

【性味归经】

甘，温。归脾、胃经。

【功能】

消食和中，健脾开胃。

【主治】

用于食积不消，腹胀口臭，脾胃虚弱，不饥食少。炒谷芽偏于消食，用于不饥食少。焦谷芽善化积滞，用于积滞不消。

【用法用量】

9～15g。

【禁忌】

胃下垂者忌用。

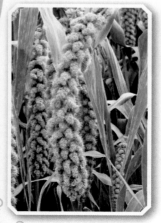

🌿【经典配方】

谷芽枳实小柴胡汤 功能主治：治谷疸，头痛，心中郁怫不安，饥饱所致蒸变而黄。成分：谷芽3g，枳实3g，厚朴3g，栀子1.8g，大黄1.8g，柴胡1.8g，黄芩1.8g，陈皮1.5g，半夏1.5g，人参1.5g，炙甘草1.5g。上加水2盏，生姜3片，大枣1

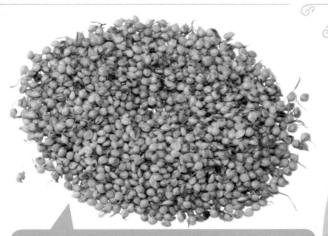

【饮片特征】本品呈类圆球形，直径约2mm，顶端钝圆，基部略尖。外壳为革质的稃片，淡黄色，具点状皱纹，下端有初生的细须根，长约3~6mm，剥去稃片，内含淡黄色或黄白色颖果(小米)1粒。气微，味微甜。

个，煎8分，不拘时候服。

🍲【养生药膳】

1. 谷芽山楂饮 谷芽、山楂各15g。将两味一同放入砂锅中，加水煎煮30分钟，取汁即成。每日1剂，分2次温服，主治消化不良、食积腹胀等症。

2. 谷芽粥 谷芽、麦芽各20g，白糖15g。将三味同放入锅中，加水熬煮成粥即可。每日早、晚食用。本品可消食和中，健脾开胃。适用于消化不良、食欲不振等症。

神曲

Shen Qu

【性味归经】

甘、辛，温。归脾、胃经。

【功能】

健脾和胃，消食调中。

【主治】

生用健脾开胃，并有发散作用。焦六神曲消食化积力强，以治食积泄泻为主。

【用法用量】

每次6~12g，水煎服，或粉碎后入茶、丸、散等制剂用。

【禁忌】

脾阴虚、胃火盛者不宜用；能落胎，孕妇宜少食。

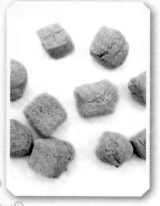

【经典配方】

大山楂丸 功能主治：消化食积。适用于食积停滞，脘腹胀满，消化不良。成分：山楂9600g，麦芽、神曲各1440g。制成大蜜丸，每丸重9g，每服1丸，日服1~2次。

【养生药膳】

1. 神曲粥 神曲

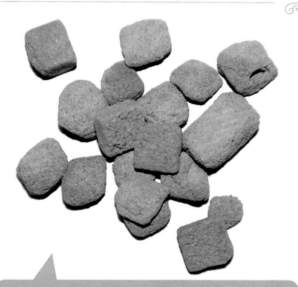

【饮片特征】本品为辣蓼、青蒿、杏仁等药加入面粉或麸皮混和后，经发酵而成的曲剂。呈立方形小块，表面灰黄色，粗糙。质坚脆，断面粗糙。气特异，味苦。

15g，粳米100g。将神曲捣碎，加水200ml，煎至100ml，去渣取汁，入粳米，再加水适量，煮成稀粥即可。每日1剂，分2次服食。本品可健脾消食。适用于伤食型腹泻。

2. 麦芽神曲汤　大麦芽、神曲各20g。将大麦芽、六神曲水煎服。每日2次，饭后服。本品可益气调中、化食下气。主治胃弱、消化不良、饭后腹胀等症。

莱菔子

Lai Fu Zi

【性味归经】

辛、甘，平。归肺、脾、胃经。

【功能】

消食除胀，降气化痰。

【主治】

用于饮食停滞，脘腹胀痛，大便秘结，积滞泻痢，痰壅喘咳。

【用法用量】

5~12g。

【禁忌】

故气虚及无食积、痰滞者慎用。不宜与人参同用。

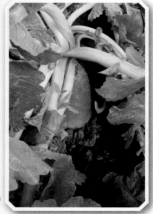

【经典配方】

宽中降逆汤 功能主治：宣导中焦，理气降逆。适用于食滞中焦，脘腹胀满而引起的呃逆或嗳气、不思饮食等症。成分：莱菔子、焦山楂、麦芽、神曲各9g，厚朴、酒大黄、枳实各6g。水煎服。

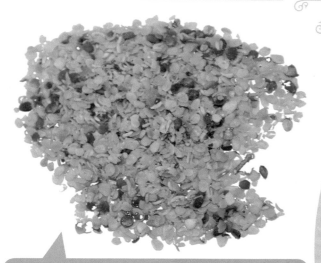

【饮片特征】本品为十字花科植物萝卜的干燥成熟种子。呈类卵圆形或椭圆形，稍扁，长2.5～4mm，宽2～3mm。表面黄棕色、红棕色或灰棕色。一端有深棕色圆形种脐，一侧有数条纵沟。种皮薄而脆，黄白色，有油性。气微，味淡、微苦辛。

【养生药膳】

莱菔鸡金粥　莱菔子9g，鸡内金6g，山药粉50g。莱菔子与鸡内金先加水煎煮20分钟，去渣，再加入怀山药粉煮沸成粥，白糖调味即可。每日1剂，趁热服食。本品可顺气消食，健脾止泻。用于伤食型腹泻。

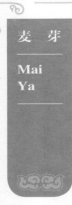

麦芽

Mai Ya

【性味归经】甘，平。归脾、胃经。

【功能】行气消食，健脾开胃，回乳消胀。

【主治】用于食积不消，脘腹胀痛，脾虚食少，乳汁郁积，乳房胀痛，妇女断乳，肝郁胁痛，肝胃气痛。生麦芽健脾和胃，疏肝行气。用于脾虚食少，乳汁郁积。炒麦芽行气消食回乳。用于食积不消，妇女断乳。焦麦芽消食化滞，用于食积不消，脘腹胀痛。

【用法用量】10～15g；回乳炒用60g。

【禁忌】哺乳期妇女不宜使用。

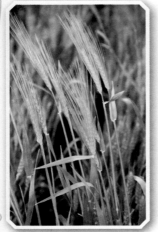

【经典配方】

化食汤　功能主治：治伤食作痛，胸腹饱闷，膜胀欲呕而不得。成分：白术9g，枳壳6g，山楂30粒，麦芽9g，半夏3g，甘草3g，砂仁3粒，厚朴3g。水煎服。

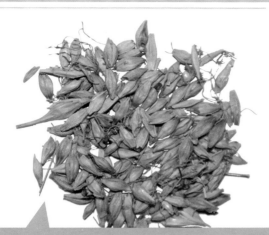

【饮片特征】本品呈梭形，表面淡黄色，背面为外稃包围，腹面为内稃包围。除去内外稃后，腹面有1条纵沟；基部胚根处生出幼芽和须根，幼芽长披针状条形，长约5mm。须根数条，纤细而弯曲。质硬，断面白色，粉性。气微，味微甜。

【养生药膳】

麦芽糕 麦芽120g，陈皮30g，炒白术30g，神曲60g，米粉150g，白糖适量。先把麦芽淘洗后晒干；再取新鲜橘皮，晒干后取30g；然后将麦芽、橘皮、炒白术、神曲一起放入碾槽内研为粉末，与白糖、米粉和匀，加入清水调和，如常法做成10～15块小糕饼，放入碗内，用蒸锅蒸熟即可。本品可消食，和中，健脾，开胃。适用于小儿不思饮食或消化不良、脘腹胀满。

鸡内金

Ji
Nei
Jin

【性味归经】

甘，平。归脾、胃、小肠、膀胱经。

【功能】

健胃消食，涩精止遗，通淋化石。

【主治】

用于食积不消，呕吐泻痢，小儿疳积，遗尿，遗精，石淋涩痛，胆胀胁痛。

【用法用量】

3～9g。

【禁忌】

脾虚无积滞者慎用。

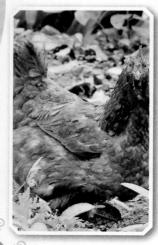

✿【经典配方】

<u>消积理中汤</u> 功能主治：温中健脾，消食开胃，软坚泄热。适用于胃结石。症见胃脘胀满不适，不思饮食，并可触到坚硬团块，推之移动，稍有压痛。成分：党参、白术、三棱、莪术、鸡内金、白芍、地骨皮各9g，茯苓、玄明粉（冲）各6g，干姜、酒大黄（后下）各3g。水煎服。

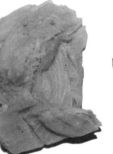
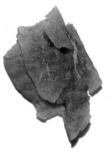
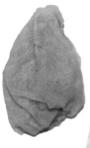

【饮片特征】本品为雉科动物家鸡的干燥沙囊内壁。不规则卷片，厚约2mm。表面黄色、黄绿色或黄褐色，薄而半透明，具明显的条状皱纹。质脆，易碎，断面角质样，有光泽。气微腥，味微苦。

【养生药膳】

益脾饼　白术30g，干姜6g，大枣250g，鸡内金细粉15g，面粉500g。将白术、干姜用纱布包扎，与红枣共煮1小时，去掉药包，枣去皮、核，继续以小火煎煮，并把枣肉压成枣泥，放冷后与鸡内金粉、面粉混匀，加水适量，以常法烙成饼。本品可健脾温中。用于脾胃虚弱型肠功能紊乱。

稻 芽

Dao Ya

【性味归经】

甘，温。归脾、胃经。

【功能】

消食和中，健脾开胃。

【主治】

用于食积不消，腹胀口臭，脾胃虚弱，不饥食少。炒稻芽偏于消食，用于不饥食少。焦稻芽善化积滞，用于积滞不消。

【用法用量】

9~15g。

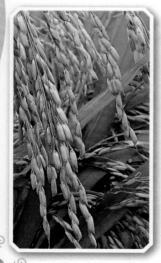

❋【经典配方】

通导汤加味　功能主治：行气导滞，通腑泄热，健脾和胃。成分：炒稻芽、延胡索、神曲、炒山楂、炒麦芽、紫苏梗各15g，枳实、黄芩、川楝子、厚朴、熟大黄、生大黄各6g，黄连3g。

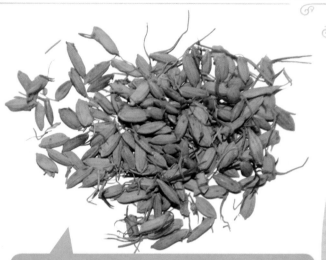

【饮片特征】本品呈扁长椭圆形，两端略尖，外稃黄色，有白色细茸毛，具5脉。一端有2枚对称的白色条形浆片，长2~3mm，于一个浆片内侧伸出弯曲的须根1~3条，长0.5~1.2cm。质硬，断面白色，粉性。气微，味淡。

【养生药膳】

山药稻芽汤 山药、明党参、鸡内金、薏苡仁、稻芽、麦芽各 9g。本品可和中消食，健脾开胃。用于脾胃失调证。

阿 魏

A Wei

【性味归经】

苦、辛，温。归脾、胃经。

【功能】

消积，化癥，散痞，杀虫。

【主治】

用于肉食积滞，瘀血癥瘕，腹中痞块，虫积腹痛。

【用法用量】

1～1.5g，多入丸、散和外用膏药。

【禁忌】

脾胃虚弱者及孕妇忌用。

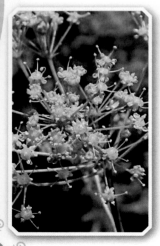

🌿【经典配方】

1. 阿魏麝香散 功能主治：肠覃、诸积、痞块。成分：阿魏（酒煮）15g，麝香3g，雄黄9g，水红花子120g，神曲（炒）、人参、白术（生）各30g，肉桂15g。上为散，每服9g，用荸荠（去皮）3个，捣烂和药，早、晚各一服，用砂仁汤过口。

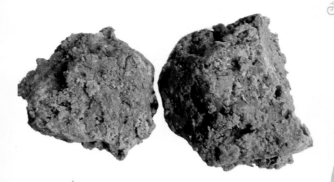

【饮片特征】本品为伞形科植物新疆阿魏或阜康阿魏的树脂。呈不规则的块状和脂膏状。颜色深浅不一，表面蜡黄色至棕黄色。块状者体轻，质地似蜡，断面稍有孔隙；新鲜切面颜色较浅，放置后色渐深。脂膏状者黏稠，灰白色。具强烈而持久的蒜样特异臭气，味辛辣，嚼之有灼烧感。

2. 神效阿魏散　功能主治：痃疾，积聚。成分：阿魏6g，芦荟6g，甘草9g，大黄30g，炮穿山甲7片。每服9g，好酒调服。

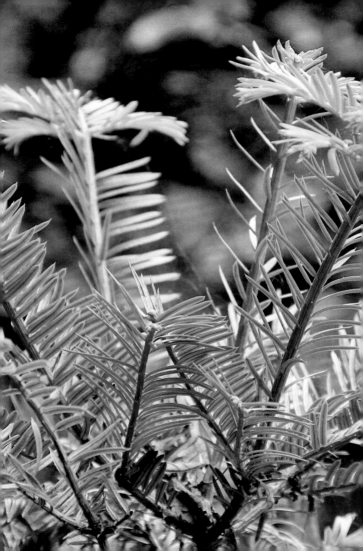

第十四章

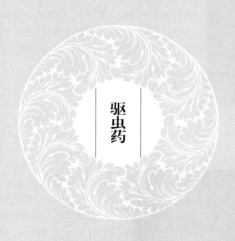

驱虫药

使君子

Shi Jun Zi

【性味归经】

甘，温。归脾、胃经。

【功能】

杀虫消积。

【主治】

用于蛔虫病，蛲虫病，虫积腹痛，小儿疳积。

【用法用量】

使君子9～12g，捣碎，入煎剂；使君子仁6～9g，多入丸、散或单用，作1～2次分服。小儿每岁1～1.5粒，炒香嚼服，1日总量不超过20粒。

【禁忌】

服药时忌饮浓茶。

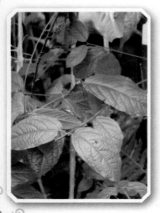

🌿【经典配方】

布袋丸　功能主治：驱虫消疳，补养脾胃。适用于小儿虫疳，体热面黄，肢细腹大，发焦目暗等。成分：夜明砂（拣净）、芜荑（炒，去皮）、使君子（胆白者，微炒，去皮）各60g，白茯苓（去皮）、白术（无油者、去芦）、人参（去芦）、甘

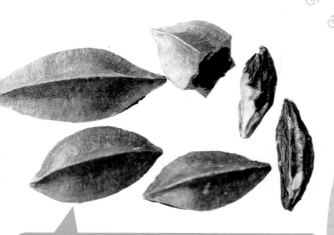

【饮片特征】本品为使君子科植物使君子的干燥成熟果实。呈椭圆形或卵圆形，具5条纵棱，偶有4~9棱，长2.5~4cm，直径约2cm。表面黑褐色至紫黑色，平滑，微具光泽。顶端狭尖，基部钝圆，有明显圆形的果梗痕。气微香，味微甜。

草、芦荟（细研）各15g。

🍲【养生药膳】

　　使君子茶粥　茶叶15g，花生肉25g，使君子50g，粳米50g。先将茶叶、花生肉、使君子共研细末备用。然后将粳米煮粥，将熟时加入药末10g，稍煮即成。每日1次，空腹食之。本品可杀虫驱蛔。适用于小儿蛔虫病。

南瓜子

Nan Gua Zi

【性味归经】

甘，平。归大肠经。

【功能】

杀虫，下乳，利水消肿。

【主治】

主治绦虫，蛔虫，血吸虫，钩虫，蛲虫病，产后缺乳，产后手足浮肿，百日咳，痔疮。

【用法用量】

30～60g。外用适量，煎水熏洗。

【禁忌】

胃热者不宜多服。

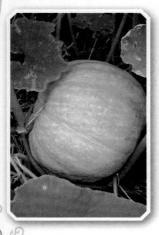

【经典配方】

驱绦汤 功能主治：驱绦虫。适用于绦虫病，症见腹痛、腹泻、腹胀、饮食不化、肛门作痒，甚或出现嗜食异物而面黄肌瘦乏力、头晕失眠等症。成分：南瓜子仁120g，槟榔60g。先将南瓜子仁嚼碎吞

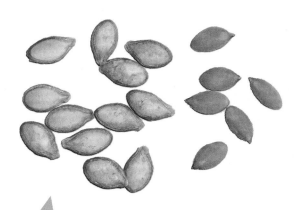

【饮片特征】本品为葫芦科植物南瓜的干燥成熟种子。呈扁圆形，表面淡黄色，两面平坦而微隆起，边缘稍有棱，一端略尖。除去种皮，有黄绿色薄膜状胚乳。子叶2枚，黄色，肥厚，有油性。气微香，味微甜。

服，隔2小时后再服槟榔煎成的浓汁，4~5小时后可见腹泻排出虫体，如无腹泻可冲服玄明粉9g，小儿根据年龄酌减。如头节未驱下，隔半月后再服。

🕐【养生药膳】

　　南瓜子泥　南瓜子仁15g，捣烂成泥状，冲入适量沸水，或再加白糖调味。早、晚空腹各服1次。适用于产后缺乳。

苦楝皮

Ku Lian Pi

【性味归经】

苦，寒；有毒。归肝、脾、胃经。

【功能】

杀虫，疗癣。

【主治】

用于蛔虫病，蛲虫病，虫积腹痛；外治疥癣瘙痒。

【用法用量】

3～6g。外用适量，研末，用猪脂调敷患处。

【禁忌】

孕妇及肝肾功能不全者慎用。

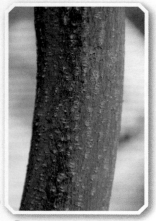

🌸【经典配方】

<u>化虫丸</u>　功能主治：杀肠道诸虫。适用于蛔虫、钩虫、绦虫、姜片虫等多种肠寄生虫病。成分：鹤虱、槟榔、苦楝根皮各1500g，铅粉500g，枯矾395g。共研细末，面糊为丸，每服6g，小儿酌减，每日1次。

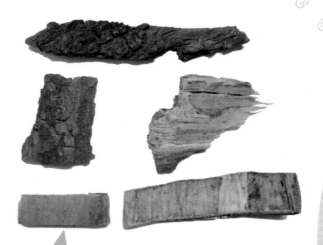

【饮片特征】本品为楝科植物川楝或楝的干燥树皮和根皮的加工品。呈不规则的丝状。外表面灰棕色或灰褐色，除去粗皮者呈淡黄色。内表面类白色或淡黄色。切面纤维性，略呈层片状，易剥离。气微，味苦。

🍲【养生药膳】

　　苦楝皮粥　苦楝皮9g，大米100g，白糖适量。将苦楝皮择净，放入锅中，加清水适量，浸泡5~10分钟后，水煎取汁，加大米煮粥，待粥熟时下白糖，再煮一二沸即成，每日1剂。本品可杀虫止痛。适用于肠道寄生虫病、虫积腹痛等。

槟榔

Bing Lang

【性味归经】

苦、辛，温。归胃、大肠经。

【功能】

杀虫，消积，行气，利水，截疟。

【主治】

用于绦虫病，蛔虫病，姜片虫病，虫积腹痛，积滞泻痢，里急后重，水肿脚气，疟疾。

【用法用量】

3~9g；驱绦虫、姜片虫，30~60g。

【禁忌】

气虚下陷者禁服。

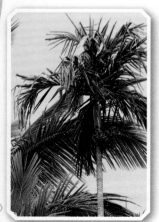

【经典配方】

槟榔四消丸 功能主治：消食导滞，行气泻水。用于食积痰饮，消化不良，脘腹胀满，嗳气吞酸，大便秘结。成分：槟榔200g，大黄（酒炒）400g，牵牛子（炒）400g，猪牙皂（炒）50g，香附（醋制）200g，五灵脂（醋炒）200g。上6味，粉碎成细

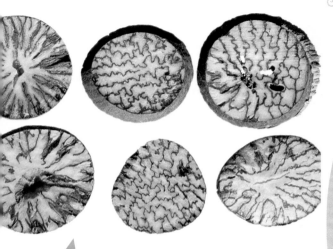

【饮片特征】本品为棕榈科植物槟榔干燥成熟种子的加工品。呈类圆形的薄片，切面可见棕色种皮与白色胚乳相间的大理石样花纹。气微，味涩、微苦。

粉，过筛，混匀，用水泛丸，干燥，即得。口服，每次6g，1日2次。

🍲【养生药膳】
　　止痢速效茶　　细茶

9g，槟榔9g。细茶用食盐同炒，去盐，将茶叶与槟榔加水煎汤，每日1～2剂，代茶温服。本品可祛壅滞，除湿热，止痢疾。用于湿热蕴结型痢疾。

雷 丸

Lei
Wan

【性味归经】

微苦，寒；有小毒。归胃、大肠经。

【功能】

杀虫消积。

【主治】

用于绦虫病，钩虫病，蛔虫病，虫积腹痛，小儿疳积。

【用法用量】

15～21g，不宜入煎剂，一般研粉服，1次5～7g，饭后用温开水调服，1日3次，连服3天。

【禁忌】

本品不宜煎服。无虫积者禁服，有虫积而脾胃虚寒者慎服。

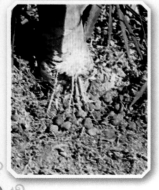

【经典配方】

连梅安蛔汤 功能主治：安蛔止痛。适用于虫积腹痛，不欲饮食，甚则吐蛔，烦躁，四肢逆冷，面赤身热，口渴，舌苔黄，脉细

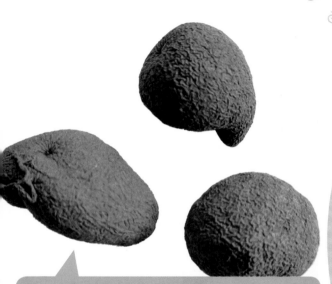

【饮片特征】本品为白蘑科真菌雷丸的干燥菌核。类球形或不规则团块，直径1～3cm。表面黑褐色或棕褐色，有略隆起的不规则网状细纹。质坚实，不易破裂，断面不平坦，白色或浅灰黄色，常有黄白色大理石样纹理。气微，味微苦，嚼之有颗粒感，微带黏性，久嚼无渣。

数。成分：雷丸9g，胡 椒（磨汁，冲服）2枚。
黄 连3g，川 椒10粒，生 水煎服。
黄 柏2.4g，乌梅2枚，槟

鹤 虱

He Shi

【性味归经】

苦、辛，平；有小毒。归脾、胃经。

【功能】

杀虫消积。

【主治】

用于蛔虫病，蛲虫病，绦虫病，虫积腹痛，小儿疳积。

【用法用量】

3～9g。

【禁忌】

孕妇慎服。

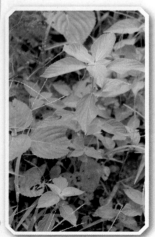

🌿【经典配方】

当归鹤虱散 功能主治：主治多种心痛，蛔虫冷气，先从两胁，胸背撮痛。成分：当归2.4g，鹤虱2.4g，陈皮1.8g，人参1.8g，槟榔3.6g，枳实（炙）1.8g，白芍1.8g，桂心1.5g，上为散。每服方1g，空腹煮姜枣饮调下，每日2次。不利，渐渐加至1.5g。

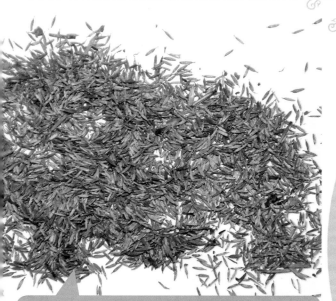

【饮片特征】 本品为菊科植物天名精的干燥成熟果实。呈圆柱状，细小。表面黄褐色或暗褐色，具多数纵棱。顶端收缩呈细喙状，先端扩展成灰白色圆环。果皮薄，纤维性，类白色，稍有油性。气特异，味微苦。

【养生药膳】

鹤虱饮　鹤虱9g，研为细末，用米汤调服，每日服1次，连服3日，忌油腻食物。适用于绦虫证。

榧 子

Fei Zi

【性味归经】

甘，平。归肺、胃、大肠经。

【功能】

杀虫消积，润肺止咳，润燥通便。

【主治】

用于钩虫病，蛔虫病，绦虫病，虫积腹痛，小儿疳积，肺燥咳嗽，大便秘结。

【用法用量】

9～15g。

【禁忌】

脾虚泄泻及肠滑大便不实者慎服。

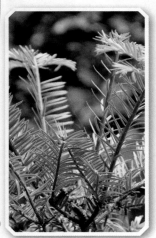

【经典配方】

榧子贯众汤 功能主治：驱钩虫，适用于钩虫病。成分：榧子、槟榔、大血藤各30g，贯众15g。水煎2次分服，每次服药时随吃大蒜2～3瓣，连服3天。

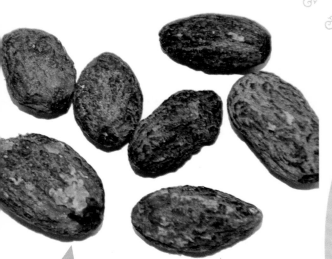

【饮片特征】本品为红豆杉科植物榧的干燥成熟种子。呈卵圆形或长卵圆形，长2~3.5cm，直径1.3~2cm。表面灰黄色或淡黄棕色，有纵皱纹，一端钝圆。气微，味微甜而涩。去壳取仁，用时捣碎。

【养生药膳】

榧子鸡蛋　榧子3g，研成细末调鸡蛋1只，入油锅煎熟即可，空腹1次服完，连服2~3日。用于小儿蛔虫证。

芜 荑

Wu Yi

【性味归经】

苦、辛，温。归脾、胃经。

【功能】

杀虫消积，除湿止痢。

【主治】

用于虫积腹痛、小儿疳泻、冷痢、疥癣、恶疮。

【用法用量】

内服：煎汤，3～10g；或入丸、散。外用：适量，研末调敷。

【禁忌】

脾胃虚弱者慎服。

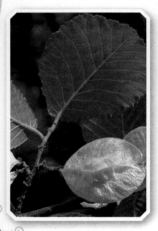

【经典配方】

芦荟肥儿丸 功能主治：清肝健脾，消积杀虫，治肝疳。成分：五谷虫（炒）60g，芦荟（生）、胡黄连（炒）、川黄连（姜炒）各30g，

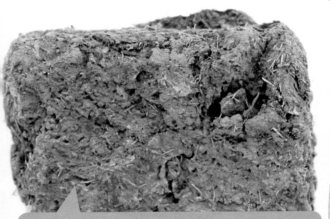

【饮片特征】本品为榆科植物大果榆果实的加工品。呈方块状，表面褐黄色，有多数小孔，体轻质松脆。断面黄黑色，易成鳞片状剥离。气特臭，味微酸涩。

银柴胡（炒）36g，扁豆（炒）、山药（炒）各60g，南山楂75g，虾蟆（煅）4个，肉豆蔻（煨）21g，槟榔15g，使君子（炒）75g，神曲（炒）60g，麦芽（炒）48g，鹤虱（炒）24g，芜荑（炒）30g，朱砂（水飞）6g，麝香6g。共研细末，醋糊为丸，如黍米大，每服3g，米饮送下。

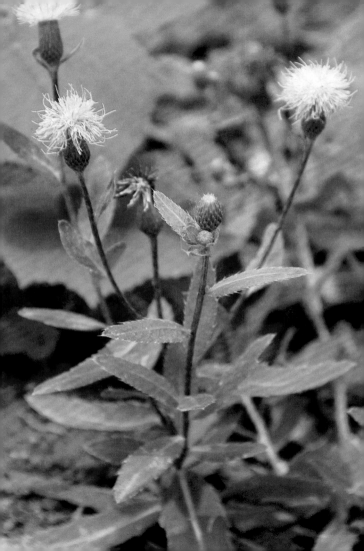

第十五章

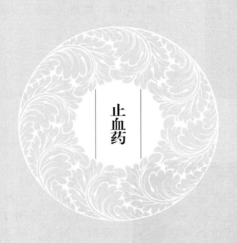

止血药

一、凉血止血药

大 蓟

Da Ji

【性味归经】

甘、苦，凉。归心、肝经。

【功能】

凉血止血，散瘀解毒，消痈。

【主治】

用于衄血，吐血，尿血，便血，崩漏，外伤出血，痈肿疮毒。

【用法用量】

9~15g。

【禁忌】

脾胃虚寒而无瘀滞者忌服。忌犯铁器。

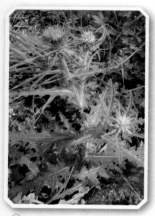

【经典配方】

十灰散 功能主治：凉血止血。适用于血热妄行，呕血，咳血，衄血，血色鲜红，舌红，脉数。成分：大蓟、小蓟、荷叶、侧柏叶、白茅根、茜草、栀子、大黄、牡丹皮、棕榈皮各9g。上药均烧灰存性，研为细末，用白藕捣汁

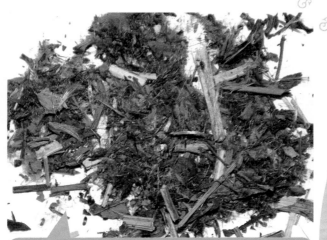

【饮片特征】本品为菊科植物蓟干燥地上部分的加工品。呈不规则的段，茎短圆柱形，表面绿褐色，有数条纵棱，被丝状毛；切面灰白色，髓部疏松或中空。叶皱缩，多破碎，边缘具不等长的针刺；气微，味淡。

第十五章　止血药

或萝卜汁磨京墨半碗，每次服15g。

【养生药膳】

大蓟速溶饮　鲜大蓟2500g，白糖500g。将鲜大蓟切碎，中火水煮1小时，去渣取汁，文火浓缩成浸膏。待温，加入白糖，吸取药液，冷却晾干，轧粉装瓶。每次10g，滚开水冲开，温服，每日3次。本品可清热凉血止血。用于血热妄行型功能失调性子宫出血。

侧柏叶

Ce
Bai
Ye

【性味归经】

苦、涩，寒。归肺、肝、脾经。

【功能】

凉血止血，化痰止咳，生发乌发。

【主治】

用于吐血，衄血，咯血，便血，崩漏下血，肺热咳嗽，血热脱发，须发早白。

【用法用量】

6~12g。外用适量。

【禁忌】

侧柏叶味苦寒，虚寒之证不宜单独使用；性寒味涩，出血有瘀者慎用。

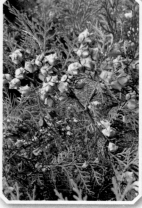

【经典配方】

柏叶丸 功能主治：用于妇人崩中漏下不止，渐加黄瘦，四肢无力，腹内疼痛，不思饮食。成分：侧柏叶（微炙）30g，续断22g，川芎22g，禹余粮（烧，醋淬7遍）60g，艾叶（炒）22g，阿胶（炒）30g，牡蛎（煅）30g，地榆30g，熟地黄30g，当归

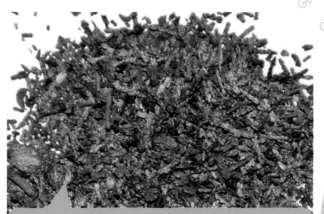

【饮片特征】本品为柏科植物侧柏干燥枝梢和叶的加工品。多分枝，小枝扁平。叶细小鳞片状，交互对生，贴伏于枝上，深绿色或黄绿色。质脆，易折断。气清香，味苦涩、微辛。

（炒）22g，丹参22g，蛇甲（炙）30g，鹿茸（炙）30g，鳖甲（醋炙）30g，赤石脂30g。上药捣为末，以蜜和丸如梧桐子大，每次30丸，空腹时温酒送下。

【养生药膳】

鲜藕柏叶汁　鲜莲藕500g，生侧柏叶100g，蜂蜜15g。莲藕连节洗净，绞汁；侧柏叶搅烂榨汁。二汁液混合，加蜂蜜调匀，放入炖盅内，文火隔开水炖5分钟。本品可清热凉血，散瘀止血。用于血热妄行型功能失调性子宫出血。

小 蓟

Xiao Ji

【性味归经】

甘、苦，凉。归心、肝经。

【功能】

凉血止血，散瘀解毒消痈。

【主治】

用于衄血，吐血，尿血，血淋，便血，崩漏，外伤出血，痈肿疮毒。

【用法用量】

5～12g。

【禁忌】

脾胃虚寒、便溏泄泻者慎用。

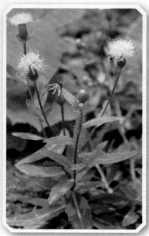

【经典配方】

小蓟饮子 功能主治：凉血止血，利水通淋。适用于血淋，尿血。症见尿中带血，小便频数，赤涩热痛，舌红，脉数。成分：生地黄30g，小蓟15g，滑石15g，木通6g，蒲黄9g，藕节9g，淡竹叶9g，当归6g，栀子9g，炙甘草6g。水煎服。

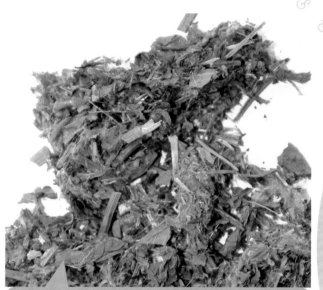

【饮片特征】本品为菊科植物刺儿菜干燥地上部分的加工品。呈不规则的段，茎呈圆柱形，表面灰绿色或带紫色，有纵棱和白色柔毛。头状花序，总苞钟状，花紫红色。气微，味苦。

【养生药膳】

小蓟炖肉　小蓟100g，瘦猪肉250g。猪肉切块，与小蓟共放锅内，加水及盐、酒等适量，一起炖煮至肉熟烂即成。本品可凉血止血。用于血热型泌尿系统感染。

白茅根

Bai Mao Gen

【性味归经】

甘，寒。归肺、胃、膀胱经。

【功能】

凉血止血，清热利尿。

【主治】

用于血热吐血，衄血，尿血，热病烦渴，湿热黄疸，水肿尿少，热淋涩痛。

【用法用量】

内服：煎汤15~25g（鲜者50~150g）。外用：捣汁或研末。

【禁忌】

脾胃虚寒、腹泻便溏者忌用。

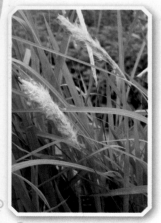

【经典配方】

茅根汤　功能主治：用于消渴，口干，小便数。成分：白茅根、芦根、菝葜各60g，石膏45g，乌梅(炒)15g。上药6味，粗捣筛。每剂12g，用水220ml，煎取150ml，去滓温服。

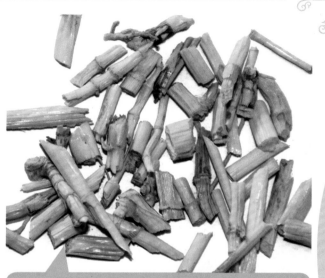

【饮片特征】本品为禾本科植物白茅干燥根茎的加工品。呈圆柱形的段，外表皮黄白色或淡黄色，微有光泽，具纵皱纹。切面皮部白色，多有裂隙，放射状排列，中柱淡黄色或中空，易与皮部剥离。气微，味微甜。

【养生药膳】

茅根薏仁粥　生薏苡仁300g，鲜白茅根30g。先煮白茅根，约20分钟后，去渣留汁，再放入已洗净的生薏苡仁煮成粥。本品可凉血祛湿止痒。

地榆

Di Yu

【性味归经】苦、酸、涩，微寒。归肝、大肠经。

【功能】凉血止血，解毒敛疮。

【主治】用于便血，痔血，血痢，崩漏，水火烫伤，痈肿疮毒。

【用法用量】9~15g。外用适量，研末涂敷患处。

【禁忌】凡虚寒性的便血、下痢、崩漏、出血有瘀者慎用，热痢初起者不宜单独使用，脾虚泄泻者忌服。

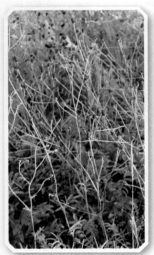

【经典配方】

秦艽白术丸 功能主治：消痔肿，止痔血，润燥通便。适用于痔疮，痔漏，时下脓血，大便燥结作痛。成分：秦艽、当归尾、桃仁、皂角子（烧存性）、地榆各30g，白术、炒枳实、泽泻各15g。上药共研细末，神曲打糊为丸，绿豆大。每服6g，日服3次，空腹时温水送下。

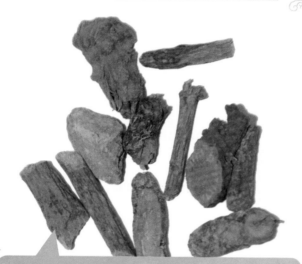

【饮片特征】本品为蔷薇科植物地榆或长叶地榆干燥根及根茎的加工品。呈不规则的类圆形片或斜切片，外表皮灰褐色至深褐色，切面较平坦，粉红色、淡黄色或黄棕色，木部略呈放射状排列。气微，味微苦涩。

🍵【养生药膳】

　　地榆粥　　地榆15g，大米100g，白糖适量。将地榆择净，放入锅中，加清水适量，浸泡5～10分钟后，水煎取汁，加大米煮粥，待粥熟时下白糖，再煮一二沸即成，每日1剂，连续3～5天。本品可凉血止血，解毒敛疮。适用于衄血、咯血、吐血、尿血、痔疮出血、崩漏、血痢不止及水火烫伤等。

苎麻根

Zhu Ma Gen

【性味归经】

甘，寒。归心、肝经。

【功能】

清热利尿，安胎止血，解毒。

【主治】

用于感冒发热、麻疹高烧、尿路感染、肾炎水肿、孕妇腹痛、胎动不安、先兆流产、跌打损伤、骨折、疮疡肿痛、出血性疾病。

【用法用量】

5~30g。外用鲜品捣敷，或煎汤熏洗。

【禁忌】

本品性寒，脾胃虚寒及血分无热者不宜应用。

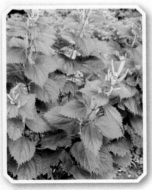

【经典配方】

　　备急治白丹 功能主治：治小儿诸疮肿毒。成分：苎麻根（连叶）3斤，赤小豆4升。

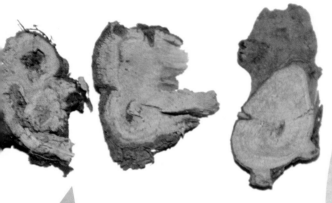

【饮片特征】本品为荨麻科植物苎麻干燥根及根茎的加工品。圆形或类圆形厚片，片面棕色至淡黄色，中间有数个同心环纹，周边灰棕色至灰褐色。质坚硬，纤维性。气微，味淡，嚼之略有黏性。

🍲【养生药膳】

苎麻陈皮粥　生苎麻根30g，陈皮炒10g，粳米、大麦仁各50g，盐少许。先煎苎麻根、陈皮，去渣取汁，后入粳米及大麦仁煮粥，临熟时放入盐少许。本品可凉血，止血，安胎。适用于血热崩漏、妊娠胎动下血及尿血、便血等症。

槐 花

Huai Hua

【性味归经】

苦，微寒。归肝、大肠经。

【功能】

凉血止血，清肝泻火。

【主治】

用于便血，痔血，血痢，崩漏，吐血，衄血，肝热目赤，头痛眩晕。

【用法用量】

5～10g。

【禁忌】

脾胃虚寒者慎服。

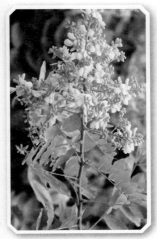

【经典配方】

槐花散　功能主治：清肠凉血止血，疏风行气。适用于肠风脏毒下血，症见便前出血，或便后出血，或便中带血，以及痔疮出血，色鲜红或晦暗。成分：炒槐花12g，侧柏叶12g，炒荆芥穗6g，枳壳6g。上为细末，清米汤调服6g，空腹饭前服。

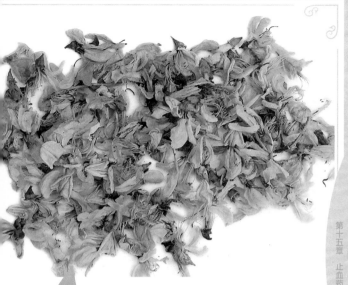

【饮片特征】本品为豆科植物槐的干燥花及花蕾。皱缩而卷曲，花瓣多散落。完整者花萼钟状，黄绿色，花瓣5枚，黄色或黄白色，雄蕊10个，其中9个基部连合，花丝细长。雌蕊圆柱形，弯曲。体轻。气微，味微苦。

【养生药膳】

槐花酿大肠 猪大肠约30cm，槐花10g。先洗净猪大肠，将槐花放入猪大肠内，两头用线扎紧，加水适量煮熟，调味即可。本品可清热凉血止血。用于热迫血行型痔疮。

三七

San Qi

【性味归经】

甘、微苦，温。归肝、胃经。

【功能】

散瘀止血，消肿定痛。

【主治】

用于咯血，吐血，衄血，便血，崩漏，外伤出血，胸腹刺痛，跌仆肿痛。

【用法用量】

3~9g。研粉吞服，每次1~3g。外用适量。

【禁忌】

孕妇慎用。三七性温，凡血热妄行，或出血而兼有阴虚口干者，不宜单独使用。

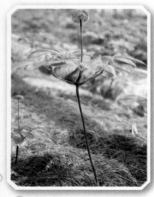

🌺【经典配方】

活血止痛汤　当归、苏木、落得打各6g，川芎2g，红花1.5g，乳香、没药、三七、炒赤芍、陈皮各3g，紫荆藤、土鳖虫各9g。上药12味，以水、酒各半煎服。本品可活血止痛。治损伤瘀血，红肿疼痛。

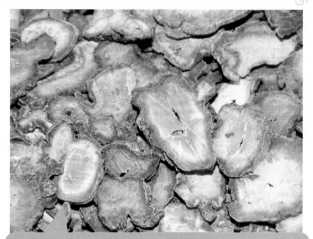

【饮片特征】本品为五加科植物三七干燥根和茎的加工品。呈类圆锥形或圆柱形，长1～6cm，直径1～4cm。表面灰褐色或灰黄色，有断续的纵皱纹和支根痕。体重，质坚实，断面灰绿色、黄绿色或灰白色，木部微呈放射状排列。气微，味苦回甜。

【养生药膳】

三七煲藕蛋　莲藕100g，三七9g，鸡蛋60g，盐少许。莲藕去节及皮，洗净切块，捣碎后用纱布绞汁。再将鲜藕汁放入锅内煮沸，三七粉与鸡蛋调匀，加入沸汤中，沸后，放盐调味即可。本品可清热解毒，活血化瘀。用于腹泻调理、跌打骨折等。

蒲 黄

Pu Huang

【性味归经】

甘，平。归肝、心包经。

【功能】

止血，化瘀，通淋。

【主治】

用于吐血，衄血，咯血，崩漏，外伤出血，经闭痛经，胸腹刺痛，跌仆肿痛，血淋涩痛。

【用法用量】

3～9g，包煎。外用适量，敷患处。

【禁忌】

孕妇慎用。破滞化瘀之品，无瘀滞者慎用。

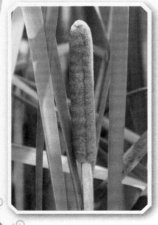

🌿【经典配方】

止血蒲黄散 功能主治：治伤寒温病，时气疫毒，及饮酒伤中，吐血不止，面黄干呕，心胸烦闷。成分：蒲黄60g，瓜蒌60g，水牛角30g，甘草（炙微赤，锉）60g，桑寄生60g，葛根（锉）90g。上药捣粗罗为散，每服15g，以水350ml，煎至175ml，去

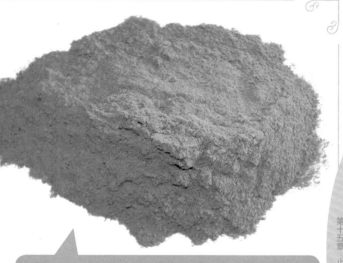

【饮片特征】本品为香蒲科植物香蒲的干燥花粉。为黄色粉末，体轻，放水中则飘浮于水面。手捻有滑腻感，易附着手指上。气微，味淡。

淬，不计时候温服。

🍶【养生药膳】

　　香菇蒲黄茶　香菇30g，蒲黄粉9g，绿茶15g。将香菇洗净后与绿茶同放入砂锅，加适量水浸泡30分钟，视浸泡程度或再加适量清水，大火煮沸，改用小火煮15分钟，调入蒲黄粉拌匀，取出香菇（另用），用洁净纱布过滤，去渣取汁，代茶饮。本品可益气补虚，散癖降脂，适用于痰痕交阻型脂肪肝。

茜 草

Qian Cao

【性味归经】

苦，寒。归肝经。

【功能】

凉血，祛瘀，止血，通经。

【主治】

用于吐血，衄血，崩漏，外伤出血，瘀阻经闭，关节痹痛，跌仆肿痛。

【用法用量】

6~9g。

【禁忌】

凡脾胃虚弱、精虚血少、阴虚火旺者慎用。无瘀滞者慎用。

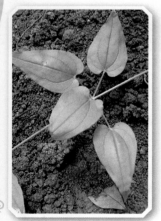

【经典配方】

茜草汤　功能主治：滋阴清热，凉血止血。主治阴虚血热，迫血外溢。成分：茜草9g，生地黄15g，玄参12g，牡丹皮9g，防风9g，阿胶9g，白芍9g，黄芩9g，甘草3g。水煎服，每日1剂，日服2次。

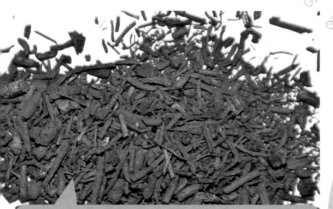

【饮片特征】本品为茜草干燥根和根茎的加工品。呈不规则的厚片或段，根呈圆柱形，外表皮红棕色或暗棕色，具细纵纹；皮部脱落处呈黄红色。切面皮部狭，紫红色，木部宽广，浅黄红色，导管孔多数。气微，味微苦，久嚼刺舌。

【养生药膳】

芪归茜草茶　黄芪、茜草各9g，当归3g。上药置保温瓶中，以沸水冲泡，加盖闷20分钟后，频频代茶饮服，每日1剂。如四肢厥冷明显，可加干姜3g，同泡饮。本品可益气活血。主治寒冷性多形红斑、冻疮，每在冬季出现，多表现为斑疹、瘀血性肿胀。多见于肢体末端，以手背、足背、脸颈等处为著，可伴有四肢厥冷。

花蕊石

Hua Rui Shi

【性味归经】

酸、涩，平。归肝经。

【功能】

化瘀止血。

【主治】

用于咯血，吐血，外伤出血，跌仆伤痛。

【用法用量】

4.5～9g，多研末服。外用适量。

【禁忌】

花蕊石质重性堕，又能祛瘀，孕妇慎用。无瘀滞者忌服。

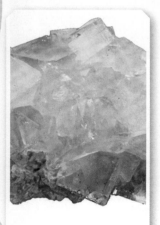

🌺【经典配方】

化血丹 功能主治：化瘀止血。适用于咳血，衄血，二便下血。成分：花蕊石（煅）、三七各6g，血余炭3g。共研细末，分2次开水冲服。

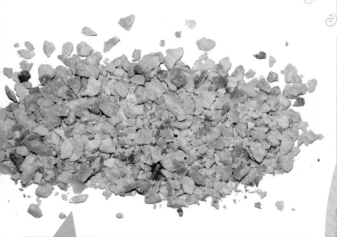

【饮片特征】本品为变质岩类岩石蛇纹大理岩。呈不规则的块状，具棱角，而不锋利。白色或浅灰白色，其中夹有点状或条状的蛇纹石，呈浅绿色或淡黄色，习称为"彩晕"，对光观察有闪星状光泽。体重，质硬，不易破碎。气微，味淡。

【养生药膳】

花蕊石粥　花蕊石9g，大米100g，白糖适量。花蕊石放入锅中，加清水适量，水煎取汁，再与大米同煮粥，熟时加白糖，再煮一二沸即可，每日一剂。用于气滞血瘀型血液黏稠。

降 香

Jiang Xiang

【性味归经】

辛，温。归肝、脾经。

【功能】

化瘀止血，理气止痛。

【主治】

用于吐血，衄血，外伤出血，肝郁胁痛，胸痹刺痛，跌仆伤痛，呕吐腹痛。

【用法用量】

9～15g，后下。外用适量，研细末敷患处。

【禁忌】

血热妄行、色紫浓厚、脉实便秘者禁用。诸疮脓多及阴虚火盛者俱不宜用。

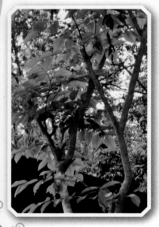

【经典配方】

降香桃花散　功能主治：主治痧毒中肾。成分：降香15g，牛膝30g，桃花21g，红花21g，大红凤仙花21g，白蒺藜30g。上为末，黑砂糖调，童便冲服。

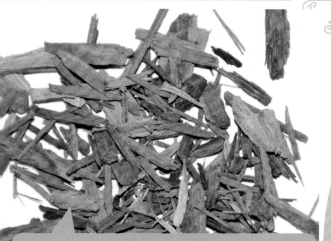

【饮片特征】本品为豆科植物降香檀树干和根的干燥心材。呈类圆柱形或不规则块状。表面紫红色或红褐色，切面有致密的纹理。质硬，有油性。气微香，味微苦。

🍲【养生药膳】

　　香参炖大肠　木香9g，降香5g，海参10g，猪大肠1具。将海参泡发，洗净切片。猪大肠洗净，切细。降香、木香装入纱布袋中。锅内加水适量，入大肠，煮沸去沫，加葱、姜，煮至肠将熟时，放海参、药袋，煮至大肠极软，再加适量盐、酱油，稍煮即成。本品可行气养血通便。用于气滞型便秘。

三、收敛止血药

白 及

Bai Ji

【性味归经】苦、甘、涩，微寒。归肺、肝、胃经。

【功能】收敛止血，消肿生肌。

【主治】用于咯血，吐血，外伤出血，疮疡肿毒，皮肤皲裂。

【用法用量】6~15g；研末吞服3~6g。外用适量。

【禁忌】外感咳血、肺痈初起及肺胃有实热者忌服。恶理石，畏李核、杏仁，反乌头。不宜与川乌、制川乌、草乌、制草乌、附子同用。

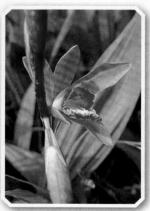

【经典配方】

白及枇杷丸 功能主治：养阴清热，止咳止血。适用于肺结核、支气管扩张等，症见有阴虚内热，咳血，咯血等。成分：白及30g，蜜炙枇杷叶、藕节各15g。共为细末，用阿胶珠15g，生地黄汁适量，调匀炖化，和上药为丸，

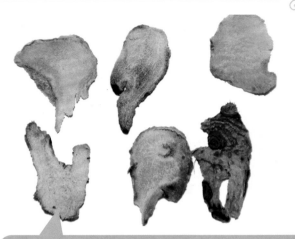

【饮片特征】本品为兰科植物白及干燥块茎的加工品。呈不规则的薄片，外表皮灰白色或黄白色，切面类白色，角质样，半透明，维管束小点状，散生，质脆。气微，味苦，嚼之有黏性。

每用3g含化；或将各药量酌减，生地黄汁改为生地黄，作汤剂，水煎服。

【养生药膳】

<u>白及糯米粥</u> 白及粉15g，糯米100g，大枣5枚，蜂蜜25g。用糯米、大枣、蜂蜜加水煮，至粥将熟时，将白及粉加入粥中，改文火稍煮片刻，待粥汤黏稠即可。每日2次，温热服食。本品可补肺止血，养胃生肌。适用于肺胃出血、胃及十二指肠溃疡出血等。

棕榈炭

Zong Lü Tan

【性味归经】

苦、涩，平。归肺、肝、大肠经。

【功能】

收敛止血。

【主治】

用于吐血，衄血，尿血，便血，崩漏。

【用法用量】

3～9g。

【禁忌】

本品性涩，且为炭品，收敛止血功能较强，出血而兼瘀滞者不宜单独使用。

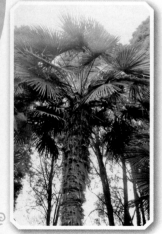

【经典配方】

棕榈散　功能主治：用于小儿痔疾，劳伤过度，损伤血气，其里有虫，甚微难见。蛲虫耗损血气，已成痔者。成分：棕榈炭30g，荆芥（去枝、梗）30g，侧柏（炙黄）30g，牛膝15g，枳壳15g，黄芪15g。上为细末，每服1.5g，乳食前米饮调下。

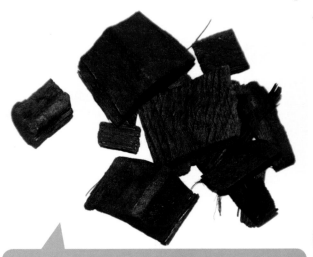

【饮片特征】本品为棕榈科植物棕榈干燥叶柄的加工品。呈不规则块状，大小不一。表面黑褐色至黑色，有光泽，有纵直条纹；触之有黑色炭粉。内部焦黄色，纤维性。略具焦香气，味苦涩。

【养生药膳】

　　丝瓜棕榈汤　老丝瓜50g，棕榈炭15g。将老丝瓜、棕榈炭入锅加水，煎煮30分钟，去渣服用。服时加入白酒10ml兑入，1日1剂，分2次。本品可清热解毒，解暑除烦，通经活络，止咳化痰。主治热病身热口渴、咳嗽、喘、痔漏、疔疮痈肿、妇女乳汁不下。

仙鹤草

Xian He Cao

【性味归经】

苦、涩，平。归心、肝经。

【功能】

收敛止血，截疟，止痢，解毒，补虚。

【主治】

用于咯血，吐血，崩漏下血，疟疾，血痢，痈肿疮毒，阴痒带下，脱力劳伤。

【用法用量】

6～12g。外用适量。

【禁忌】

非出血不止者不用。

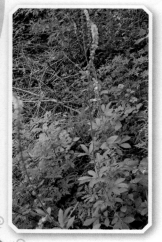

【经典配方】

清热凉血汤　功能主治：清热，凉血，止血。适用于心、肝、肺、胃有热所引起的一般吐血、衄血等症。成分：生地黄、赤芍、牡丹皮、栀子、黄芩、黄连、金银花、侧柏叶、山茶花、藕节、白茅花、茜草、仙鹤草各适量。水煎服。

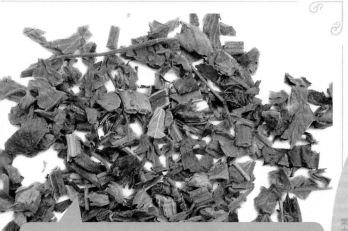

【饮片特征】本品为蔷薇科植物龙芽草干燥地上部分的加工品。为不规则的段，茎多数方柱形，有纵沟和棱线，有节，切面中空。叶多破碎，暗绿色，边缘有锯齿，托叶抱茎。气微，味微苦。

【养生药膳】

1. 仙鹤草红枣汤

大枣15枚，仙鹤草12g，水煎服。每日1剂，分2次服。本品可补脾养血，减轻放、化疗对造血系统的损害。用于各种癌症放、化疗的患者。

2. 仙鹤草荠菜汤

仙鹤草12g，荠菜50g。先将仙鹤草、荠菜分别洗净，一起放入砂锅内，加清水适量，煎汤，去渣取汁即成。本品可止血、健胃，用于月经过多、崩漏。

紫珠

Zi Zhu

【性味归经】

苦、涩，凉。归肝、肺、胃经。

【功能】

凉血收敛止血，散瘀解毒消肿。

【主治】

用于衄血，咯血，吐血，便血，崩漏，外伤出血，热毒疮疡，水火烫伤。

【用法用量】

3～15g；研末吞服1.5～3g。外用适量，敷于患处。

【禁忌】

孕妇慎用。

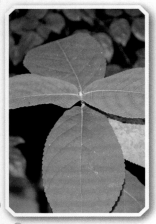

【经典配方】

痔炎消颗粒 功能主治：清热解毒，润肠通便，止血，止痛，消肿。用于血热毒盛所致的痔疮肿痛，肛裂疼痛，痔疮手术后大便困难，便血及老年人便秘。成分：火麻仁、紫珠叶、白茅根各150g，槐花、金银花、茵陈、

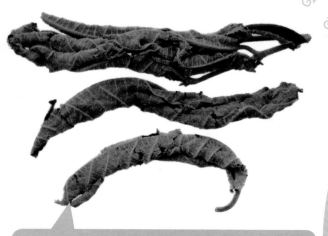

【饮片特征】本品为马鞭草科植物杜虹花的干燥叶。多皱缩、卷曲，有的破碎。完整叶片展平后呈卵状椭圆形或椭圆形，长4～19cm，宽2.5～9cm。先端渐尖或钝圆，基部宽楔形或钝圆，边缘有细锯齿，近基部全缘。气微，味微苦涩。

地榆各75g，白芍60g，枳壳50g，三七5g。

【养生药膳】

紫珠草茶 紫珠草15g，洗净，以清水适量煎沸后，泡闷15分钟，代茶频服。每日1剂，血止后再服2～3天。本品可止血活血。用于各种内出血，如吐血、咯血、鼻衄、尿血、便血、子宫出血等。

血余炭

Xue Yu Tan

【性味归经】

苦，平。归肝、胃经。

【功能】

收敛止血，化瘀，利尿。

【主治】

用于吐血，咯血，衄血，血淋，尿血，便血，崩漏，外伤出血，小便不利。

【用法用量】

5～10g。

【禁忌】

本品气浊，故胃弱者不宜服。

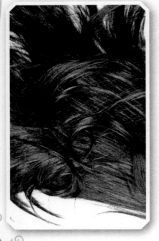

【经典配方】

发灰煎　功能主治：治五劳七伤，溺血淋漓，胸腹撑闷。成分：菟丝子120g，鹿茸、山药各30g，血余炭7.5g。上为细末，酒浸煮面和丸，如梧桐子大。每服50丸，空腹时用白汤送下。

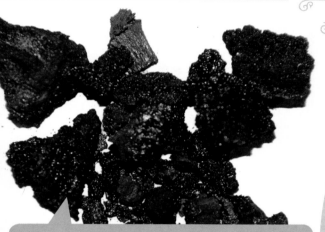

【饮片特征】本品为人发制成的炭化物。呈不规则块状，乌黑光亮，有多数细孔。体轻，质脆。用火烧之有焦发气，味苦。

1. 黄花木耳汤　黄花30g，木耳15g，血余炭6g。先将黄花、木耳加适量清水煎煮，取汁再冲入血余炭，吃菜饮汤。本品可止血、养血，适用于治疗各种出血症。

2. 藕节血余汤　藕节250g，血余炭75g。取藕节、血余炭，加水2500ml，煎煮至约1500ml，过滤取汁即可。本品可清热凉血，收敛止血，用于月经先期。

藕 节

Ou Jie

【性味归经】
甘、涩，平。归肝、肺、胃经。

【功能】
收敛止血，化瘀。

【主治】
用于吐血，咯血，衄血，尿血，崩漏。

【用法用量】
9～15g。

【禁忌】
脾胃虚寒、易腹泻者不宜食用生藕。

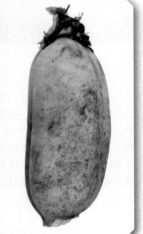

【经典配方】

自拟藕节地黄汤

功能主治：养阴清热，凉血止血。适用于热伤阳络鼻出血证。成分：生藕节15g，生地黄、玄参各15g，麦冬12g，甘草3g。水煎服。

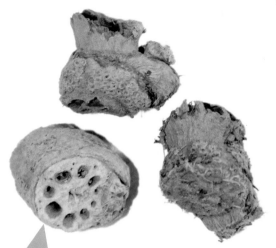

【饮片特征】本品为睡莲科莲根茎的干燥茎节。呈短圆柱形，中部稍膨大。表面灰黄色至灰棕色，有残存的须根和须根痕，偶见暗红棕色的鳞叶残基。两端有残留的藕，表面皱缩有纵纹。气微，味微甘、涩。

【养生药膳】

藕节冬瓜汤 藕节15g，带皮冬瓜200g。冬瓜切块，与藕节共放锅内加水适量，煎煮20分钟，取汁即可，每日1剂，分3次服完。本品可清热通淋，利湿止血，清热凉血，利尿通淋。用于血热证型泌尿系统感染。

四、温经止血药

炮 姜

Pao Jiang

【性味归经】

辛，热。归脾、胃、肾经。

【功能】

温经止血，温中止痛。

【主治】

用于脾胃虚寒，腹痛吐泻，吐衄崩漏，阳虚失血。

【用法用量】

3～9g。

【禁忌】

阴虚内热、血热妄行者忌用。

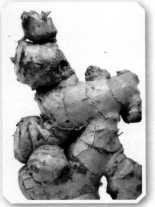

【经典配方】

甘草炮姜汤 功能主治：适用于大吐大衄、外有寒冷之症状者。成分：炮姜1钱5分，炙甘草2钱。水煎服。

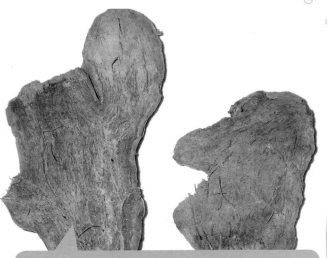

【饮片特征】本品为姜科植物姜干燥根茎的加工品。炮姜、炮姜片形如干姜、干姜片。表面鼓起,呈焦黄色,内部黄色。质地松泡。气香,味辛辣。

【养生药膳】

炮姜粥 炮姜6g,白术15g,八角茴香、花椒少许,粳米30g。将炮姜、白术、花椒、八角茴香装在纱布包里,放入锅中加水先煮20分钟,然后下粳米煮粥。每日1剂,分3次温服。连服1周。本品可温中健脾,散寒利湿。用于寒湿型腹泻。

艾 叶

Ai Ye

【性味归经】辛、苦，温；有小毒。归肝、脾、肾经。

【功能】温经止血，散寒止痛；外用祛湿止痒。

【主治】用于吐血，衄血，崩漏，月经过多，胎漏下血，少腹冷痛，经寒不调，宫冷不孕；外治皮肤瘙痒。醋艾炭温经止血，用于虚寒性出血。

【用法用量】3～9g。外用适量，供灸治或熏洗用。

【禁忌】本品药性温燥，阴虚血热者慎用。不宜大量服用。

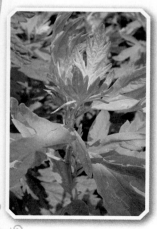

【经典配方】

胶艾汤 功能主治：补血止血，调经安胎。适用于妇人冲任虚损，症见崩中漏下，月经过多，淋漓不止，或半产后下血不绝，或妊娠下血，腹中疼痛者。成分：川芎、阿胶、甘草各6g，艾叶、当归各9g，白芍12g，生地黄15g。上7味，以水5升，清酒3升，合煮取3

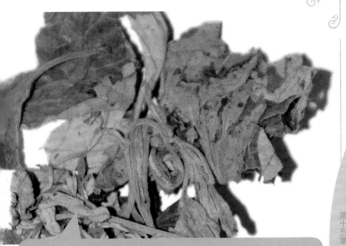

【饮片特征】本品为菊科植物艾干燥叶的加工品。多皱缩、破碎，有短柄。完整叶片展平后呈卵状椭圆形，边缘有不规则的粗锯齿；上表面灰绿色或深黄绿色，有稀疏的柔毛和腺点；下表面密生灰白色绒毛。质柔软。气清香，味苦。

升，去滓，纳胶，令消尽，温服1升，日3服。不瘥，更作。

🥣【养生药膳】

艾叶鹌鹑蛋　艾叶9g，鹌鹑蛋2个。艾叶与鹌鹑蛋同放锅内，加清水400ml煮至蛋熟。去汤吃蛋，每日1次，5～7日为1个疗程。本品可温阳散寒，益气补虚。用于脾肾阳虚型慢性肝炎、肝硬化。

灶心土

Zao
Xin
Tu

【性味归经】辛，微温。归脾、胃经。

【功能】温经止血，温中止呕，温脾涩肠止泻。

【主治】本品温中和胃，中气温和则血摄呕止，故为止血止呕药，并有涩肠固下之功，凡一切失血，如吐血、衄血、便血、妇女漏血及呕吐、便泻等证属虚寒者，皆可使用，胃肠出血、妊娠呕吐者尤为常用。

【用法用量】15~30g，布包先煎，或用60~120g，煎汤代水。

【禁忌】阴虚失血及热证呕吐反胃者忌用。

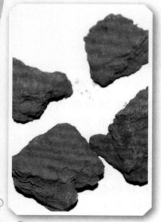

🌸【经典配方】

黄土汤　功能主治：温阳健脾，养血止血。用于脾虚阳衰，便血，吐血，衄血，妇人血崩。成分：甘草、生地黄、白术、附子（炮）、阿胶、黄芩各9g，灶心土25g。水煎服，分2次温服。

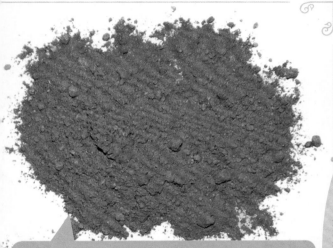

【饮片特征】本品为烧木柴或杂草的土灶内底部中心的焦黄土块。呈不规则块状，橙黄色或红褐色，表面有刀削痕。体轻，质较硬。具烟熏气，味淡，有吸湿性。以块大整齐、色红褐、断面具蜂窝状小孔、质细软者为佳。

【养生药膳】

苏子伏龙肝粥　紫苏子6g，伏龙肝12g，大米面30g。先将苏子、伏龙肝加水煎煮，去渣取汁，再用药汁入大米面熬粥即可，宜多次少量经常服用。本品可降气消痰，和胃止呕。用于脾胃虚寒，气逆喘咳呕吐，反胃或脾不统血引起的便血、吐血等症。

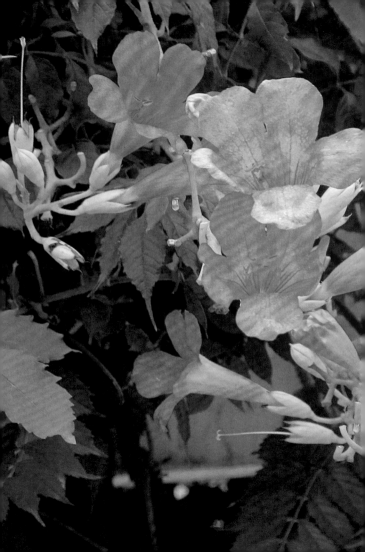

第十六章

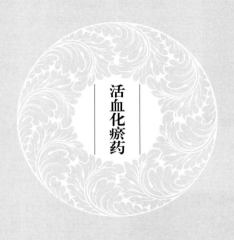

活血化瘀药

川 芎

Chuan Xiong

【性味归经】

辛，温。归肝、胆、心包经。

【功能】

活血行气，祛风止痛。

【主治】

用于胸痹心痛，胸胁刺痛，跌仆肿痛，月经不调，经闭痛经，癥瘕腹痛，头痛，风湿痹痛。

【用法用量】

3～9g。

【禁忌】

阴虚火旺、舌红津少口干、月经过多者不宜应用。

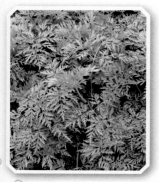

【经典配方】

川芎茶调散 功能主治：疏风止痛。适用于风邪头痛。症见偏正头痛或巅顶作痛，恶寒发热，目眩鼻塞，舌苔薄白，脉浮。成分：川芎12g，荆芥（去梗）12g，白芷6g，羌活6g，甘草6g，细

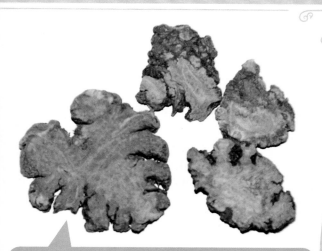

【饮片特征】本品为伞形科植物川芎干燥根茎的加工品。呈不规则厚片，外表皮黄褐色，有皱缩纹。切面黄白色或灰黄色，具有明显的波状环纹或多角形纹理，散生黄棕色油点。质坚实。气浓香，味苦、辛，微甜。

辛3g，防风（去芦）4.5g，薄荷12g。共为细末，每服6g，饭后清茶调下。

【养生药膳】

三花减肥茶　玫瑰花、玳玳花、茉莉花、川芎、荷叶各等份。将上药切碎，共研粗末，用滤泡纸袋分装，每袋3g。每日1小袋，放置茶杯中，用沸水冲泡10分钟后，代茶饮服。本品可宽胸理气，利湿化痰，降脂减肥。用于脾胃热盛型肥胖症。

乳 香

Ru Xiang

【性味归经】

辛、苦，温。归心、肝、脾经。

【功能】

活血定痛，消肿生肌。

【主治】

用于胸痹心痛，胃脘疼痛，痛经经闭，产后瘀阻，癥瘕腹痛，风湿痹痛，筋脉拘挛，跌打损伤，痈肿疮疡。

【用法用量】

煎汤或入丸、散，3～6g；外用适量，研末调敷。

【禁忌】

孕妇及胃弱者慎用。

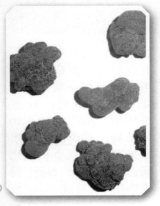

【经典配方】

活络效灵丹 功能主治：养血活血，通络止痛。适用于气血瘀滞，癥瘕积聚，心腹疼痛，腿痛臂痛，疮疡以及一切脏腑积聚，经络瘀滞。成分：当归、丹参、乳香、没药各6g。水煎服，或为散剂，分4次服，温酒送下。

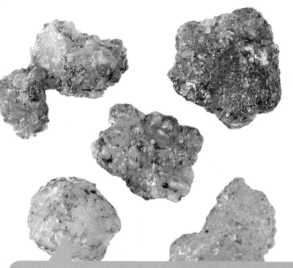

【饮片特征】本品为橄榄科植物乳香树及同属植物树皮渗出的油胶树脂的炮制品。呈长卵形滴乳状、类圆形颗粒或黏合成大小不等的不规则块状物。表面黄白色，半透明。质脆，遇热软化。破碎面有玻璃样或蜡样光泽。有特异香气，味微苦。

【养生药膳】

乳香粥　乳香6g，粳米100g。将清洗干净的乳香放到锅里，浸泡10分钟后煎煮，过滤取水煎液，加粳米煮粥，粥熟后放入少量白糖即可。用于痛经、胃痛。

延胡索

Yan Hu Suo

【性味归经】

辛、苦，温。归肝、脾经。

【功能】

活血，行气，止痛。

【主治】

用于胸胁、脘腹疼痛，胸痹心痛，经闭痛经，产后瘀阻，跌仆肿痛。

【用法用量】

3～9g；研末吞服，每次1.5～3g。

【禁忌】

孕妇忌服。

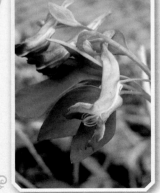

【经典配方】

少腹逐瘀汤 功能主治：活血祛瘀，温经止痛。适用于少妇寒凝血瘀证，症见少腹瘀血积块疼痛或不痛，或痛而无积块，或少腹胀满，或经期腰痛，少腹作胀，或月经一个月见3～5次，接连不断，断而又来，其色或紫或黑，或有瘀块，或崩漏兼少腹疼痛等症。成分：小茴香3g，干姜（炒）

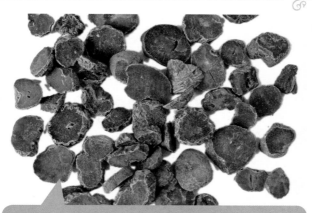

【饮片特征】本品为罂粟科植物延胡索栽培品干燥块茎的加工品。呈不规则的圆形厚片，外表皮黄色或黄褐色，有不规则细皱纹。切面黄色，角质样，具蜡样光泽。气微，味苦。

3g，延胡索3g，没药6g，当归3g，川芎6g，官桂3g，赤芍6g，蒲黄（生）9g，五灵脂（炒）6g。水煎服。

【养生药膳】

佛手延胡索猪肚汤
猪肚1个（约500g），鲜佛手15g，延胡索9g，生姜4片。将猪肚切去肥油，用盐擦洗，并用清水反复漂洗干净，再放入开水脱去腥味，刮去血膜，把全部用料放入锅内，加水适量，武火煮沸后，文火煮1~2小时，调味即可。本品可疏肝理气，活血止痛。用于溃疡病肝胃不和气滞血瘀、胃脘疼痛、腹痛连胁、食后饱胀、消化不良。

没 药

Mo Yao

【性味归经】

辛、苦，平。归心、肝、脾经。

【功能】

散瘀定痛，消肿生肌。

【主治】

用于胸痹心痛，胃脘疼痛，痛经经闭，产后瘀阻，癥瘕腹痛，风湿痹痛，跌打损伤，痈肿疮疡。

【用法用量】

3～6g，炮制去油，多入丸、散用。

【禁忌】

孕妇及胃弱者慎用。

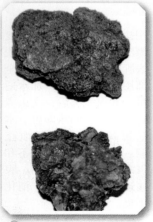

【经典配方】

身痛逐瘀汤　功能主治：治血行气，祛瘀通络，通痹止痛。适用于肩痛，臂痛，腰疼，腿疼，或周身疼痛。成分：秦艽3g，川芎6g，桃仁9g，红花9g，甘草6g，羌活3g，

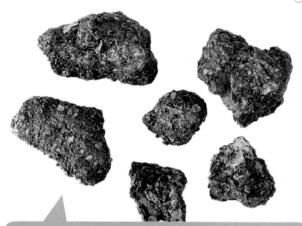

【饮片特征】本品为橄榄科植物地丁树或哈地丁树油胶树脂的炮制品。呈不规则小块状或类圆形颗粒状，表面棕褐色或黑褐色，有光泽。具特异香气，略有醋香气，味苦而微辛。

没药6g，当归3g，五灵脂（炒）6g，香附3g，牛膝9g，地龙（去土）6g。若微热，加苍术、黄柏。若虚弱，可加黄芪30g，水煎服。

【养生药膳】

　　没药鸡子酒　　没药（研末）15g，生鸡蛋3枚，白酒1升。将鸡蛋破开，去黄取白，放碗内，加入没药和温热的白酒，搅匀。用于跌打损伤，筋骨疼痛不止。

郁 金

Yu Jin

【性味归经】

辛、苦，寒。归肝、心、肺经。

【功能】

活血止痛，行气解郁，清心凉血，利胆退黄。

【主治】

用于胸胁刺痛，胸痹心痛，经闭痛经，乳房胀痛，热病神昏，癫痫发狂，血热吐衄，黄疸尿赤。

【用法用量】

3～9g。

【禁忌】

不宜与丁香、母丁香同用。

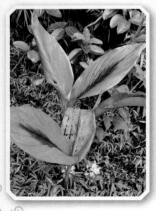

【经典配方】

活血通脉片 功能主治：行气活血，通经止痛。适用于冠心病心绞痛。成分：三七、黄精、麦冬、陈皮、鸡血藤、丹参各30g，人参、赤芍、葛根、郁金各15g，红花、降香、木香各12g，川芎9g，桃仁6g，冰片3g。依法制成片剂，每片

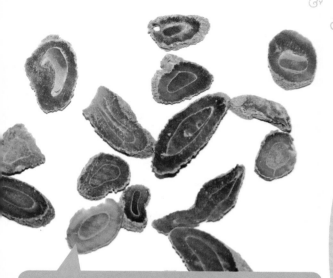

【饮片特征】本品为姜科植物温郁金、姜黄、蓬莪术、广西莪术干燥块根的加工品。呈椭圆形或长条形薄片，外表皮灰黄色、灰褐色至灰棕色，有不规则的纵皱纹，切面灰棕色、橙黄色至灰黑色。角质样，内皮层环明显。

🕙【养生药膳】

郁金丹参海藻糖浆

郁金90g，丹参、海藻各150g。上3味加水1000ml，煎煮浓缩至300ml，加红糖适量，置凉处。每日2次，每次15ml。本品可活血化瘀，理气消坚。用于气血凝滞型甲状腺功能亢进症。

五灵脂

Wu Ling Zhi

【性味归经】

苦、甘，温。归肝、脾经。

【功能】

活血止痛，化瘀止血，解毒。

【主治】

用于心腹瘀血作痛，痛经，血瘀经闭，产后瘀血腹痛；炒炭治崩漏下血；外用治跌打损伤，蛇虫咬伤。

【用法用量】

内服：煎汤，5～10g；或入丸、散。外用：适量，研末撒或调敷。

【禁忌】

孕妇忌用，血虚无瘀滞者忌用。人参忌五灵脂。

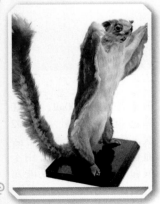

【经典配方】

　　失笑散　功能主治：活血祛瘀散结止痛。适用于瘀血停滞，症见胸胁刺痛，脘腹疼痛，或产后恶露不行，或月经不调，少腹急痛等。成分：五灵脂（酒研）6g，炒蒲黄6g。先用酽醋调6g，熬成膏，入水一盏，煎七分，饭前热服。

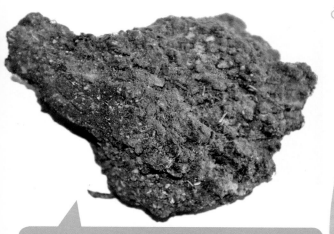

【饮片特征】本品为鼯鼠科动物复齿鼯鼠干燥粪便的加工品。呈不规则的碎块状，大小不一。表面褐棕色或灰棕色，凹凸不平，有油润性光泽。断面黄棕色或棕褐色，不平坦，气腥臭。

🍲【养生药膳】

五灵脂红花蒸墨鱼

五灵脂9g，红花6g，桃仁9g，墨鱼（洗净，切块）200g，姜片5g，葱段5g，盐5g，绍兴酒10g。将墨鱼放在蒸盆内，加入盐、绍兴酒、姜、葱和五灵脂、桃仁、红花，注入清水150ml，把蒸盆置武火上，蒸笼内蒸35分钟即成。每日1次，每次吃墨鱼50g。本品可活血祛瘀，消肿止痛。用于急性病毒性肝炎属气郁而血络瘀滞患者。

姜 黄

Jiang Huang

【性味归经】

辛、苦，温。归脾、肝经。

【功能】

破血行气，通经止痛。

【主治】

用于胸胁刺痛，胸痹心痛，痛经经闭，癥瘕，风湿肩臂疼痛，跌仆肿痛。

【用法用量】

3～9g。外用适量。

【禁忌】

本品辛散、温通、苦泄，故血虚无气滞血瘀证者及孕妇慎服。

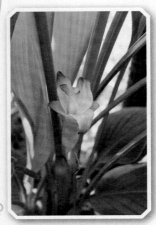

【经典配方】

心舒Ⅲ号　功能主治：行气活血，降脂止痛。适用于冠心病心绞痛、高脂血症及高血压等证属气滞血瘀者。成分：生蒲黄15g，西党参9g，川红花6g，片姜黄、降香各4.5g。以上为1日量，煎煮浓缩，制成浸膏片。分3次服。亦可作汤剂，水煎服。

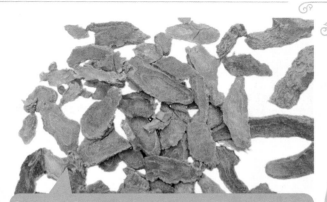

【饮片特征】本品为姜科植物姜黄干燥根茎的加工品。呈不规则或类圆形的厚片，外表皮深黄色，有时可见环节。切面棕黄色至金黄色，角质样，内皮层环纹明显。气香特异，味苦、辛。

【养生药膳】

1. 姜黄炒饭　白饭2碗，青豆、红萝卜丁、香菇丁、木耳丁、青椒丁、红椒丁各2汤匙，姜末半汤匙，姜黄粉1茶匙，生抽1茶匙，盐少许。热锅放适量油，下所有蔬菜拌炒，下酱油和少许盐；下白饭，中火翻炒至饭粒分明，再下姜黄粉炒至均匀即可。本品可开胃健脾。

2. 香附姜黄炖猪肝　香附9g，姜黄15g，猪肝50g。猪肝用水加料酒浸泡10分钟，再将诸料共入砂锅，加适量水煲熟，放温服用。本品可疏肝解郁，活血化瘀，适用于气滞血瘀型乳腺增生。

夏天无

Xia Tian Wu

【性味归经】

苦、微辛，温。归肝经。

【功能】

活血止痛，舒筋活络，祛风除湿。

【主治】

用于中风偏瘫，头痛，跌仆损伤，风湿痹痛，腰腿疼痛。

【用法用量】

6~12g，研末，分3次服。

【禁忌】

孕妇慎服。

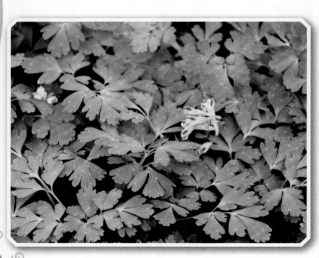

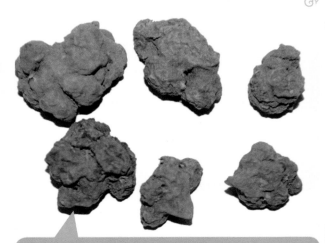

【饮片特征】本品为罂粟科植物伏生紫堇干燥块茎的加工品。呈类球形、长圆形或不规则块状，长0.5～3cm，直径0.5～2.5cm。表面灰黄色、暗绿色或黑褐色，有瘤状突起和不明显的细皱纹。质硬，断面黄白色或黄色，颗粒状或角质样，有的略带粉性。气微，味苦。

夏天无片 功能主治：活血通络，行气止痛。用于瘀血阻络、气行不畅所致的中风，症见半身不遂、偏身麻木，或跌仆损伤、气血瘀阻所致的肢体疼痛、肿胀麻木；风湿性关节炎、坐骨神经痛见上述症状者。成分：夏天无600g。使用注意：孕妇慎服。

枫香脂

Feng Xiang Zhi

【性味归经】

辛、微苦，平。归肺、脾经。

【功能】

活血止痛，解毒生肌，凉血止血。

【主治】

用于跌仆损伤，痈疽肿痛，吐血，衄血，外伤出血。

【用法用量】

1～3g，宜入丸、散服。外用适量。

【禁忌】

孕妇禁服。

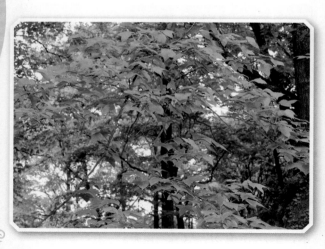

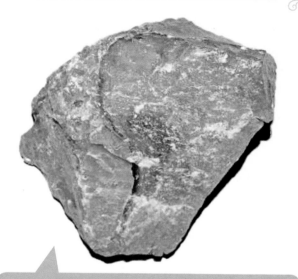

【饮片特征】本品为金缕梅科植物枫香树的干燥树脂。呈不规则块状，淡黄色至黄棕色，半透明或不透明。质脆，断面有光泽。气香，味淡。

【经典配方】

枫香汤　功能主治：用于瘾疹。成分：枫香300g，川芎90g，大黄90g，黄芩90g，当归90g，人参90g，射干90g，甘草（炙）90g，升麻90g，蛇床子60g。煎水，分以洗患处，白日3次，夜晚2次。

【养生药膳】

枫香脂　枫香脂3g，研末，温开水冲服。本品可用于胃痛。

丹　参

Dan Shen

【性味归经】

苦，微寒。归心、肝经。

【功能】

活血祛瘀，通经止痛，清心除烦，凉血消痈。

【主治】

用于胸痹心痛，脘腹胁痛，癥瘕积聚，热痹疼痛，心烦不眠，月经不调，痛经经闭，疮疡肿痛。

【用法用量】

9～15g。

【禁忌】

孕妇慎用，不宜与藜芦同用。

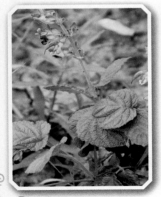

【经典配方】

复方丹参片　功能主治：活血化瘀，芳香开窍，理气止痛。适用于冠心病引起的胸闷、心绞痛等。成分：丹参750g，三七225g，冰片25g。依法制片，共制成1000片。每服3片，日服3次。

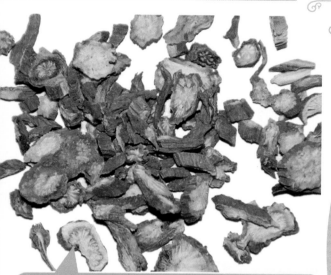

【饮片特征】本品为唇形科植物丹参干燥根和根茎的加工品。呈类圆形或椭圆形的厚片，外表皮棕红色或暗棕红色，粗糙，具纵皱纹。切面有裂隙或略平整而致密，皮部棕红色，木部灰黄色或紫褐色，有黄白色放射状纹理。气微，味微苦涩。

【养生药膳】

丹参茶　丹参9g，绿茶3g。将丹参制成粗末，与茶叶以沸水冲泡10分钟，即可饮用。每日1剂，代茶饮。本品可活血祛瘀，止痛除烦。用于气滞血瘀型冠心病。

益母草

Yi
Mu
Cao

【性味归经】

苦、辛，微寒。归肝、心包、膀胱经。

【功能】

活血调经，利尿消肿，清热解毒。

【主治】

用于月经不调，痛经经闭，恶露不尽，水肿尿少，疮疡肿毒。

【用法用量】

9～30g，鲜品12～40g。

【禁忌】

孕妇慎用。

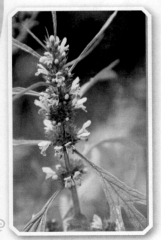

【经典配方】

益肾汤 功能主治：活血化瘀，清热解毒。适用于慢性肾炎，症见面部浮肿，晨起为甚，腰痛溲少，下肢按之没指等。成分：当归、赤芍、川芎、红花、丹参、桃仁、紫花地丁各9g，金银花、板蓝根、白茅根、益母草各30g。水煎服。

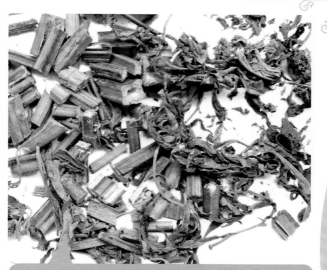

【饮片特征】本品为唇形科植物益母草新鲜或干燥地上部分的加工品。呈不规则的段，茎方形，四面凹下成纵沟，灰绿色或黄绿色。切面中部有白髓。叶片灰绿色，多皱缩、破碎。轮伞花序腋生，花黄棕色，花萼筒状，花冠二唇形。气微，味微苦。

【养生药膳】

益母草煮蛋　益母草30g，鸡蛋2个。益母草与鸡蛋同煮至熟，蛋去壳，再煮片刻，每日1剂，分2次吃蛋饮汤。本品可活血调经。用于瘀血阻滞型功能失调性子宫出血。

红花

Hong Hua

【性味归经】

辛，温。归心、肝经。

【功能】

活血通经，散瘀止痛。

【主治】

用于经闭，痛经，恶露不行，癥瘕痞块，胸痹心痛，瘀滞腹痛，胸胁刺痛，跌仆损伤，疮疡肿痛。

【用法用量】

3～9g。

【禁忌】

孕妇慎用。

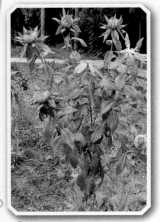

【经典配方】

<u>通窍活血汤</u> 功能主治：活血通窍。适用于上部瘀血所致的久聋，目赤疼痛，酒渣鼻，头发脱落，牙疳，白癜风，紫癜风，以及肌肤甲错、两目暗黑的干血痨证。成分：桃仁、红花、赤芍各9g，川芎6g，鲜生姜切片9g，大枣7枚，老葱3根切碎，麝香0.1g。水与适量黄酒

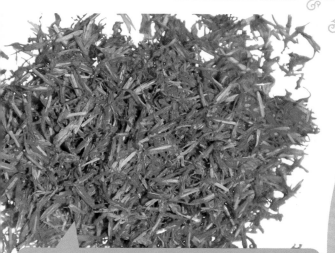

【饮片特征】本品为菊科植物红花的干燥花。为不带子房的管状花，长1～2cm。表面红黄色或红色。花冠筒细长，先端5裂，裂片呈狭条形，雄蕊5根，花药聚合成筒状，黄白色；柱头长圆柱形，顶端微分叉，质柔软。气微香，味微苦。

煎2次分服。

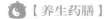【养生药膳】

红花橘皮紫菜汤

红花9g，陈皮50g，紫菜10g。上料加水共煮15分钟，调味食用。本品可行气活血，化痰软坚。用于气血凝滞型甲状腺功能亢进症。

牛 膝

Niu Xi

【性味归经】

苦、甘、酸，平。归肝、肾经。

【功能】

逐瘀通经，补肝肾，强筋骨，利尿通淋，引血下行。

【主治】

用于经闭，痛经，腰膝酸痛，筋骨无力，淋证，水肿，头痛，眩晕，牙痛，口疮，吐血，衄血。

【用法用量】

3～12g。

【禁忌】

孕妇慎用。

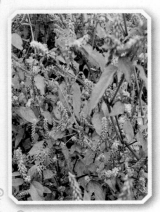

【经典配方】

牛膝独活酒 功能主治：补养气血，益肝强肾，除祛风湿，止腰腿痛。主治腰膝发凉，麻木，酸软疼痛，腿足屈伸不利，痹着不仁，肝肾两亏，风寒湿痹。成分：桑寄生30g，牛膝45g，独活25g，秦艽25g，杜仲40g，人参10g，当归

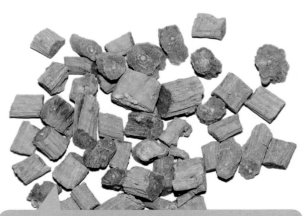

【饮片特征】本品为苋科植物牛膝栽培品干燥根的加工品。呈圆柱形的段，外表皮灰黄色或淡棕色，有微细的纵皱纹及横长皮孔。质硬脆，易折断，切面平坦，淡棕色或棕色。气微，味微甜而稍苦涩。

35g，白酒1000ml。药材切碎，装入纱布袋中，缝口；放入酒中，浸泡30天。每次服用10~30ml，每日1次（上午9~11点服用为佳）。

【养生药膳】

牛膝粥　牛膝茎、叶20g，粳米100g。牛膝加水200ml，煎至100ml，去渣留汁，入粳米100g，再加水约500ml，煮成稀粥。每日早、晚温热顿服，10天为1个疗程。本品可健脾祛湿止痛。用于肝肾亏虚型痛风。

桃 仁

Tao Ren

【性味归经】

苦、甘，平。归心、肝、大肠经。

【功能】

活血祛瘀，润肠通便，止咳平喘。

【主治】

用于经闭痛经，癥瘕痞块，肺痈肠痈，跌仆损伤，肠燥便秘，咳嗽气喘。

【用法用量】

5~10g。

【禁忌】

孕妇慎用。

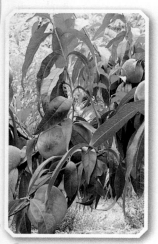

【经典配方】

桃核承气汤 功能主治：破血行瘀。适用于下焦蓄血证，症见少腹急结，小便自利，甚则谵语烦躁，其人如狂，至夜发热，以及血瘀经闭，痛经，脉沉实而涩等。成分：桃仁（去皮、尖）12g，大黄12g，桂枝6g，炙甘草6g，芒硝6g。水煎服。

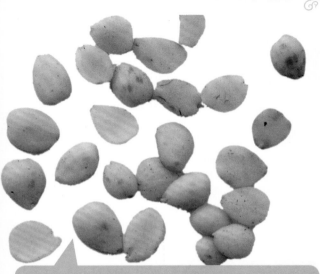

【饮片特征】本品为蔷薇科植物桃或山桃成熟种子除去种皮的加工品。扁长卵形，表面黄白色或类白色，炒制品有焦斑，一端尖，中部膨大，另端钝圆稍偏斜，边缘较薄。尖端一侧有短线形种脐，富油性。气微，味微苦。

【养生药膳】

　　桃仁参茶　明党参15g，桃仁9g，茶叶15g。上3味研细末备用。每服3g，沸水冲服。本品可益气活血化瘀。用于气虚血瘀型中风后遗症。

鸡血藤

Ji Xue Teng

【性味归经】

苦、甘，温。归肝、肾经。

【功能】

活血补血，调经止痛，舒筋活络。

【主治】

用于月经不调，痛经，经闭，风湿痹痛，麻木瘫痪，血虚萎黄。

【用法用量】

9~15g。

【禁忌】

本品能活血通经，故月经过多者不宜服用。

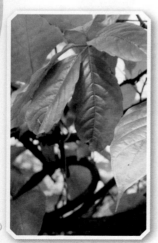

🌿【经典配方】

<u>活血通脉片</u> 功能主治：行气活血，通经止痛。适用于冠心病心绞痛。成分：三七、黄精、麦冬、陈皮、鸡血藤、丹参各30g，人参、赤芍、葛根、郁金各15g，红花、降香、木香各12g，川芎9g，桃仁6g，冰片3g。依法制成片剂，每片0.5g，每次5片，日服3次。

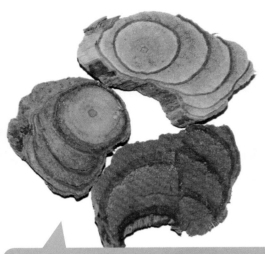

【饮片特征】本品为豆科植物密花豆干燥藤茎的加工品。呈椭圆形、长矩圆形或不规则的斜切片。栓皮灰棕色，栓皮脱落处显红棕色。质坚硬，切面木部红棕色或棕色。气微，味涩。

【养生药膳】

鸡血藤煲鸡蛋 鸡血藤15g，鸡蛋2个。鸡血藤洗净后与鸡蛋同放锅内，加水300ml，鸡蛋熟后去壳取蛋，再煎10分钟，吃蛋饮汤，可常食。本品可健脾益气生血。用于脾气虚弱型缺铁性贫血。

泽 兰
Ze Lan

【性味归经】

苦、辛，微温。归肝、脾经。

【功能】

活血调经，祛瘀消痈，利水消肿。

【主治】

用于月经不调，经闭，痛经，产后瘀血腹痛，疮痈肿毒，水肿腹水。

【用法用量】

6～12g。

【禁忌】

泽兰为活血祛瘀之品，无瘀血者及血虚者应慎用。

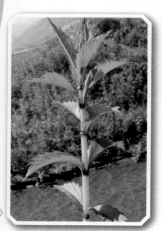

🌿【经典配方】

泽兰汤 功能主治：治产后恶露不尽，腹痛不除，小腹急痛，痛引腰背，少气力。成分：泽兰、当归、生地黄各60g，甘草45g，生姜90g，白芍30g，大枣10枚。水煎，1日3次分服。

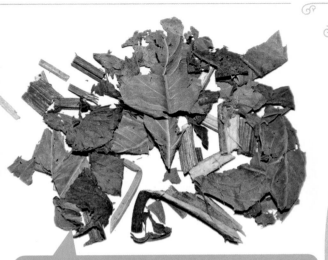

【饮片特征】 本品为唇形科植物毛叶地瓜儿苗干燥地上部分的加工品。呈不规则的段，茎方柱形，四面均有浅纵沟，表面黄绿色或带紫色，节处紫色明显，有白色茸毛。切面黄白色，中空。叶多破碎，展平后呈披针形或长圆形，边缘有锯齿。有时可见轮伞花序。气微，味淡。

🫖【养生药膳】

泽兰红枣茶 泽兰9g，大枣30g，绿茶1g。泽兰洗净，红枣去核，与红枣、绿茶一起放入茶杯（磁化杯更佳）中，用刚烧沸的开水冲泡。用于产后虚弱的调理。

月季花

Yue Ji Hua

【性味归经】

甘，温。归肝经。

【功能】

活血调经，疏肝解郁。

【主治】

用于气滞血瘀，月经不调，痛经，闭经，胸胁胀痛。

【用法用量】

3~6g。

【禁忌】

月季花多用或久服可引起便溏腹泻，故脾胃虚弱者应慎用；孕妇忌用。

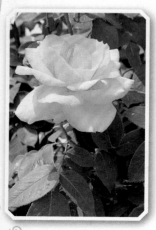

【经典配方】

月季花汤　功能主治：行气活血，适用于气滞血瘀、闭经、痛经诸症。成分：月季花3~5朵，黄酒10g，冰糖适量。将月季花洗净，加水150g，文火煎至100g，去渣，加冰糖及黄酒适量。每日1次，温服。

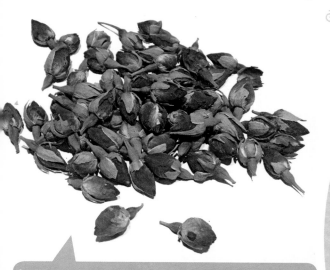

【饮片特征】本品为蔷薇科植物月季的干燥花蕾。呈类球形，直径1.5～2.5cm。花托长圆形，萼片5瓣，暗绿色，先端尾尖；花瓣呈覆瓦状排列，有的散落，长圆形，紫红色或淡紫红色；雄蕊多数，黄色。体轻，质脆。气清香，味淡、微苦。

🫖【养生药膳】

月季花茶　绿茶3g，月季花6g，红糖30g。将绿茶、月季花、红糖加水300ml，煮沸5分钟。分3次于饭后饮服，每日1剂。本品可和血调经。用于血瘀痛经者。

凌霄花

Ling Xiao Hua

【性味归经】
甘、酸，寒。归肝、心包经。

【功能】
活血通经，凉血祛风。

【主治】
用于月经不调，经闭癥瘕，产后乳肿，风疹发红，皮肤瘙痒，痤疮。

【用法用量】
5～9g。

【禁忌】
孕妇慎用。

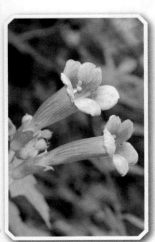

【经典配方】

鳖甲煎丸 功能主治：活血通络，消癥化积。适用于疟母（疟疾日久不愈，左胁下痞硬有块）。成分：鳖甲、赤硝各36g，射干、黄芩、鼠妇、干姜、大黄、桂枝、石韦、厚朴、凌霄花、阿胶各9g，蜂房12g，赤芍、丹皮、土鳖虫各15g，柴胡、蛴螂各18g，桃仁、瞿麦各6g，葶苈子、半

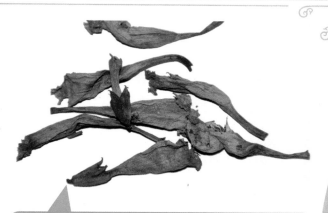

【饮片特征】本品为紫薇科植物凌霄的干燥花。呈皱缩卷曲，黄褐色或棕褐色，完整花朵长4～5cm。萼筒钟状，花冠先端5裂，裂片半圆形，下部联合呈漏斗状，表面可见细脉纹，内表面较明显。气清香，味微苦、酸。

夏、人参各3g。先煎鳖甲取汁，余药共研末，与药汁共煎，依法制为小丸。每空腹服6～9g，或入汤剂，包煎15～20g。

【养生药膳】

凌霄茴香茶　茶树根、凌霄花和小茴香各15g，红糖、黄酒适量，少许米酒和盐，老母鸡1只。于月经来时，将茶树根、凌霄花同适量黄酒隔水炖3个小时，去渣后加红糖服用。月经干净后的第2天，用凌霄花炖老母鸡，加少许米酒和盐拌食，每月1次，连服3个月。可用于痛经的辅助治疗。

王不留行

Wang Bu Liu Xing

【性味归经】

苦，平。归肝、胃经。

【功能】

活血通经，下乳消肿，利尿通淋。

【主治】

用于经闭，痛经，乳汁不下，乳痈肿痛，淋证涩痛。

【用法用量】

3~9g。

【禁忌】

孕妇慎用。

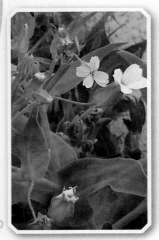

【经典配方】

王不留行散 功能主治：治金疮。成分：王不留行、蒴藋细叶、桑白皮各75g，甘草135g，川椒（除目及闭口，去汗）22g，厚朴、黄芩、干姜、白芍各15g。上9味，将前3味烧灰存性，合余药为末。每服1g。疮小者外敷，疮大者内服，产后亦可服。

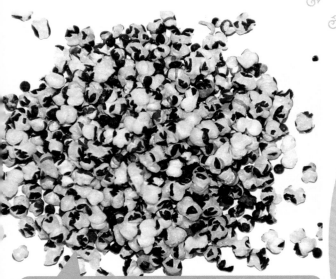

【饮片特征】本品为石竹科植物麦蓝菜干燥成熟种子的炮制品。呈球形，直径约2mm。表面黑色，少数红棕色，爆开者呈花状，黑白相间。胚乳白色，胚弯曲成环，子叶2枚。气微，味微涩、苦。

【养生药膳】

穿山甲炖猪蹄汤

炮穿山甲30g，王不留行9g，北黄芪20g，猪蹄2只。水适量，文火炖至猪蹄烂熟，食前放姜、葱、盐少许调味，食肉饮汤。本品可补气养血。用于气血虚弱型缺乳。

土鳖虫

Tu Bie Chong

【性味归经】

咸，寒；有小毒。归肝经。

【功能】

破血逐瘀，续筋接骨。

【主治】

用于跌打损伤，筋伤骨折，血瘀经闭，产后瘀阻腹痛，癥瘕痞块。

【用法用量】

3～9g。

【禁忌】

孕妇禁用。

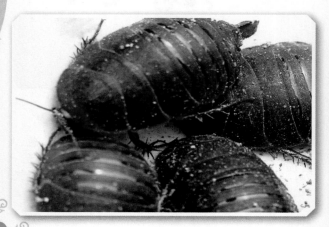

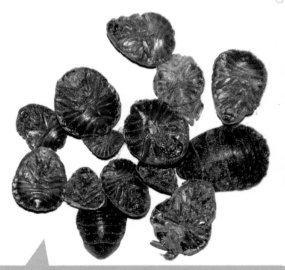

【饮片特征】本品为鳖蠊科动物地鳖或冀地鳖雌虫干燥全体的加工品。呈扁平卵形，前端较窄，后端较宽，背部紫褐色，具光泽，无翅。腹面红棕色，头部较小，有丝状触角1对，常脱落，胸部有足3对，具细毛和刺。腹部有横环节。质松脆，易碎。气腥臭，味微咸。

【经典配方】

土鳖酒　功能主治：鳖虫（焙干）10余个，研治损伤骨折。成分：土　末，滚黄酒冲服。

骨碎补

Gu
Sui
Bu

【性味归经】

苦，温。归肝、肾经。

【功能】

疗伤止痛，补肾强骨；外用消风祛斑。

【主治】

用于跌仆闪挫，筋骨折伤，肾虚腰痛，筋骨痿软，耳鸣耳聋，牙齿松动；外治斑秃、白癜风。

【用法用量】

3～9g。

【禁忌】

阴虚内热及无瘀血者不宜服。

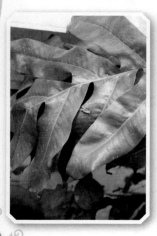

🌸【经典配方】

　　化瘀通络洗剂　功能主治：活血舒筋，化瘀通络。适用于上肢骨折，脱位后期，筋络挛缩酸痛者。成分：骨碎补、苏木、桑寄生、伸筋草、威灵仙各15g，桃仁、续断、当归尾、桑枝各9g，川芎、红花各6g。水煎熏洗，每剂加黄酒60g。每日1剂，熏洗2次。

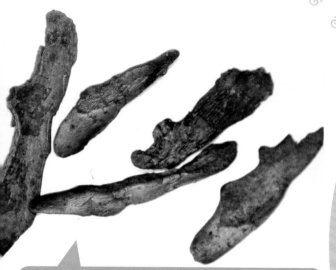

【饮片特征】本品为水龙骨科植物槲蕨干燥根茎的加工品。呈不规则厚片，表面深棕色至棕褐色，常残留细小棕色的鳞片，有的可见圆形的叶痕。切面红棕色，黄色的维管束点状排列成环。气微，味淡、微涩。

🍶【养生药膳】

1. 骨碎补茶　骨碎补9g，桂枝15g，同煎煮，代茶饮。本品可活血散寒，补肾强腰。适用于闪挫腰痛。

2. 骨碎补猪腰汤　猪腰1个，骨碎补6g。将骨碎补研细纳入切开洗净的猪腰内，用线扎紧，加水煮汤。用于肾虚腰痛及肾虚久泻。

自然铜

Zi Ran Tong

【性味归经】

辛，平。归肝经。

【功能】

散瘀止痛，续筋接骨。

【主治】

用于跌打损伤，筋骨折伤，瘀肿疼痛。

【用法用量】

3~9g，多入丸、散服，若入煎剂宜先煎。外用适量。

【禁忌】

自然铜为行血散瘀之品，凡血虚无瘀者忌服。

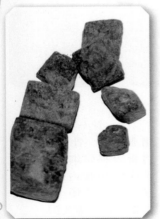

【经典配方】

自然铜散 功能主治：用于恶疮，烧烫伤。成分：自然铜、密陀僧（煅）各30g，甘草、黄柏各60g。研末混合，水调涂或干敷患处。

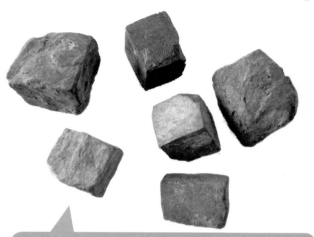

【饮片特征】本品为硫化物类矿物黄铁矿族黄铁矿的炮制品。晶形多为立方体，集合体呈致密块状。表面亮淡黄色，有金属光泽。体重，质坚硬或稍脆，易砸碎，断面黄白色，有金属光泽。

🍶【养生药膳】

　　自然铜泡酒方　炒五味子30g，何首乌24g，醋自然铜15g，杜仲9g，儿茶、乳香、没药、海龙、金钱白花蛇各7.5g，石燕半个，血竭4.5g，制草乌、制川乌各3g，焙蜈蚣5条，大曲酒1000ml，白酒1500ml。本品可祛风除湿，活血化瘀。

苏 木

Su Mu

【性味归经】

甘、咸，平。归心、肝、脾经。

【功能】

活血祛瘀，消肿止痛。

【主治】

用于跌打损伤，骨折筋伤，瘀滞肿痛，经闭痛经，产后瘀阻，胸腹刺痛，痈疽肿痛。

【用法用量】

3～9g。

【禁忌】

孕妇慎用。

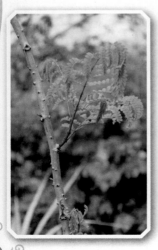

【经典配方】

苏木行瘀酒 功能主治：行血祛瘀，止痛消肿。主治跌打损伤，肿痛。苏木70g，白酒500ml。将苏木捣成碎末，放入锅内，倒入水、酒各500ml，上火煎煮，取500ml；候温，过滤去渣，分作3份。每次1份，每日3次，将酒温热空腹服用。

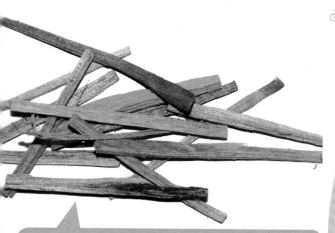

【饮片特征】本品为豆科植物苏木干燥心材的加工品。呈不规则的极薄片状、小碎块状或粗粉，红黄色或黄棕色。极薄片或小碎块中央可见一条黄白色的髓，少数带有黄白色边材，质致密坚硬。无臭，味微涩。

【养生药膳】

黑豆桃仁苏木粥

黑豆100g，益母草30g，桃仁9g，苏木9g，大米100g，红糖适量。将苏木、桃仁、益母草用水煎煮30分钟，取药液500ml，再将黑豆、粳米加药液和适量水，煮至黑豆粥煮熟，加红糖即可服食。功能活血祛瘀，用于血瘀证。

血竭

Xue Jie

【性味归经】

甘、咸，平。归心、肝经。

【功能】

活血定痛，化瘀止血，生肌敛疮。

【主治】

用于跌打损伤，心腹瘀痛，外伤出血，疮疡不敛。

【用法用量】

研末，1～2g，或入丸剂。外用研末撒或入膏药用。

【禁忌】

凡无瘀血者慎服。

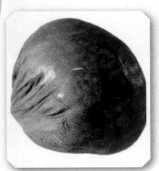

🌸【经典配方】

活瘀四物汤 功能主治：活血祛瘀，通络，补养肝肾。用于外伤性白内障。成分：酒生地黄15g，赤芍9g，当归9g，川芎3g，苏木9g，血竭2g，刘寄奴9g，枳壳1.5g。水煎服。

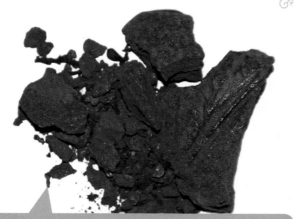

【饮片特征】本品为棕榈科植物麒麟竭果实渗出的树脂加工品。略呈类圆四方形或方砖形，表面暗红，有光泽，附有因摩擦而成的红粉。质硬而脆，破碎面呈红色，研粉为砖红色。气微，味淡。在水中不溶，在热水中软化。

🍲【养生药膳】

　　鸽子血竭汤　鸽子1只，血竭30g，酒适量。将鸽子去毛、内脏。血竭研成末，装入鸽子肚里，用线缝好。用好酒将其煮烂，去掉线后即可食用，喝汤吃肉。本品可活血祛瘀，理气养阴。适用于子宫内膜异位症的患者。

刘寄奴

Liu
Ji
Nu

【性味归经】

辛、苦，温。归心、肝、脾经。

【功能】

破瘀通经，止血消肿，消食化积。

【主治】

治经闭癥瘕，胸腹胀痛，产后血瘀，跌打损伤，金疮出血，痈毒焮肿。

【用法用量】

内服：煎汤，5～10g；或入散剂。外用：捣敷或研末撒。

【禁忌】

气血虚弱、脾虚作泄者忌服。

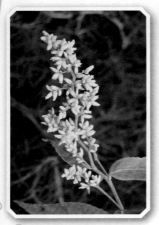

【经典配方】

刘寄奴赤芍汤　功能主治：治妇人经血不止。成分：刘寄奴75g，赤芍（炒）60g，白茯苓（去黑皮）30g，川芎、当归（焙）各45g，艾叶（炒）120g。每剂6g，用水150ml，煎至100ml，去滓，空腹时温服，每日2次。

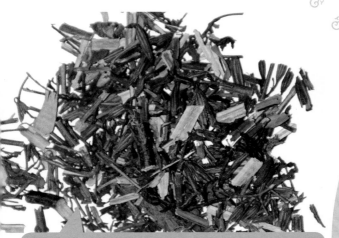

【饮片特征】本品为菊科植物奇蒿干燥全草的加工品。表面棕黄色、棕绿色，被白色毛茸，具细纵棱；质硬而脆，易折断，叶互生，通常干枯皱缩或脱落，叶缘有锯齿，上面棕绿色，下面灰绿色，叶柄短。质脆易破碎或脱落。头状花序集成穗状圆锥花序，枯黄色。气芳香，味淡。

【养生药膳】

刘寄奴汤　刘寄奴9g，水煎服。本品可芳香健胃，化瘀止痛。适用于急性传染性肝炎(黄疸型或无黄疸型)属湿滞血瘀者。

儿 茶

Er Cha

【性味归经】

苦、涩，微寒。归肺、心经。

【功能】

活血止痛，止血生肌，收湿敛疮，清肺化痰。

【主治】

用于跌仆伤痛，外伤出血，吐血衄血，疮疡不敛，湿疹、湿疮，肺热咳嗽。

【用法用量】

1～3g，包煎；多入丸、散服。外用适量。

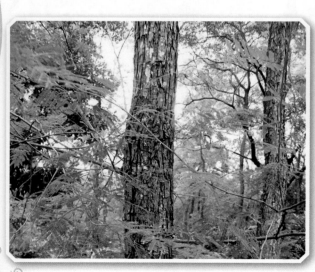

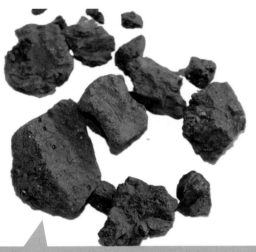

【饮片特征】本品为豆科植物儿茶的去皮、枝、干的干燥煎膏。呈方形或不规则块状，大小不一。表面棕褐色或黑褐色，光滑而稍有光泽。质硬，易碎，断面不整齐，具光泽，有细孔，遇潮有黏性。气微，味涩、苦，略回甜。

【经典配方】

儿茶轻粉散　功能　3g，轻粉1.5g，冰片1g。主治：用于女阴溃疡。　研细混匀，外敷。成分：儿茶3g，鸡内金

四、破血消癥药

莪 术
E Zhu

【性味归经】
辛、苦，温。归肝、脾经。

【功能】
行气破血，消积止痛。

【主治】
用于癥瘕痞块，瘀血经闭，胸痹心痛，食积胀痛。

【用法用量】
6～9g。

【禁忌】
孕妇禁用。

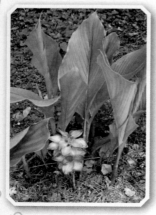

【经典配方】
　　参芪丹鸡黄精汤
功能主治：宣痹通阳，活血化瘀。适用于冠心病，症见心悸，心前区憋闷疼痛，脘胀腹满，脉沉。成分：黄芪、丹参、夜交藤各15g，当归、党参、生地黄、柴胡、苍术、白术、陈皮、青皮、黄精、莪术、三棱各9g，鸡血藤

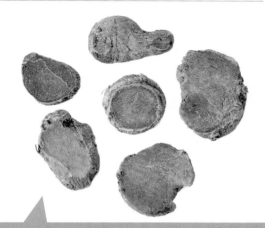

【饮片特征】本品姜科植物蓬莪术、广西莪术干燥根茎的加工品。呈类圆形或椭圆形的厚片。外表皮灰黄色或灰棕色，切面黄绿色、黄棕色或棕褐色，内皮层环纹明显。气微香，味微苦而辛。

15g，薄荷3g。水煎服。

🔵 【养生药膳】

  莪术猪肝 三棱、莪术 各25g，猪肝500g。将鲜猪肝加水煮沸片刻，去除腥秽。将三棱、莪术洗净放入纱布袋中，加水煎煮30分钟后，放入猪肝及葱、姜、蒜、胡椒、黄酒等调味品，大火煮开后，慢煮至汤将收尽，猪肝可食为止。本品有提高机体杀灭癌细胞及减少其扩散的功能。

水 蛭

Shui Zhi

【性味归经】

咸、苦，平；有小毒。归肝经。

【功能】

破血通经，逐瘀消癥。

【主治】

用于血瘀经闭，癥瘕痞块，中风偏瘫，跌仆损伤。

【用法用量】

1～3g。

【禁忌】

孕妇禁用。

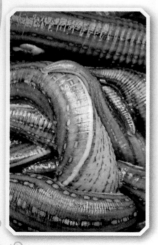

🌸【经典配方】

水蛭丸 功能主治：治血蛊、气蛊，腹硬如石。成分：三棱（炮）、莪术（炮）、干漆（炒烟尽）、牛膝（酒洗）、虻虫（糯米炒）、琥珀、肉桂、硇砂、水蛭（烫）、大黄各等份。上研末，同生地黄自然汁与米醋和匀，丸如梧桐子大。

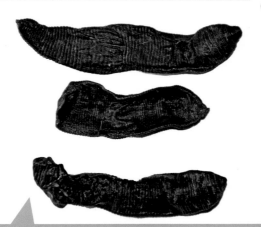

【饮片特征】本品为水蛭科动物蚂蟥、水蛭或柳叶蚂蟥的干燥全体的加工品。呈扁平纺锤形、扁长圆形或狭长而扁，有多数环节，背部黑褐色或黑棕色，腹面平坦，棕黄色。前吸盘不显著，后吸盘较大。质脆，易折断，断面胶质状。气微腥。

每服10丸，空腹时用温酒或童便送下。

🍵【养生药膳】

1. 水蛭粉　用水蛭粉3g，每晚开水送服，30日为1个疗程。用于高脂血症。

2. 海藻水蛭粉　海藻30g，水蛭6g。共研细末，每次6g，1日2次，黄酒冲服。用于食管癌的辅助治疗。

三棱

San Leng

【性味归经】
辛、苦，平。归肝、脾经。

【功能】
破血行气，消积止痛。

【主治】
用于癥瘕痞块，痛经，瘀血经闭，胸痹心痛，食积胀痛。

【用法用量】
5～10g。

【禁忌】
孕妇禁用；不宜与芒硝、玄明粉同用。

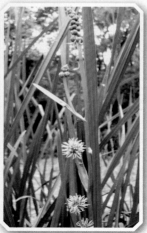

【经典配方】
三棱莪术汤 功能主治：主治小儿疳积。成分：青皮、三棱、莪术、北柴胡、法半夏、大腹皮、秦艽、净香附、陈皮、紫苏、青木香、枳壳、槟榔、甘草各等份。每服3g，加生姜，同煎服。

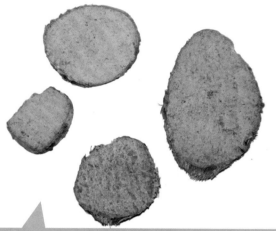

【饮片特征】本品为黑三棱科植物黑三棱干燥块茎的加工品。呈类圆形的薄片，外表皮灰棕色。切面灰白色或黄白色，粗糙，有多数明显的细筋脉点。气微，味淡，嚼之微有麻辣感。

【养生药膳】

桂姜三棱蜜饮　肉桂5g，干姜15g，三棱10g。先将肉桂、干姜、三棱分别洗净。锅中加入适量水，放入以上药材，以大火煮沸，改用小火煎煮半小时，去渣取汁，调蜂蜜服。本品可温经散寒，活血止痛，适用于子宫肌瘤，证属寒凝血瘀者。

穿山甲

Chuan Shan Jia

【性味归经】

咸，微寒。归肝、胃经。

【功能】

活血消癥，通经下乳，消肿排脓，搜风通络。

【主治】

用于经闭癥瘕，乳汁不通，痈肿疮毒，风湿痹痛，中风瘫痪，麻木拘挛。

【用法用量】

5~10g，一般炮制后用。

【禁忌】

孕妇慎用。

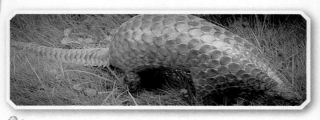

🌺【经典配方】

二甲调肝汤 功能主治：消癥活血清热，益气养阴。适用于慢性肝炎，早期肝硬化。成分：炮山甲、丹参、白芍、女贞子各15g，鳖甲、糯米稻根须各12g，三七6g，茵陈、田基黄各30g，太子参、茯苓各18g。水煎服。

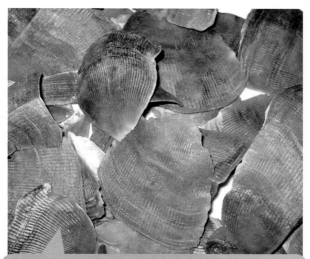

【饮片特征】本品为鲮鲤科动物鲮鲤干燥甲片的加工品。呈扇面形、三角形、菱形或盾形的扁平片状或半折合状，中间较厚，边缘较薄，大小不一，外表面黑褐色或黄褐色，有光泽，角质，半透明，坚韧而有弹性，不易折断。气微腥，味淡。

【养生药膳】

穿山甲通乳汤　猪蹄筋200g，穿山甲10g，丝瓜络15g，佛手9g。上药洗净，置砂锅或高压锅内炖熟，食时入盐、姜汁少许，每日食汤与肉数次，到乳多为止。用于产后缺乳。

虻 虫

Meng Chong

【性味归经】

苦，微寒；有小毒。归肝经。

【功能】

破血逐瘀。

【主治】

主血瘀经闭，产后恶露不尽，干血痨，少腹蓄血，癥瘕积块，跌打伤痛，痈肿，喉痹。

【用法用量】

内服：煎汤，1.5g～3g；研末，0.3～0.6g；或入丸剂。外用：适量，研末敷或调搽。

【禁忌】

气血虚者、孕妇及月经期妇女均禁服。

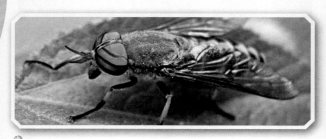

🌸【经典配方】

抵当汤 功能主治：破血祛瘀。主下焦蓄血所致的发狂或如狂，少腹硬满，小便自利，喜忘，大便色黑易解，脉沉结，及妇女经闭，少腹硬满拒按者。成分：水蛭（烫）、虻虫（炒）

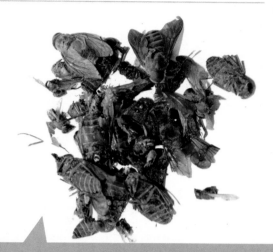

【饮片特征】本品为虻科昆虫复带虻或鹿虻雌虫干燥全体的加工品。呈长椭圆形，长1.5～2cm，宽5～10mm。头部呈黑褐色，复眼大多已经脱落；胸部黑褐色，背面呈壳状而光亮，翅长超过尾部；胸部下面突出，黑棕色。质松而脆，易破碎。气臭，味苦咸。以个大、完整、无杂质者为佳。

各30个，大黄（酒炙）48g，桃仁（燀）20个。上 药4味，以 水500ml，煮取300ml，去滓，温服100ml，不下更服。

【养生药膳】

陈皮虻虫汤　虻虫3g，陈皮12g。气虚，加党参15g；阴虚，加玉竹12g，水煎服。用于心绞痛。

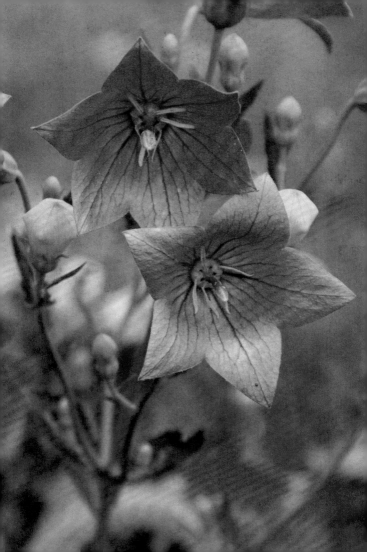

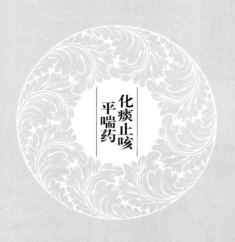

第十七章

化痰止咳平喘药

半 夏

Ban Xia

【性味归经】辛、温；有毒。归脾、胃、肺经。

【功能】燥湿化痰，降逆止呕，消痞散结。

【主治】用于湿痰寒痰，咳喘痰多，痰饮眩悸，风痰眩晕，痰厥头痛，呕吐反胃，胸脘痞闷，梅核气；外治痈肿痰核。

【用法用量】内服一般炮制后使用，3~9g。外用适量，磨汁涂或研末以酒调敷患处。

【禁忌】不宜与川乌、制川乌、草乌、制草乌、附子同用；生品内服宜慎。

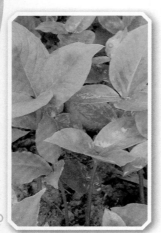

🌸【经典配方】

二陈汤 功能主治：燥湿化痰，理气和中。适用于湿痰咳嗽，症见痰多色白易咯，胸膈痞闷，恶心呕吐，肢体倦怠，或头眩心悸，舌苔白润，脉滑。成分：法半夏6g，陈皮15g，茯苓9g，甘草3g，生姜7片，乌梅1枚。水煎服。

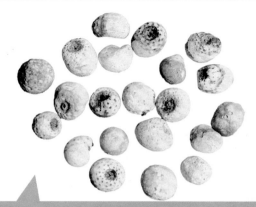

【饮片特征】本品为天南星科植物半夏干燥块茎的炮制品。生品呈扁圆球形、类圆形或偏斜形。表面白色或淡黄色，上面多圆平，中间有凹，显黄棕色，周围散有小麻点状的根痕，下面钝圆，较光滑。气微，味辛辣而强烈刺舌。

【养生药膳】

1. 秫米粥　秫米30g，制半夏6g。先煎半夏去渣，入米煮作粥，空腹食用。本品可和胃安眠。适用于食滞不化、胃中不适而引起失眠者。

2. 半夏山药粥　山药30g，清半夏9g。山药研末，先煮半夏取汁一大碗，去渣，调入山药末，再煮沸，酌加白糖和匀，每日早、晚空腹服食。本品可燥湿化痰，降逆止呕。用于痰浊蔽阻型头痛。

川贝母

— Chuan Bei Mu

【性味归经】

苦、甘，微寒。归肺、心经。

【功能】

清热润肺，化痰止咳，散结消痈。

【主治】

用于肺热燥咳，干咳少痰，阴虚劳嗽，痰中带血。瘰疬，乳痈，肺痈。

【用法用量】

3～9g；研粉冲服，每次1～2g。

【禁忌】

不宜与川乌、制川乌、草乌、制草乌、附子同用。

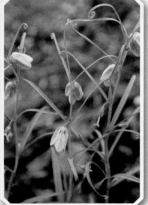

【经典配方】

贝母瓜蒌散　功能主治：润肺清热，理气化痰。适用于肺燥有痰，症见咯痰不爽，咽喉干燥，舌红少苔而干。成分：川贝母9g，瓜蒌6g，天花粉3g，茯苓3g，橘红3g，桔梗3g。水煎服。

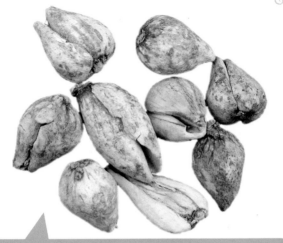

【饮片特征】本品为百合科植物川贝母、暗紫贝母、甘肃贝母和梭砂贝母干燥鳞茎的加工品。呈类圆锥形或近球形，表面类白色。质硬而脆，断面白色，富粉性。气微，味微苦。

6 【养生药膳】

雪梨保肺汤　雪梨2个，玉竹9g，川贝母9g，沙参9g，里脊猪肉60g。雪梨去皮及核，切成骨牌块，同玉竹、沙参、川贝母、猪里脊肉一起炖汤，待肉烂熟加入味精、盐调味即可，每日2次，食梨及肉。本品可养阴清肺，止咳化痰。用于阴虚火旺型肺结核。

浙贝母

—

Zhe Bei Mu

【性味归经】

苦，寒。归肺、心经。

【功能】

清热化痰止咳，解毒散结消痈。

【主治】

用于风热咳嗽，痰火咳嗽，肺痈，乳痈，瘰疬，疮毒。

【用法用量】

3~9g。

【禁忌】

不宜与川乌、制川乌、草乌、制草乌、附子同用。

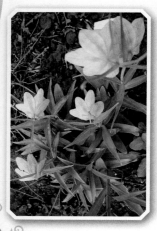

【经典配方】

消瘰丸 功能主治：清热化痰，软坚散结。适用于瘰疬，痰核。症见咽干，舌红，脉弦滑。成分：浙贝母30g，玄参30g，牡蛎30g。蜜丸，每服9g，每日2~3次，或水煎服。

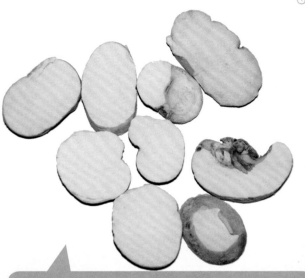

【饮片特征】本品为百合科植物浙贝母干燥鳞茎的加工品。为肾形、椭圆形或类圆形的厚片，或为不规则的小碎块。片面白色或淡黄白色，富粉性。质硬而脆。气微，味微苦。

【养生药膳】

　浙贝母粥　浙贝母细粉9g，大米50g，冰糖适量。白米粥煮好后加入浙贝母粉和冰糖。本品可清热散结，化痰止咳。

天南星

Tian Nan Xing

【性味归经】

苦、辛，温；有毒。归肺、肝、脾经。

【功能】

散结消肿。

【主治】

外用治痈肿，蛇虫咬伤。

【用法用量】

外用生品适量，研末以醋或酒调敷患处。

【禁忌】

孕妇慎用，生品内服宜慎。

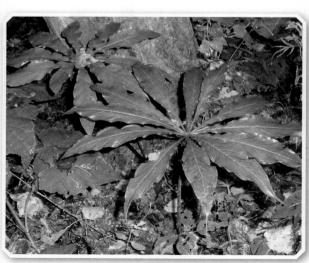

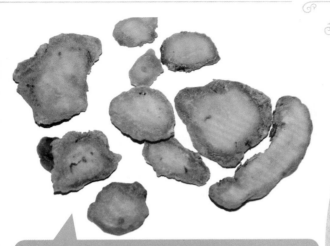

【饮片特征】本品为天南星科植物天南星、东北天南星、异叶天南星干燥块茎的加工品。呈腰形片状，表面显肉色，半透明，光滑，质坚脆，气微，味辛。

【经典配方】

玉真散 功能主治：祛风化痰，解痉止痛。适用于破伤风，症见牙关紧急，口撮唇紧，身体强直，角弓反张。成分：天南星、禹白附、防风、白芷、天麻、羌活各等份。共为细末，每服3g，热酒调服。同时外敷患处。

【养生药膳】

天南星粥 天南星(大者)1枚，粟米适量。本品可祛风定惊，消肿散结。可吐逆不定、欲生风者可常食。

禹白附

—

Yu
Bai
Fu

—

【性味归经】

辛，温；有毒。归胃、肝经。

【功能】

祛风痰，定惊搐，解毒散结，止痛。

【主治】

用于中风痰壅，口眼㖞斜，语言謇涩，惊风癫痫，破伤风，痰厥头痛，偏正头痛，瘰疬痰核，毒蛇咬伤。

【用法用量】

3~6g。一般炮制后用，外用生品适量捣烂，熬膏或研末以酒调敷患处。

【禁忌】

孕妇慎用，生品内服宜慎。

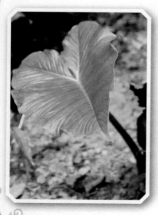

🌿【经典配方】

1. 玉真散　功能主治：祛风化痰，解痉止痛。适用于破伤风，症见牙关紧急，口撮唇紧，身体强直，角弓反张。成分：天南星、禹白附、防风、白芷、天麻、羌活各等份。

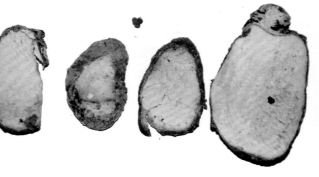

【饮片特征】本品为天南星科植物独角莲干燥块茎的加工品。呈椭圆形或卵圆形，表面白色至黄白色，略粗糙，有环纹及须根痕，顶端有茎痕或芽痕。质坚硬，断面白色，粉性。气微，味淡、麻辣刺舌。

2. 白附子散　功能　续断、防风（去叉）各
主治：跌仆内伤，坠马　等份。
伤。成分：炮白附子、

瓜 蒌

Gua Lou

【性味归经】

甘、微苦，寒。归肺、胃、大肠经。

【功能】

清热涤痰，宽胸散结，润燥滑肠。

【主治】

用于肺热咳嗽，痰浊黄稠，胸痹心痛，结胸痞满，乳痈，肺痈，肠痈，大便秘结。

【用法用量】

9～15g。

【禁忌】

不宜与川乌、制川乌、草乌、制草乌、附子同用。

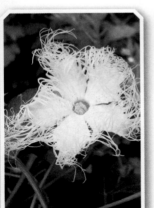

【经典配方】

<u>小陷胸汤</u> 功能主治：清热化痰，宽胸散结。适用于痰热互结证，症见胸脘痞闷，按之则痛，或咳痰黄稠，胸脘烦热，舌苔黄腻，脉滑数。成分：瓜蒌（大者1枚）15g，黄连3g，清半夏9g。上3味，以水6L，先煮瓜蒌，取3L，去滓，纳诸药，煮取2L，去滓，分温3服。

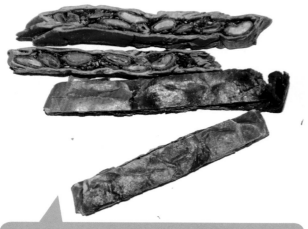

【饮片特征】本品为葫芦科植物栝楼干燥成熟果实的加工品。呈不规则的丝或块状。外表面橙红色或橙黄色，皱缩或较光滑；内表面黄白色，有红黄色丝络，果瓤橙黄色。有焦糖气，味微酸、甜。

🍲 【养生药膳】

　　瓜葛红花酒　瓜蒌皮25g，葛根25g，红花15g，延胡索20g，桃仁20g，丹参30g，檀香15g。将上药拣净装一大瓶内，加入高粱酒1000ml，泡1个月后取酒内服。每日晚服用，每次10ml，同时用此酒擦膻中穴1次，连用7~10日。本品可化痰驱瘀，通络定痛。用于痰瘀闭阻型冠心病。

白芥子

Bai Jie Zi

【性味归经】

辛，温。归肺经。

【功能】

温肺豁痰利气，散结通络止痛。

【主治】

生品辛散力强，善于通络止痛。炒芥子可缓和辛散走窜之性，可避免耗气伤阴，并善于顺气豁痰。

【用法用量】

3～9g。外用适量。

【禁忌】

肺虚久咳、阴虚火旺及胃火炽盛者忌用。外敷有发泡作用，凡皮肤过敏者不可外用。

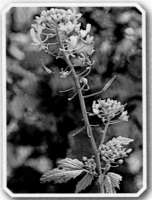

【经典配方】

<u>三子养亲汤</u>　功能主治：降气化痰。适用于痰壅气滞，症见咳嗽喘逆，痰多胸痞，食少难消，舌苔白腻，脉滑。成分：紫苏子9g，莱菔子9g，白芥子6g。水煎服。

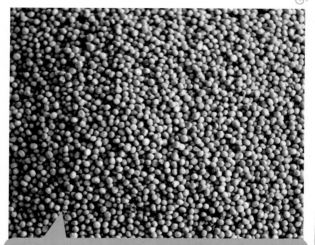

【饮片特征】本品为十字花科植物白芥成熟种子加工品。呈类圆球形，表面灰白色或淡黄色，具细微的网纹，一端有明显的点状种脐。种皮薄而脆，破裂后内有白色折叠的子叶，有油性。无臭，味辛辣。

🍲【养生药膳】

二子粥　炒白芥子6g，炒萝卜子9g，陈皮6g，炙甘草6g。以上4种原料同入锅中煎煮30分钟，去渣取汁。每日1剂，早、晚温服，连用5日。本品可行气止咳，温化痰饮。用于寒饮伏肺型慢性支气管炎。

竹 茹

Zhu Ru

【性味归经】

甘，微寒。归肺、胃、心、胆经。

【功能】

清热化痰，除烦止呕。

【主治】

用于痰热咳嗽，胆火挟痰，惊悸不宁，心烦失眠，中风痰迷，舌强不语，胃热呕吐，妊娠恶阻，胎动不安。

【用法用量】

3～9g。

【禁忌】

胃寒及伤食之呕吐者忌服。

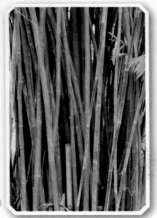

🌺【经典配方】

温胆汤 功能主治：理气化痰，清胆和胃。适用于胆胃不和，痰热内扰。症见胆怯易惊，虚烦不宁，失眠多梦，呕吐呃逆，舌苔白腻微黄，脉弦滑。成分：竹茹6g，枳实6g，清半夏6g，陈皮9g，茯苓5g，甘草3g，生姜3g，大枣3g。水煎服。

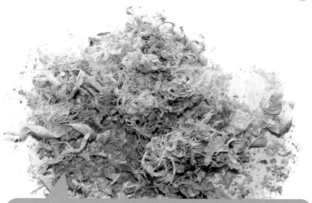

【饮片特征】本品为禾本科植物青秆竹、大头典竹或淡竹的茎秆干燥中间层的加工品。为卷曲成团的不规则丝条或呈长条形薄片状，浅绿色、黄绿色或黄白色。纤维性，体轻松，质柔韧，有弹性。气微，味淡。

【养生药膳】

1. 竹茹陈皮粥　竹茹9g，陈皮9g，粳米50g。陈皮切细丝备用，竹茹加水煎煮，去渣取汁，用其汁与粳米一起煮粥，待粥将成时，撒入陈皮丝，稍煮即可。本品可清热化痰，和胃除烦。用于痰火郁结型耳鸣、耳聋。

2. 竹茹桑叶茶　竹茹5g，桑叶6g，炒谷芽9g。以上三者加水适量，共煎取汁，代茶频饮，每日1剂。本品可清热除烦，健胃消食。用于湿热内蕴型带状疱疹。

皂 荚

Zao Jia

【性味归经】

辛、咸，温；有毒。归肺、肝、胃、大肠经。

【功能】

祛痰止咳，开窍通闭，杀虫散结。

【主治】

主治痰咳喘满，中风口噤，痰涎壅盛，神昏不语，癫痫，喉痹，二便不通，痈肿疥癣。

【用法用量】

内服：1～3g，多入丸、散。外用：适量，研末搐鼻；或煎水洗，或研末掺或调敷，或熬膏涂，或烧烟熏。

【禁忌】

孕妇忌服。

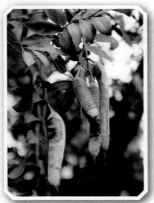

🌿【经典配方】

皂荚丸 功能主治：主治痰浊壅肺，咳逆上气，时时吐浊，但坐不得眠。成分：皂荚（刮去皮，酥炙）112g。研末，蜜和为丸，如梧桐子大。以枣膏和汤服3丸，日3夜1服。

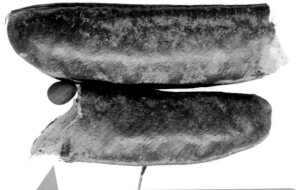

【饮片特征】本品为豆科植物皂荚的干燥成熟果实。呈长条形而扁，或稍弯曲，表面不平，红褐色或紫红色，被灰白色粉霜，擦去后有光泽。质坚硬，摇之有响声。剖开后呈浅黄色，内含多数种子。种子扁椭圆形，外皮黄棕色而光滑，质坚。气味辛辣。

【养生药膳】

黄芪皂角粥 黄芪30g，皂角30g，大米60g。将大米淘洗干净，黄芪切片，与皂角同入布袋中，与大米同入锅中，加水适量，煮成稠粥，捞出布袋即成。本品可益气健脾，活血抗癌。适用于脾气虚弱型大肠癌。

竹沥

Zhu Li

【性味归经】

甘，苦、寒。归心、肝、肺经。

【功能】

清热降火，滑痰利窍。

【主治】

主治中风痰迷，肺热痰壅，惊风，癫痫，热病痰多，壮热烦渴，子烦，破伤风。

【用法用量】

内服：冲服，30~60g；或入丸剂或熬膏。

外用：适量，调敷或点眼。

【禁忌】

寒饮湿痰及脾虚便溏者禁服。

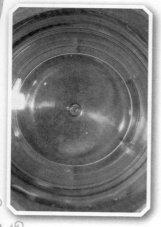

【经典配方】

竹沥枳术丸　功能主治：化痰清火，顺气除湿。治头目晕眩，肢体麻木。成分：白术（土炒）、苍术（泔制，盐水炒）各60g，枳实（麸炒）、陈皮（去白）、白茯苓（去皮）、半夏（白矾、皂角、生姜水煮干）、南星（制同上）、黄连（姜炒）、黄

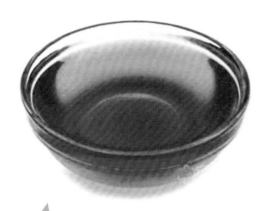

【饮片特征】本品为禾木科植物淡竹经加热流出的竹液。为青黄色或黄棕色的透明液体。有竹香气，味微甜。

芩（酒炒）、当归（酒洗）、山楂（去核）、白芥子（炒）、白芍（酒炒）各60g，人参15g，木香3g。上为细末，以神曲180g，姜汁150ml，竹沥200ml，煮糊为丸，如梧桐子大。每服100丸，空腹时用淡姜汤送下。

【养生药膳】

竹沥茶　竹沥10g，绿茶3g，用200ml开水冲泡后即可饮用，冲饮至味淡。本品可清热滑痰，镇惊利窍。用于中风痰迷，热病烦渴、惊风，肺热壅盛痰稠黄。

旋覆花

Xuan Fu Hua

【性味归经】

苦、辛、咸，微温。归肺、脾、胃、大肠经。

【功能】

降气，消痰，行水，止呕。

【主治】

用于风寒咳嗽，痰饮蓄结，胸膈痞闷，喘咳痰多，呕吐噫气，心下痞硬。

【用法用量】

3~9g，包煎。

【禁忌】

阴虚燥咳、体虚便溏者不宜用。

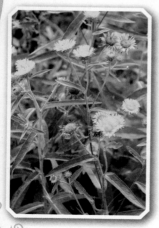

【经典配方】

旋覆代赭汤　功能主治：降逆化痰，益气和胃。适用于胃气虚弱，痰浊内阻。症见心下痞硬，噫气频作，呕吐呃逆，吐涎沫，舌淡苔白滑，脉弦而虚。成分：旋覆花9g，赭石9g，法半夏9g，人参6g，生姜9g，炙甘草6g，大枣4枚。水煎服。

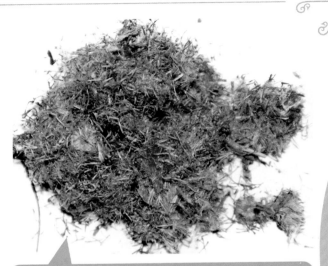

【饮片特征】本品为菊科植物旋覆花或欧亚旋覆花干燥头状花序的加工品。呈扁球形或类球形，总苞由多数苞片成分，呈覆瓦状排列，苞片披针形或条形，灰黄色，总苞基部有时残留花梗，苞片及花梗表面被白色茸毛，舌状花1列，黄色，多卷曲，常脱落。体轻，易散碎。气微，味微苦。

【养生药膳】

桃仁旋覆花鸡　桃仁9g，旋覆花9g，沉香3g，三七3g，葱7条，鸡1只，绍酒10g，冬菇50g，葱、姜、盐适量。本品可滋补气血，活血化瘀。适用于瘀阻心络型冠心病患者。

天竺黄

Tian Zhu Huang

【性味归经】

甘，寒。归心、肝、胆经。

【功能】

清热化痰，凉心定惊。

【主治】

主治小儿惊风，癫痫，中风痰迷，热病神昏，痰热咳喘。

【用法用量】

内服：煎汤，3~9g；或入丸、散；研末，每次0.6~1g。外用：适量，研末敷患处。

【禁忌】

无湿热痰火者慎服，脾虚胃寒便溏者禁服。

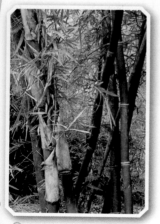

【经典配方】

1. 天竺黄散　功能主治：用于小儿胎风惊热，手脚急强。成分：天麻15g，天竺黄（细研）、胡黄连、炒蝉蜕各7.5g，牛黄（细研）3.7g。

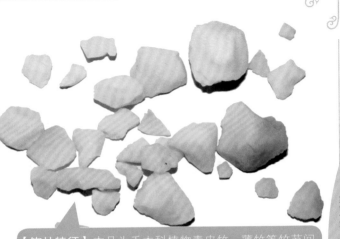

【饮片特征】本品为禾木科植物青皮竹、薄竹等竹节间贮积的分泌物干涸凝结而成的块状物质。呈不规则多角形的片块状或颗粒状，大小不一。表面发白色、乳白色、灰褐色或灰蓝色，半透明，略带光泽。体轻，质硬而脆，易破碎，断面光亮，稍显粉性，触之有滑感。气微，味甘，有清凉感，舐之黏舌。以片块大、色灰白、光亮、质细、体轻、吸湿性强者为佳。

2. 利惊丸 功能主治：小儿急惊风。成分：青黛、轻粉各3g，牵牛子1.5g，天竺黄6g。白面糊制小豆大小30丸，每服1丸，薄荷汤服下。

白前

Bai Qian

【性味归经】

辛、苦，微温。归肺经。

【功能】

降气，消痰，止咳。

【主治】

用于肺气壅实，咳嗽痰多，胸满喘急。

【用法用量】

3～9g。

【禁忌】

咳喘属气虚不归元者忌用。

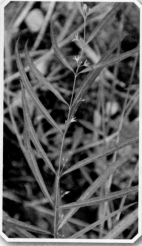

【经典配方】

白前汤　功能主治：用于久患咳逆上气，体肿，短气胀满，昼夜倚壁不得卧，喉常作水鸣。成分：白前6g，紫菀、清半夏各9g，大戟（切）3g。以水1L，渍之一宿，明日煮取600ml，分3次服。

【养生药膳】

1. 白前粥　白前9g，大米100g。将白前

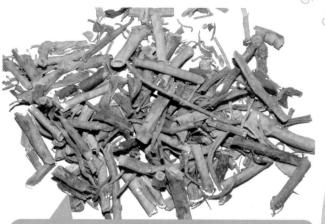

【饮片特征】本品为萝藦科植物柳叶白前或芫花白前的干燥根茎及根的加工品。呈类圆形或细长形小段，断面中空或呈类白色。气微弱，味甜。

择净，放入锅中，加清水适量，浸泡5～10分钟后，水煎取汁，加大米煮粥，服食，每日1剂，连续2～3天。本品可祛痰、降气、止咳。适用于肺气壅实，痰多而咳嗽不爽，气逆喘促等症。

2. 白前煮荸荠　白前20g，荸荠250g，冰糖40g。将白前炒香，研成细粉；荸荠去皮，一切两半；冰糖打碎成屑。将白前粉、荸荠、冰糖屑放入炖锅内，加水600ml，置武火上烧沸，再用文火煮25分钟即成。本品可清热、化痰，止咳。

海藻

—

Hai Zao

—

【性味归经】

苦、咸，寒。归肝、胃、肾经。

【功能】

消痰软坚散结，利水消肿。

【主治】

用于瘿瘤，瘰疬，睾丸肿痛，痰饮水肿。

【用法用量】

6～12g。

【禁忌】

不宜与甘草同用。

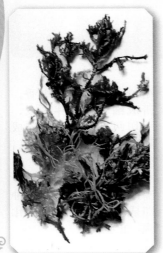

【经典配方】

海藻玉壶汤 功能主治：化痰软坚，消散瘿瘤。适用于瘿瘤，或肿或硬，皮色不变。成分：海藻9g，昆布9g，海带9g，法半夏9g，浙贝母9g，当归9g，独活9g，青皮6g，川芎6g，陈皮6g，甘草3g。水煎服。

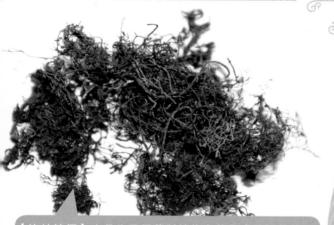

【饮片特征】本品为马尾藻科植物海蒿子或羊栖菜的干燥藻体。皱缩卷曲，黑褐色，主干呈圆柱状，有圆锥形突起，主枝自主干两侧生出，侧枝自主枝叶腋生出，有短小的刺状突起。质脆，潮润时柔软；水浸后膨胀，肉质，黏滑。气腥，味微咸。

🍵【养生药膳】

杏仁薏米粥　甜杏仁、海藻、昆布各9g，薏米30g。先把前3味加水适量煎煮熟烂，再入薏米煮粥食。每日1剂，连服20～30剂。本品可宣肺除湿，化瘀散结。用于热壅血瘀型痤疮。

前 胡

Qian Hu

【性味归经】
苦、辛，微寒。归肺经。

【功能】
降气化痰，散风清热。

【主治】
用于痰热喘满，咯痰黄稠，风热咳嗽痰多。

【用法用量】
3～9g。

【禁忌】
气血不足者慎用。

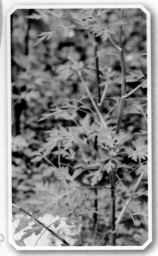

🌿【经典配方】

小前胡汤 功能主治：清热除烦，化痰除气。主治伤寒6～7日不解，寒热往来，胸胁苦满，默默不欲饮食，心烦喜呕，寒疝腹痛。成分：前胡9g，法半夏9g，生姜15g，黄芩、人参、甘草各9g，大枣4枚。以水10L，煮取3L，分4服。

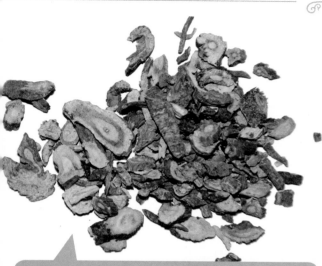

【饮片特征】本品为伞形科植物白花前胡干燥根的加工品。呈类圆形或不规则形的薄片，外表皮黑褐色或灰黄色，切面黄白色至淡黄色，皮部散有多数棕黄色油点，可见一棕色环纹及放射状纹理。气芳香，味微苦、辛。

【养生药膳】

　前胡粥　　前胡6g，粳米50g。前胡洗净加水200g，煮成100g，去渣取汁，再加入淘洗干净的粳米，加水400g，一同煮为稀稠粥。本品可下气消痰，宣散风热。用于外感风热、发热头痛、咳嗽痰黄、黄白相间、喘促、胸膈满闷。

昆 布

Kun Bu

【性味归经】

咸，寒。归肝、胃、肾经。

【功能】

消痰软坚散结，利水消肿。

【主治】

用于瘿瘤，瘰疬，睾丸肿痛，痰饮水肿。

【用法用量】

6～12g。

【禁忌】

脾胃虚寒蕴湿者忌服。

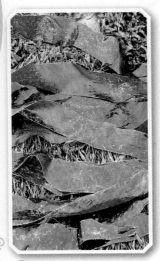

【经典配方】

昆海排石汤 功能主治：通淋利湿，活血祛瘀，软坚散结，溶石排石。主治湿热蕴结，气滞血瘀。成分：昆布12g，海藻12g，红花9g，桃仁9g，柴胡12g，白芍24g，枳实9g，海金沙12g，冬葵12g，滑石15g，大黄9g，鸡内金6g，琥珀6g，甘草3g。水煎服，每日1剂，日服3次。

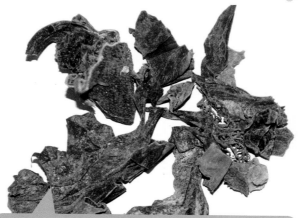

【饮片特征】本品为海带科植物海带干燥藻体的加工品。卷曲折叠成团状，或缠结成把。呈黑褐色或绿褐色，表面附有白霜。类革质，残存柄部扁圆柱状。气腥，味咸。

🕕 【养生药膳】

1. 昆布海带煮黄豆　昆布、海带各12g，黄豆150～200g。上3味洗净后共煮汤，加盐或糖调味。本品可消痰软坚消瘿。用于痰湿凝结型甲状腺功能亢进症。

2. 绿豆海带粥　绿豆30g，水发海带50g，红糖、糯米适量。水煮绿豆、糯米成粥，加入切碎的海带末，再煮3分钟加红糖即可。本品可清热化湿，用于湿疹。

桔 梗

Jie Geng

【性味归经】

苦、辛，平。归肺经。

【功能】

宣肺，利咽，祛痰，排脓。

【主治】

用于咳嗽痰多，胸闷不畅，咽痛音哑，肺痈吐脓。

【用法用量】

3～9g。

【禁忌】

内服过量可引起恶心呕吐，故用量不宜过大。

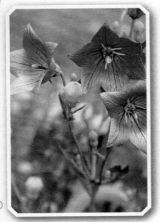

【经典配方】

桔梗汤　功能主治：祛痰排脓。适用于肺痈，症见咳嗽，胸满，咽干不渴，咯吐腥臭脓痰，甚则吐脓如米粥状。成分：桔梗6g，甘草12g。水煎服。

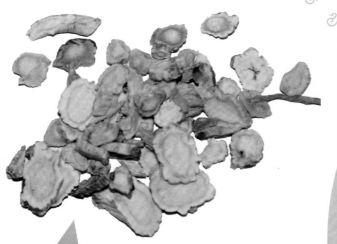

【饮片特征】本品为桔梗科植物桔梗干燥根的加工品。呈椭圆形或不规则厚片，外皮多已除去或偶有残留。切面皮部类白色，较窄；木部宽，有较多裂隙。气微，味微甜后苦。

🍵 【养生药膳】

川菊桔梗炖雪梨 雪梨1个，川贝母3g，桔梗3g，白菊花3g，冰糖20g。将雪梨洗净切片，与诸药一同水煎服。每日2次，连服4～5日。本品可化痰止咳，润肺养阴，用于风热引起的小儿支气管炎。

黄药子

Huang Yao Zi

【性味归经】苦，寒。归肺、肝经。

【功能】散结消瘿，清热解毒，凉血止血。

【主治】用于瘿瘤结肿，疮疡肿痛，咽喉肿，毒蛇咬伤，各种肿瘤，吐血、衄血、咯血。

【用法用量】内服：煎汤，3～9g；或浸酒；研末1～2g。外用：适量，鲜品捣敷，或研末调敷，或磨汁涂。

【禁忌】本品多服、久服可引起呕吐、腹泻、腹痛等消化道不良反应，并对肝功能有一定影响。故长期用药者，应注意观察肝功能变化。

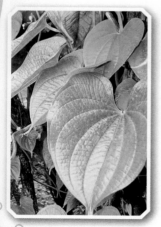

【经典配方】

黄药子散 功能主治：主治月事不止，烦渴闷乱，心腹急痛，肢体困倦，不思饮食。成分：黄药子30g，当归30g，芍药30g，生地黄30g，黄芩30g，人参30g，白术30g，知母30g，石膏30g，川芎0.3g，桔梗

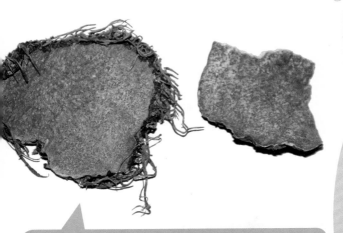

【饮片特征】本品为薯蓣科植物黄独干燥块茎的加工品。呈不规则小块或厚片，片面淡黄色至黄棕色，呈颗粒状，并散有多数橙黄色的斑点，周边棕黑色，质坚脆。气微，味苦。

0.3g，甘草30g，紫菀0.45g，槐花子0.45g，柴胡0.45g。上为粗末，每服9g，水1盏，煎至7分，滤汁温服，食前服。

【养生药膳】

黄药子酒　黄药子、海藻各1200g，浙贝母900g，白酒7500ml。本品可软坚散结。用于地方性甲状腺肿。

猫爪草

Mao Zhua Cao

【性味归经】

甘、辛，温。归肝、肺经。

【功能】

化痰散结，解毒消肿。

【主治】

用于瘰疬痰核，疔疮肿毒，蛇虫咬伤。

【用法用量】

15～30g，单味药可用至120g。

【禁忌】

禁食生冷油腻。

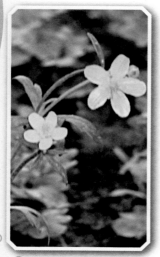

🌺【经典配方】

胆道排石汤 功能主治：清热，疏肝，理气，通里。用于肝郁气滞，湿热蕴结。成分：金钱草30g，猫爪草、茵陈、郁金、大黄、法半夏、西党参各12g，黄连、黄柏、黄芩、木香、甘草各6g。

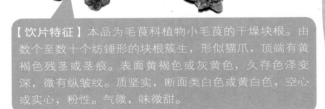

【饮片特征】本品为毛茛科植物小毛茛的干燥块根。由数个至数十个纺锤形的块根簇生，形似猫爪，顶端有黄褐色残茎或茎痕。表面黄褐色或灰黄色，久存色泽变深，微有纵皱纹。质坚实，断面类白色或黄白色，空心或实心，粉性。气微，味微甜。

【养生药膳】

猫爪草瘦肉汤　猫爪草30g，夏枯草45g，猪瘦肉500g，生姜20g。

本品可清热解毒，消炎散结。适用于肺结核、疟疾、中暑等病症。

胖大海

Pang Da Hai

【性味归经】

甘，寒。归肺、大肠经。

【功能】

清热润肺，利咽开音，润肠通便。

【主治】

用于肺热声哑，干咳无痰，咽喉干痛，热结便闭，头痛目赤。

【用法用量】

2～3枚，沸水泡服或煎服。

【禁忌】

风寒感冒或属肺阴虚引起的咳嗽患者勿服。

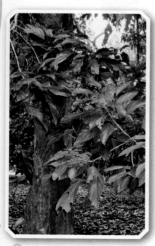

【经典配方】

大海甘桔饮　功能主治：用于肺热咳嗽，咽痛音哑。成分：胖大海2个，桔梗9g，甘草6g。煎汤饮。

【养生药膳】

胖大海红薯汤　红

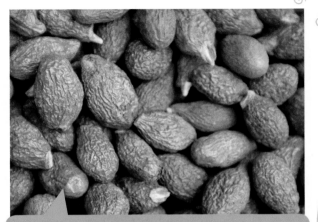

【饮片特征】本品为梧桐科植物胖大海的干燥成熟种子。呈纺锤形或椭圆形，长2~3cm，直径1~1.5cm。先端钝圆，基部略尖而歪，具浅色的圆形种脐。表面棕色或暗棕色，微有光泽，具不规则的干缩皱纹。外层种皮极薄，质脆，易脱落。中层种皮较厚，黑褐色，质松易碎，遇水膨胀成海绵状。气微，味淡，嚼之有黏性。

薯600g，冰糖1勺，胖大海3个。红薯去皮，切块备用；锅中加入清水、红薯块，大火煮开，转文火煲煮20分钟后改旺火，加入胖大海煮开，维持火力继续煮5分钟，捞出胖大海，加入冰糖即可。本品具有美容减肥、润肺、抗癌等作用。

海蛤壳

**Hai
Ge
Qiao**

【性味归经】

苦、咸，寒。归肺、肾、胃经。

【功能】

清热化痰，软坚散结，制酸止痛；外用收湿敛疮。

【主治】

用于痰火咳嗽，胸胁疼痛，痰中带血，瘰疬瘿瘤，胃痛吞酸；外治湿疹，烫伤。

【用法用量】

6~15g，先煎，蛤粉包煎。外用适量，研极细粉撒布或油调后敷患处。

【禁忌】

气虚有寒、中阳不运者慎用。

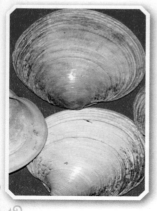

【经典配方】

蛤消散　功能主治：用于脱肛。成分：文蛤120g。水5碗煎汤，入朴硝120g，通手淋洗，至水冷方止。若觉热痛，用熊胆加冰片，水化涂之。

【养生药膳】

桃仁蛤粉饮　桃仁15g，莪术12g，香附

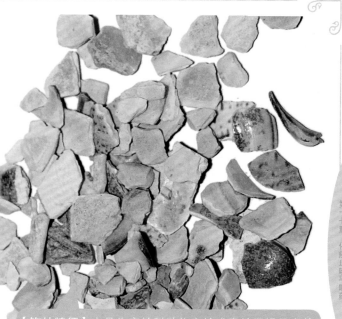

【饮片特征】本品为帘蛤科动物文蛤或青蛤干燥贝壳的加工品。呈不规则碎片，碎片外面黄褐色或棕红色，可见同心生长纹，内面白色，质坚硬，断面有层纹。气微，味淡。

12g，海蛤粉30g，米醋适量。将上药用醋、水各半煎汤，去渣取汁，每日1剂，早、晚温服。

本品可豁痰软坚，活血通经，用于子宫内膜异位症等积聚病症。

海浮石

Hai
Fu
Shi

【性味归经】

咸，寒。归肺经。

【功能】

清肺化痰，软坚散结。

【主治】

用于痰热喘嗽，老痰积块，瘿瘤，瘰疬，淋病，疝气，疮肿，目翳。清肺化痰，软坚散结。用于肺热咳嗽，痰稠色黄，咯血，支气管炎，淋巴结结核。

【用法用量】

内服：煎汤9~15g；或入丸、散。外用：适量水飞点眼。

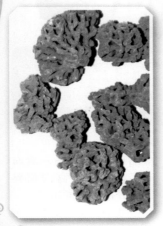

【经典配方】

咳血方 功能主治：清热化痰，敛肺止咳。适用于肺热咳嗽，痰中带血，咳痰不爽，心烦口渴，颧赤便秘，舌苔黄，脉弦数。成分：青黛、瓜蒌仁、诃子、海浮石、炒栀子各等份。共研细末，炼蜜为丸，含化服。亦可用作汤剂，水煎服。

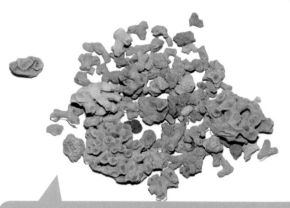

【饮片特征】本品为胞孔科动物脊突苔虫的干燥骨骼。呈珊瑚样不规则的碎块，灰白色或灰黄色。表面有多数细孔，碎断面密具细孔。体轻，入水不沉，质硬而脆。气微腥，味微咸。

【养生药膳】

海藻昆布炖老鸭　海藻30g，昆布50g，海浮石9g，白鸭1000g，生薏米50g，香菇50g。将白鸭去毛、内脏及脚爪后洗净，把海藻、昆布、海浮石、薏米洗净装入纱布袋中，扎紧袋口，把葱、姜、蒜、黄酒、盐及胡椒等调味品与泡好洗净的香菇以及药袋一同放入鸭腹中。把鸭子放入砂锅内，加清水后大火煮炖白鸭10分钟后改小火，久炖至鸭肉烂熟脱骨，汤将收尽止。可食肉和香菇，药袋弃去。本品可滋阴益气，软坚散结，防癌抗癌。

瓦楞子

Wa Leng Zi

【性味归经】

咸，平。归肺、胃、肝经。

【功能】

消痰化瘀，软坚散结，制酸止痛。

【主治】

用于顽痰胶结，黏稠难咯，瘿瘤，瘰疬，癥瘕痞块，胃痛泛酸。

【用法用量】

9～15g，先煎。

【禁忌】

无瘀血痰积者勿用。

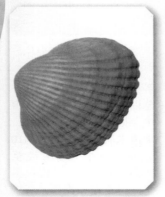

【经典配方】

软坚汤 功能主治：软坚磨积，疏肝理气。用于腹中肿块（癥瘕），腹中作痛，拒按，摸之有肿块，舌苔白，脉沉弦。成分：醋煅瓦楞子、醋白芍各15g，醋煅海浮石12g、醋柴胡、陈皮、枳壳、香附各9g，桔梗6g。

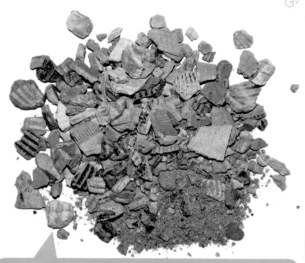

【饮片特征】本品为蚶科动物毛蚶、泥蚶等贝壳的加工品。呈粗粉或细粉状，灰白色。较大碎块显有瓦楞线，无臭，味淡。煅瓦楞子形如瓦楞子，青灰色或深灰色，无臭无味。

🍲【养生药膳】

　　瓦楞子蒸鸡肝　瓦楞子6g、鸡肝1具拌匀。瓦楞子于火上烧煅，研成细末与鸡肝拌匀，同蒸熟食用。本品可消积化痰，补肝肾，养血。适用于淋巴结核、肺结核、小儿疳积等症。

礞石

Meng Shi

【性味归经】

甘、咸，平。归肺、心、肝经。

【功能】

坠痰下气，平肝镇惊。

【主治】

用于顽痰胶结，咳逆喘急，癫痫发狂，烦躁胸闷，惊风抽搐。

【用法用量】

多入丸、散服，3~6g；煎汤10~15g，布包先煎。

【禁忌】

气虚脾弱者、小儿慢惊及孕妇忌服。

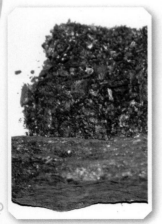

🌸【经典配方】

礞石滚痰丸 功能主治：泻火逐痰。适用于实热老痰，发为癫狂惊悸，或怔忡昏迷，或咳喘痰稠，或胸脘痞闷，或眩晕痰多，大便秘结，舌苔黄厚而腻，脉滑数有力。成分：酒蒸大黄250g，煅礞石30g，酒洗黄芩250g，沉香15g。上药研细，制成水丸，如梧桐子

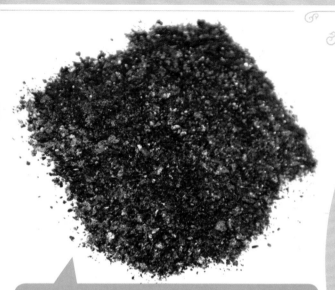

【饮片特征】本品为变质岩类黑云母片岩或绿泥石化云母碳酸盐片岩的加工品。有玻璃样光泽，质软，易碎，断面呈较明显的层片状。碎粉为黑色或绿黑色鳞片（黑云母），有似星点样闪光。气微，味淡。

大。每服6g，1日2次，温开水送服。

【养生药膳】

二陈礞石粥 陈皮9g，陈茯苓15g，礞石12g，莲子30g。前3味加水煎，去渣取汁，入莲子、红糖煮至烂熟。每日1剂，早、晚分食，可连用数剂。本品可清热泻火，化痰解郁。

苦杏仁

Ku Xing Ren

【性味归经】苦，微温；有小毒。归肺、大肠经。

【功能】降气止咳平喘，润肠通便。

【主治】用于咳嗽气喘，胸满痰多，肠燥便秘。

【用法用量】3～9g，生品入煎剂后下。

【禁忌】阴虚劳嗽、大便溏泄者慎用，婴儿慎用。

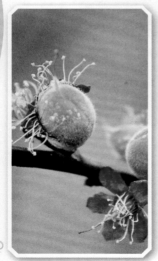

【经典配方】

杏苏散　功能主治：轻宣凉燥，宣肺止咳。适用于外感凉燥，症见恶寒无汗，头微痛，咳嗽，痰稀，鼻塞咽干，苔白，脉浮。成分：苦杏仁9g，紫苏叶6g，法半夏3g，陈皮6g，茯苓6g，甘草3g，生姜6g，前胡9g，枳壳6g，桔梗6g，大枣3g。水煎服。

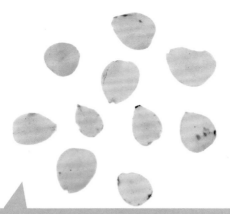

【饮片特征】本品为蔷薇科植物杏成熟种子除去种皮的加工品。呈扁心形，表面乳白或黄白色，一端尖，另端钝圆，肥厚，左右不对称，尖端一侧有短线形种脐，富油性。气微，味苦。

【养生药膳】

1. 杏仁粥　杏仁15g，白米50g。将杏仁去皮、尖，水研滤汁，同白米煮粥食用，供早、晚餐服用，温热食。本品可止咳定喘。适用于急性支气管炎。

2. 杏仁核桃　姜9g，南杏仁15g，核桃肉30g，冰糖适量。先将上3味捣烂，再加入冰糖，放入锅内炖熟，每日1次，连服15～20日。本品可散寒化痰，补肾纳气。适用于慢性支气管炎属寒证型。

马兜铃

Ma Dou Ling

【性味归经】

苦，微寒。归肺、大肠经。

【功能】

清肺降气，止咳平喘，清肠消痔。

【主治】

用于肺热咳喘，痰中带血，肠热痔血，痔疮肿痛。

【用法用量】

3～9g。

【禁忌】

本品含马兜铃酸，可引起肾脏损害等不良反应；儿童及老年人慎用；孕妇、婴幼儿及肾功能不全者禁用。

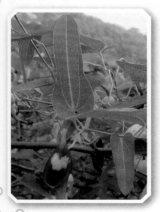

🌺【经典配方】

1. 补肺阿胶汤　功能主治：养阴补肺，止咳止血。适用于阴虚火盛，症见咳嗽气喘，干咳少痰，或痰中带血，咽喉干燥疼痛，舌红少苔，脉细数。成分：阿胶、牛蒡子、苦杏仁各9g，马兜铃6g，糯米30g，炙甘草3g。水煎服。

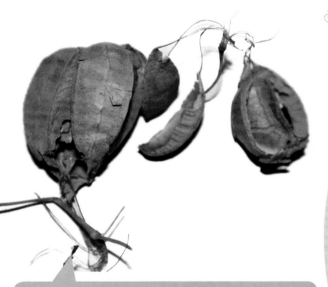

【饮片特征】本品为马兜铃科植物北马兜铃或马兜铃的干燥成熟果实。不规则的小碎片，果皮碎片呈黄绿色或灰黄色，有波状棱线。种子扁平而薄，呈钝三角形或扇形，中央棕色，周边淡棕色。气特异，味微苦。

　　2. 马兜铃汤　桔梗90g，甘草（炒）30g，马兜铃（炒）60g。上药为末，每剂15g，用水300ml，糯米一合，同煎至220ml，去滓温服。治喘嗽，咽燥烦渴，咳吐腥臭脓血。

紫苏子

Zi Su Zi

【性味归经】

辛，温。归肺经。

【功能】

降气化痰，止咳平喘，润肠通便。

【主治】

用于痰壅气逆，咳嗽气喘，肠燥便秘。

【用法用量】

3～9g。

【禁忌】

本品有滑肠耗气之弊，故肠滑气虚者忌用。

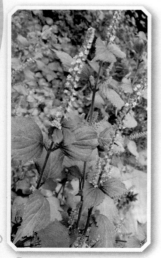

【经典配方】

苏子降气汤 功能主治：降气化痰，止咳平喘。适用于痰涎壅肺，下元不足。症见咳喘痰多，胸闷短气，或腰痛脚软，或肢体浮肿，舌苔白滑或白腻，脉弦滑。成分：紫苏子9g，厚朴6g，法半夏9g，前胡6g，当归6g，甘草3g，肉桂3g，生姜3g，大枣3g。加紫苏叶少许，水煎服。

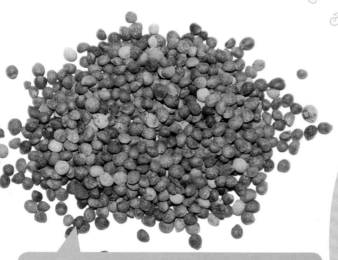

【饮片特征】本品为唇形科植物紫苏的干燥成熟果实。呈卵圆形或类球形，表面灰棕色或灰褐色，有微隆起的暗紫色网纹，基部稍尖，有灰白色点状果梗痕。果皮薄而脆，易压碎。种子黄白色，有油性。压碎有香气，味微辛。

【养生药膳】

黄芪苏麻粥　黄芪10g，紫苏子50g，火麻仁50g，粳米250g。将黄芪、苏子、火麻仁（打碎），加水适量煎煮5～10分钟，取药汁备用，入粳米，以药汁煮粥。每日1剂，分数次食完。本品可益气润肠。用于气虚型便秘。

枇杷叶

——

Pi
Pa
Ye

【性味归经】

苦，微寒。归肺、胃经。

【功能】

清肺止咳，降逆止呕。

【主治】

用于肺热咳嗽，气逆喘急，胃热呕逆，烦热口渴。

【用法用量】

6～9g。

【禁忌】

本品清泄苦降，凡寒嗽及胃寒作呕者不宜用。

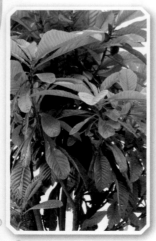

【经典配方】

　　枇杷叶露　功能主治：清肺止咳。适用于肺热咳嗽。成分：鲜枇杷叶若干，制成露剂，瓶装。日服2～3次，每次60g。

【养生药膳】

　　1. 枇杷叶粳米粥　枇杷叶9g，粳米100g，冰糖50g。将枇杷叶洗净，用干净纱布包

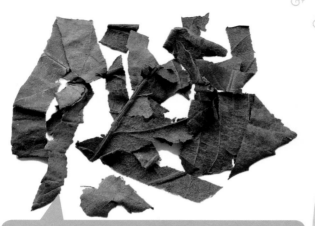

【饮片特征】本品为蔷薇科植物枇杷干燥叶的加工品。呈丝条状，表面灰绿色、黄棕色或红棕色，较光滑。下表面可见绒毛，主脉突出。革质而脆。气微，味微苦。

好，加清水200ml，煎至100ml左右，去渣后加入粳米，再加清水600ml，猛火煮沸后改用小火熬成稀粥，早、晚各1次，趁温服用，3～5天为1个疗程。本品可清肺止咳。适用于痰热内蕴（咳嗽、痰黄或兼有发热）之咳嗽者。

2. 枇杷菊花粥　枇杷叶9g，菊花6g，粳米60g。枇杷叶、菊花用布包好，加水2000ml，煎至约1500ml，再入粳米煮粥服食。每月1剂，连服10～15日。本品可清泄肺热。用于肺胃热盛型痤疮。

百部

Bai Bu

【性味归经】

甘、苦，微温。归肺经。

【功能】

润肺下气止咳，杀虫灭虱。

【主治】

用于新久咳嗽，肺痨咳嗽，顿咳；外用于头虱，体虱，蛲虫病，阴痒。蜜百部润肺止咳，用于阴虚劳嗽。

【用法用量】

3～9g。外用适量，水煎或酒浸。

【禁忌】

本品易伤胃滑肠，故脾虚便溏者忌用。

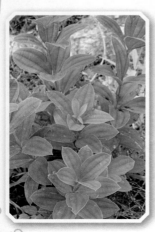

【经典配方】

百部丸　功能主治：宣肺化痰，止咳平喘。用于小儿风寒束肺，咳嗽气喘，微有痰。成分：百部（炒）90g，麻黄（去节）90g，苦杏仁（去皮、尖，微炒，煮三五沸）40个。上药为末，炼蜜丸，如芡实大。热水

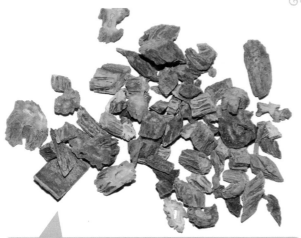

【饮片特征】本品为百部科植物直立百部或对叶百部干燥块根的加工品。呈不规则厚片或不规则条形斜片；表面灰白色、棕黄色，有深纵皱纹；切面灰白色、淡黄棕色或黄白色，角质样，质韧软。气微、味甜、苦。

化下，或加松子仁肉50粒，和糖为丸，含化，其效尤佳。

【养生药膳】

二白饮　白萝卜500g，鲜百部50g，饴糖少许。将百部与白萝卜共捣绞汁或煎汤，调入适量饴糖，用开水搅匀，代茶频饮。本品可清热润肺，化痰止咳。用于痉咳期百日咳。

桑白皮

Sang Bai Pi

【性味归经】

甘，寒。归肺经。

【功能】

泄肺平喘，利水消肿。

【主治】

用于肺热喘咳，水肿胀满尿少，面目肌肤浮肿。

【用法用量】

6～12g。

【禁忌】

因性寒降，故肺寒咳嗽者忌用。

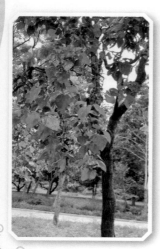

【经典配方】

泻白散　功能主治：清热泄肺，止咳平喘。适用于肺热喘咳，气喘咳嗽，皮肤蒸热，日晡尤甚，舌红苔黄，脉数。成分：桑白皮12g，地骨皮12g，甘草3g，粳米9g。水煎服。

【养生药膳】

桑白皮茶　桑白皮12g。先把桑白皮的一层

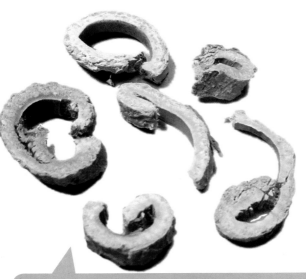

【饮片特征】本品为桑科植物桑干燥除去栓皮、根皮的加工品。呈长短不一的丝条状，外表面白色或淡黄白色，较平坦；内表面黄白色或灰黄色，有细纵纹。切断面纤维性，体轻，质韧。气微，味微甜。

表皮轻轻刮去，冲洗干净，切成短节，同时用砂壶盛水煮沸，随即投下桑白皮，煮3～5沸，即行离火，稍焖几分钟，即可代茶饮，每日1剂，不拘时频饮。本品可行水消肿。用于肺肾两虚型慢性肾炎。

紫 菀
Zi Wan

【性味归经】

辛、苦，温。归肺经。

【功能】

润肺下气，消痰止咳。

【主治】

用于痰多喘咳，新久咳嗽，劳嗽咳血。

【用法用量】

3～9g。

【禁忌】

凡属阴虚火亢的燥咳、实热咳嗽等，非有适当配伍，均不宜用。

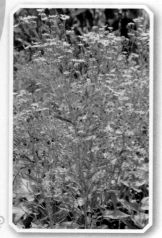

【经典配方】

止嗽散　功能主治：宣肺利气，疏风止咳。适用于风邪犯肺，症见咳嗽喉痒，咳痰不爽，或微有恶风发热，舌苔薄白，脉浮缓。成分：百部9g，紫菀9g，白前9g，荆芥9g，桔梗9g，陈皮6g，甘草3g。共为末，每服9g，温开水调服，或水煎服。

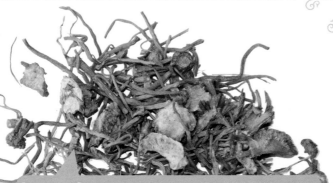

【饮片特征】本品为菊科植物紫菀干燥根和根茎的加工品。呈不规则的厚片或段，根外表皮紫红色或灰红色，有纵皱纹。切面淡棕色，中心具棕黄色的木心。气微香，味甜，微苦。

【养生药膳】

1. 清炒紫菀　紫菀幼嫩苗250g，精盐、味精、香油各适量。将紫菀幼嫩苗去根，择选洗净。油锅上火烧六成热，放入紫菀翻炒，撒入精盐、味精，炒紫菀熟透即成。本品可温肺下气，消痰止嗽，适用于咳嗽痰多。

2. 紫菀粥　紫菀9g，大米100g，白糖适量。将紫菀择净，放入药罐中，浸泡5～10分钟后，水煎取汁，加大米煮粥，待熟时调入白糖，再煮一二沸即成。每日1剂，连食3～5天。适用于咳嗽气逆，咯痰不爽，以及肺虚久咳、痰中带血等多种咳嗽。

葶苈子

Ting Li Zi

【性味归经】

辛、苦，大寒。归肺、膀胱经。

【功能】

泄肺平喘，行水消肿。

【主治】

用于痰涎壅肺，喘咳痰多，胸胁胀满，不得平卧，胸腹水肿，小便不利。

【用法用量】

3~9g，包煎。

【禁忌】

凡肺虚喘促，脾虚肿满，膀胱气虚及小便不利者，均当忌用。

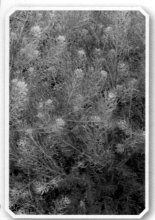

【经典配方】

葶苈大枣泄肺汤　功能主治：泄肺行水，下气平喘。适用于痰涎壅盛，咳喘胸满。成分：葶苈子9g，大枣9g。水煎服。

【养生药膳】

葶苈子酒　葶苈子200g，米酒5000g。将葶苈子微火炒后研碎，以绢袋盛之，扎紧口，放入小坛内，注入米酒封固，

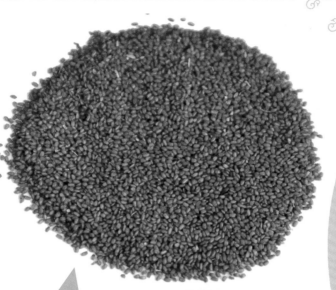

【饮片特征】本品为十字花科植物播娘蒿或独行菜的干燥成熟种子。呈扁卵形，表面棕色或红棕色，微有光泽，具纵沟2条。一端钝圆，另端尖而微凹。无臭，味微辛辣，黏性较强。

7天后开封，弃去药袋即成。每日2次，每次饮服约20ml，以小便利为度。本品可泄肺定喘，行水消肿。适用于肺壅喘息，痰饮咳嗽，水肿胀满，或遍体气肿，或单面肿，或足肿等症。

款冬花

Kuan Dong Hua

【性味归经】

辛、微苦，温。归肺经。

【功能】

润肺下气，止咳化痰。

【主治】

用于新久咳嗽，喘咳痰多，劳嗽咳血。

【用法用量】

3～9g。

【禁忌】

辛温之品，咳血或肺痈咳吐脓血者慎用。

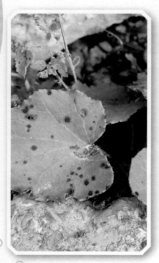

【经典配方】

款花补肺汤 功能主治：用于咳血。成分：人参3.6g，麦冬3.6g，五味子15粒，款冬花3g，紫菀3g，桑白皮（炒）3g，当归4.5g，白芍2.4g，知母2.4g，川贝母2.4g，茯苓2.4g，橘红2.4g，甘草1.5g。水煎服。

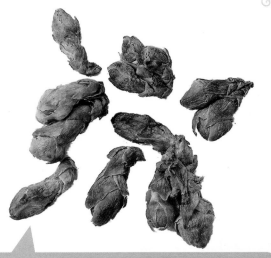

【饮片特征】本品为菊科植物款冬的干燥花蕾。呈长圆棒状。单生或2～3个基部连生，上端较粗，下端渐细或带有短梗，外面被有多数鱼鳞状苞片。体轻，撕开后可见白色茸毛。气香，味微苦而辛。

【养生药膳】

款冬花茶　茶叶6g，款冬花3g，紫菀3g。用开水冲泡以上三物，加盖片刻即可。每日1剂，代茶饮，不拘时。本品可祛痰止咳。用于肺脾气虚型慢性支气管炎。

白 果

Bai Guo

【性味归经】

甘、苦、涩，平；有毒。归肺、肾经。

【功能】

敛肺定喘，止带缩尿。

【主治】

用于痰多喘咳，带下白浊，遗尿尿频。

【用法用量】

3~9g。

【禁忌】

有实邪者忌服，生食或炒食过量可致中毒。

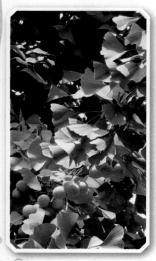

🌺【经典配方】

定喘汤 功能主治：宣肺平喘，清热化痰。主风寒外束，痰热壅肺，哮喘咳嗽，痰稠色黄，胸闷气喘，喉中有哮鸣声等。现用于支气管哮喘，哮喘性支气管炎，急性支气管炎、慢性支气管炎急性发作者。成分：白果（去壳，炒黄色）21枚，麻黄、款冬花、桑皮（蜜炙）各9g，紫苏

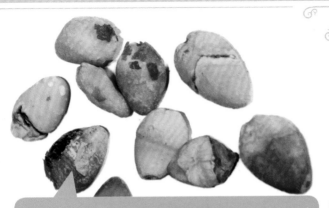

【饮片特征】本品为银杏科植物银杏干燥成熟种仁。略呈椭圆形，一端稍尖，另端钝。表面黄白色或淡棕黄色，平滑。内种皮膜质，种仁宽卵球形或椭圆形，横断面外层黄色，胶质样。气微，味甜、微苦。

子6g，法半夏9g，苦杏仁（去皮、尖）、黄芩（微炒）各4.5g，甘草3g。用水450ml，煮取300ml，每服150ml，不拘时，徐徐服之。

🕑【养生药膳】

　　白果参鸡汤　老母鸡肉200g，白果仁50g，海参20g。将海参水发，白果仁先汆去白膜。将老母鸡肉切块，入姜、葱下锅先炖至六成熟，加入海参、白果仁用文火再炖半小时，入盐、味精，即可食用。本品可益气养阴，培土生金。用于气阴两虚型肺结核。

矮地茶

Ai
Di
Cha

【性味归经】辛、微苦，平。归肺、肝经。

【功能】化痰止咳，清利湿热，活血化瘀。

【主治】用于新久咳嗽，喘满痰多，湿热黄疸，经闭瘀阻，风湿痹痛，跌打损伤。

【用法用量】内服：煎汤，9~15g（大剂量30~60g），或捣汁。外用：适量，捣敷。

【禁忌】可能会引起皮肤多处黄染，曾经患有紫金牛黄皮症的患者慎用。

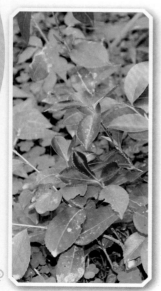

【经典配方】

复方矮地茶糖浆　功能主治：祛痰止咳，主慢性及急性气管炎。成分：矮地茶100g，铁包金100g，金樱子100g，岗梅50g，沙参50g。将上药锉碎，煮提2次，过滤，滤液合并，浓缩至400ml时，静置沉淀，取上清液过滤。另取蔗糖88g制成糖浆，加入上清液中，继续浓缩至160ml即得。口服，每次25ml，1日2次。

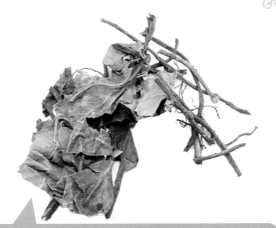

【饮片特征】本品为紫金牛科植物紫金牛干燥全草的加工品。呈不规则的段，根茎圆柱形而弯曲，疏生须根。茎略呈扁圆柱形，表面红棕色，具细纵纹。叶多破碎，灰绿色至棕绿色，顶端较尖，边缘具细锯齿，近革质。气微，味微涩。

【养生药膳】

　　矮地茶粥　矮地茶9g，大米100g，白糖适量。将矮地茶择净，放入药罐中，浸泡5~10分钟后，水煎取汁，加大米煮粥，待熟时调入白糖，再煮一二沸即成。每日1剂，连续3~5天。本品可止咳去痰，利水渗湿，活血化瘀。适用于多种咳嗽，湿热黄疸，水肿，跌打损伤疼痛，风湿疼痛及痛经，经闭等。

洋金花

Yang Jin Hua

【性味归经】辛，温；有毒。归肺、肝经。

【功能】平喘止咳，解痉定痛。

【主治】用于哮喘咳嗽，脘腹冷痛，风湿痹痛，小儿慢惊；外科麻醉。

【用法用量】0.3～0.6g，宜入丸、散；亦可作卷烟分次燃吸（1日量不超过1.5g）。外用适量。

【禁忌】孕妇、外感及痰热咳喘、青光眼、高血压及心动过速患者禁用。

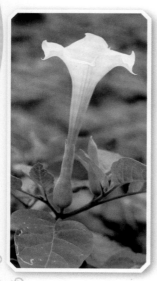

【经典配方】

祛风一醉散 功能主治：治阳厥气逆多怒而狂。成分：朱砂（水飞）15g，曼陀罗花7.5g。上为细末，每服0.5g，温酒调下，若醉便卧，勿令惊觉。

【养生药膳】

洋金花洗剂 干洋金花全草100g（鲜洋金花全草250g）。水煎烧开20分钟，先熏后洗患足，每日1次，15天1疗程。用于治疗骨质增生。

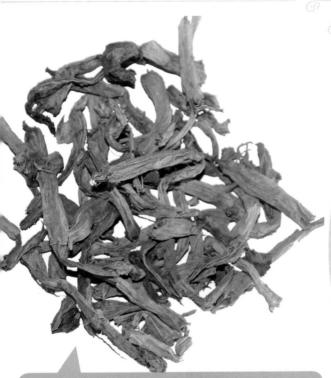

【饮片特征】本品为茄科植物白花曼陀罗的干燥花。多皱缩成条状，完整者长9～15cm。花萼呈筒状，灰绿色或灰黄色，先端5裂，基部具纵脉纹5条，表面微有茸毛；花冠呈喇叭状，淡黄色或黄棕色。烘干品质柔韧，气特异；晒干品质脆，气微，味微苦。

罗汉果

Luo Han Guo

【性味归经】

甘，凉。归肺、大肠经。

【功能】

清热润肺，利咽开音，滑肠通便。

【主治】

用于肺热燥咳，咽痛失音，肠燥便秘。

【用法用量】

9～15g。

【禁忌】

本品甘润性凉，故外感及肺寒咳嗽者慎用。

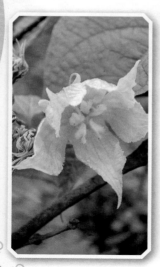

【经典配方】

罗汉果茶　功能主治：清肺，润肺，止咳。适用于小儿百日咳。成分：罗汉果1只，柿饼3～5只。取罗汉果1只同柿饼3～5只，一并放入搪瓷杯内，加水适量，煎水当茶饮。

【养生药膳】

枇杷罗汉果粥　鲜枇杷叶30g（干品15g），罗汉果1枚，粳米30g。鲜枇杷叶洗净、切碎、

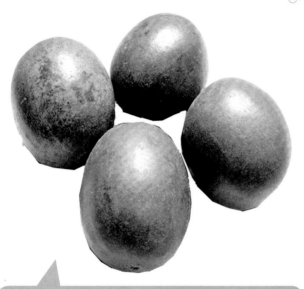

【饮片特征】本品为葫芦科植物罗汉果的干燥成熟果实。呈卵形、椭圆形或球形，表面褐色、黄褐色或绿褐色，有深色斑块和黄色柔毛，顶端有花柱残痕，基部有果梗痕。体轻，质脆，果皮薄，易破。气微，味甜。

纱布包袋，罗汉果洗净打烂，与粳米一起置入锅中，加水适量，煮成稀粥，再加冰糖调味服食。本品可清热化痰，降气止咳。适用于急性支气管炎属痰热甚者，症见发热胸痛，咳嗽气喘，痰多黄稠，口渴，小便短黄等。

满山红

Man Shan Hong

【性味归经】

辛、苦，寒。归肺、脾经。

【功能】

止咳祛痰。

【主治】

用于咳嗽气喘痰多。

【用法用量】

25～50g，水煎服；6～12g，用40％乙醇浸服。

【禁忌】

有毒，不可过量使用。

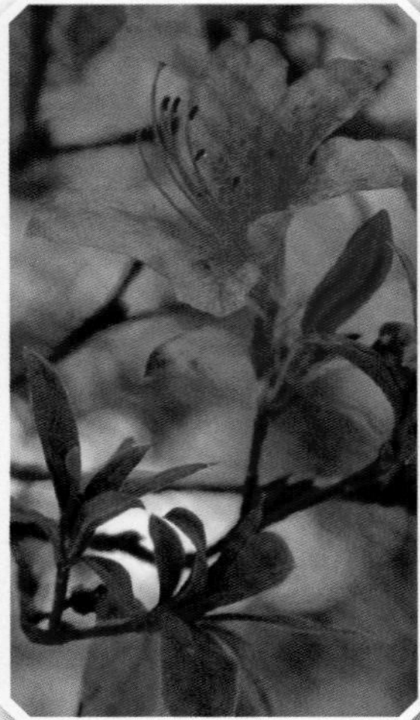

❋【经典配方】

满山红酒　功能主治：用于慢性支气管炎。成分：满山红叶粗末60g，白酒500ml，浸7日过滤，每服15~20ml，日服3次。

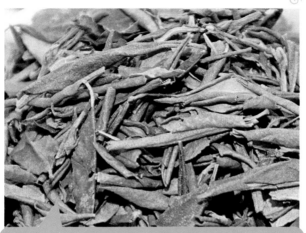

【饮片特征】本品为杜鹃花科植物兴安杜鹃的干燥叶。多反卷成筒状，有的皱缩破碎，完整叶片展平后呈椭圆形或长倒卵形，上表面暗绿色至褐绿色，散生浅黄色腺鳞；下表面灰绿色，腺鳞甚多，近革质。气芳香特异，味较苦、微辛。

【养生药膳】

止咳喘茶　满山红12g，广地龙、紫菀各6g。将上述3味药研末，置于热瓶中，用沸水冲之大半瓶，盖闷10多分钟，当茶饮。本品可止咳平喘，清热。适用于治疗热哮型咳嗽、气急、痰鸣喘息。

胡颓子叶

Hu Tui Zi Ye

【性味归经】

酸，微温。归肺经。

【功能】

止咳平喘，止血，解毒。

【主治】

主治肺虚咳嗽，气喘，咳血，吐血，外伤出血，痈疽，痔疮肿痛。

【用法用量】

内服：煎汤，9~15g（鲜者24~30g），或研末。外用：捣敷或研末调敷。

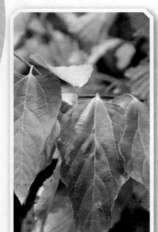

【经典配方】

　　消炎止咳片　功能主治：消炎，镇咳，化痰，定喘。用于咳嗽痰多，胸满气逆，气管炎。成分：胡颓子叶、太子参各200g，桔梗150g，黄荆子、穿心莲各125g，百部100g，南沙参37.5g，麻黄25g，罂粟壳12.5g。

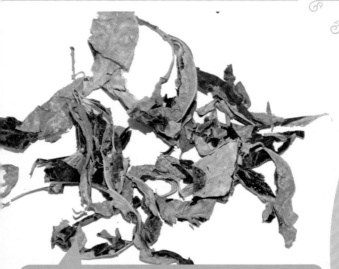

【饮片特征】本品为胡颓子科植物胡颓子的干燥叶。呈椭圆形或长圆形，革质，上表面浅绿色或黄绿色，叶背面被银白色星状毛，并散生多数黑褐色或浅棕色鳞片，叶柄粗短，灰黑色。质稍硬脆，气微，味微涩。

🍲【养生药膳】

炒胡颓子叶　　胡颓子叶适量，晒干，文火炒至微黄，研末备用。每次服3～5g，用热米汤送下。用于支气管哮喘的辅助治疗。

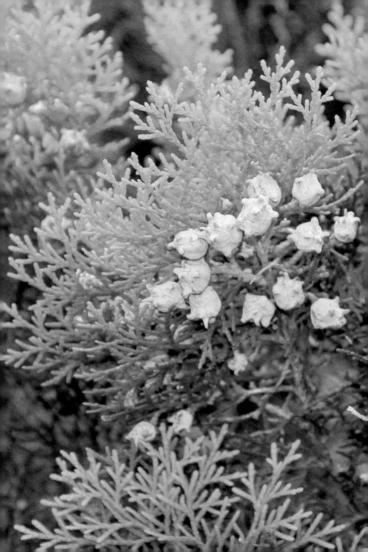

第十八章

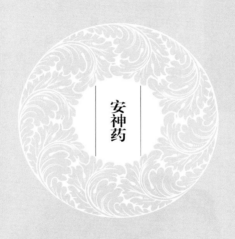

安神药

朱 砂

Zhu Sha

【性味归经】甘，微寒；有毒。归心经。

【功能】清心镇惊，安神，明目，解毒。

【主治】本品用于心悸易惊，失眠多梦，癫痫发狂，小儿惊风，视物昏花，口疮，喉痹，疮疡肿毒。

【用法用量】0.1～0.5g，多入丸、散服，不宜入煎剂；外用适量。

【禁忌】本品有毒，不宜大量服用，也不宜少量久服；孕妇及肝肾功能不全者禁用；恶磁石，畏盐水，忌用火煅；《药对》载"忌一切血"；《本草从新》言"独用多用，令人呆闷"。

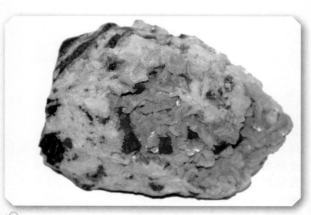

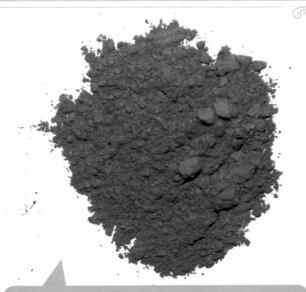

【饮片特征】本品为硫化物类矿物辰砂族辰砂的加工品，主含硫化汞（HgS）。呈朱红色极细粉末，体轻，以手指撮之无粒状物，以磁铁吸之，无铁末。气微，味淡。

🍶【养生药膳】

1. **朱砂粥**　朱砂0.1g，大米100g，白糖适量。本品可镇心安神，清热解毒。适用于心火亢盛所致的心神不安，胸中烦热，惊悸不眠，疮疡肿毒等。

2. **蚌肉朱砂汤**　蚌肉500g，生姜3片，朱砂0.1g。本品可清热解毒，滋阴明目，安神定惊。可辅助治疗鼻咽癌。

龙骨

Long Gu

【性味归经】

涩、甘，平。归心、肝、肾、大肠经。

【功能】

镇心安神，平肝潜阳，收敛固涩。

【主治】

心悸，怔忡，失眠，健忘，惊痫，癫狂，眩晕，自汗盗汗，遗精遗尿，崩漏带下，久泻久痢，溃疡久不收口及湿疮。

【用法用量】

内服：煎汤，9~15g，打碎先煎；或入丸、散。外用：研末撒，或调敷。安神、平肝宜生用，收涩、敛疮宜煅用。

【禁忌】

湿热积滞者慎服。

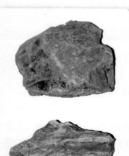

【经典配方】

二加龙骨汤　功能主治：主肾阳亏虚，虚火上浮。成分：龙骨12g，炙甘草12g，煅牡蛎18g，白薇18g，炮附子18g，白芍24g，大枣4枚，生姜30g。水煎服。

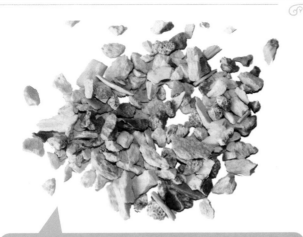

（【饮片特征】本品为古代哺乳动物象类、犀类、三趾马、牛类、鹿类等的骨骼化石。呈骨骼状或不规则块状，表面白色、灰白色或黄白色至淡棕色，多较平滑。断面有蜂窝状小孔，吸湿力强，舐之吸舌。无臭，无味。）

🕙【养生药膳】

1. 黄豆苦瓜龙骨药膳汤　黄豆50g，花生25g，苦瓜250g，龙骨25g。配料：八角1个，老姜3小片，调料：粗盐、鸡精、胡椒粉适量。本品可清热消暑，减肥瘦身，排毒养颜。

2. 生熟地龙骨汤　生地黄60g，熟地黄20g，龙骨适量，蜜枣2颗，生姜1片。本品可清热解毒，皮肤粗糙、热气、长痘痘的人可多饮用。

第十八章　安神药

磁 石

Ci Shi

【性味归经】

咸，寒。归肝、心、肾经。

【功能】

镇惊安神，平肝潜阳，聪耳明目，纳气平喘。

【主治】

用于惊悸失眠，头晕目眩，视物昏花，耳鸣耳聋，肾虚气喘。

【用法用量】

9～30g，先煎。

【经典配方】

磁石丸 功能主治：主精虚极，尪羸，惊悸，梦中遗泄，尿后余沥，小便白浊，甚则茎弱核微，小腹里急。

成分：磁石（煅，醋淬）、龙齿（煅）、苁蓉（酒浸）、茯苓各60g，人参、麦冬（去心）、远志（去心）、续断、赤石脂（煅，醋淬）、鹿茸（酥炙）各45g，地黄（干者）90g，韭菜子（炒）、柏

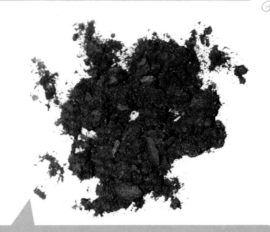

【饮片特征】本品为氧化物类矿物尖晶石族磁铁矿的加工品，主含四氧化三铁（Fe_3O_4），呈不规则的碎块。灰黑色或褐色，条痕黑色，具金属光泽。质坚硬，具磁性。有土腥气，味淡。

子仁、丹参各37.5g。空腹时用温酒送下。

🍵【养生药膳】

1. 磁石粥　磁石（捣碎，包煎）30g，猪肾（常法剖洗，切细）1对，粳米（淘净）100g，葱、姜、盐调味。空腹食，适量。此方有益肾开窍之功，适用于老人肾虚性耳鸣、耳聋。

2. 磁石肾　磁石1斤，猪肾1对。调料：葱、豉、姜、椒。空腹食猪肾，此方具有补肾充耳之功，主治肾虚性耳鸣、耳聋等。

琥 珀

Hu Po

【性味归经】

甘，平。归心、肝、膀胱经。

【功能】

镇惊安神，散瘀止血，利水通淋，去翳明目。

【主治】

主治失眠，惊悸，惊风，癫痫，瘀血闭经，产后腹痛，积聚，血淋血尿，目生翳障。

【用法用量】

内服：研末，1~3g；或入丸、散。外用：研末撒，或点眼。

【禁忌】

阴虚内热及无瘀滞者慎服。

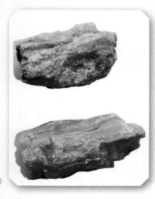

🌿【经典配方】

琥珀抱龙丸　功能主治：用于发热抽搐，烦躁不安，痰喘气急，惊痫不安。成分：山药（炒）256g，朱砂80g，甘草48g，琥珀24g，天竺黄24g，檀香24g，枳壳（炒）16g，茯苓24g，胆南星16g，枳实（炒）16g，红参24g。口服。

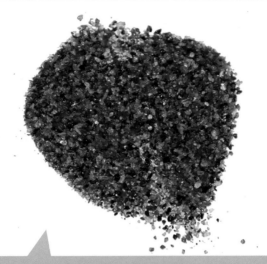

【饮片特征】本品为古代松科属植物的树脂埋藏地下经久转化而成的化石样物质的加工品。呈不规则块状、钟乳状、粗颗粒状，块状者大小不一。表面光滑或凹凸不平，血红色、淡黄色至淡棕色或深棕色，透明至半透明，树脂样光泽。体较轻，质酥脆，捻之易碎。断面平滑，具玻璃样光泽。

【养生药膳】

琥珀粥 琥珀2g，大米100g，白糖适量。口服，适用于惊悸、怔忡、健忘、多梦、失眠、癫痫、小便癃闭、血淋、热淋、沙淋及妇女血瘀血滞、经闭、痛经等症。

酸枣仁

Suan Zao Ren

【性味归经】

甘、酸，平。归肝、胆、心经。

【功能】

养心补肝，宁心安神，敛汗，生津。

【主治】

用于虚烦不眠，惊悸多梦，体虚多汗，津伤口渴。

【用法用量】

10~15g。

【禁忌】

有实邪郁火及滑泄症患者慎用。

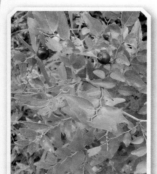

🌸【经典配方】

　　酸枣仁饮　功能主治：用于小儿风虚潮热，谵语。成分：酸枣仁3g，人参、羌活（去芦头）各1.5g，炙甘草0.3g，炙蛇蜕3条。

🥣【养生药膳】

　　酸枣仁粥　酸枣仁10g，大米100g，白糖适

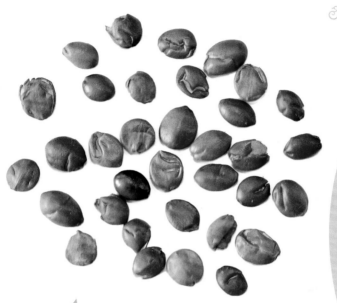

【饮片特征】本品为鼠李科植物酸枣的成熟种子。呈扁圆形或扁椭圆形，表面紫红色或紫褐色，平滑有光泽。种皮较脆，胚乳白色，子叶2枚，浅黄色，富油性。气微，味淡。除去杂质及粗皮，用时捣碎。

量。适用于心肝血虚所致的失眠、惊悸、怔忡及体虚自汗、盗汗、津伤口渴等。

远 志

Yuan Zhi

【性味归经】

苦、辛，温。归心、肾、肺经。

【功能】

安神益智，交通心肾，祛痰，消肿。

【主治】

用于心肾不交引起的失眠多梦、健忘惊悸、神志恍惚，以及咳痰不爽，疮疡肿毒，乳房肿痛。

【用法用量】

3～9g。

【禁忌】

凡实热或痰火内盛者及胃溃疡或胃炎患者均应慎用。

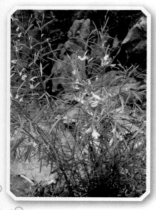

🌿【经典配方】

远志散　功能主治：主心虚劳损，羸瘦，四肢无力，心神昏闷。成分：远志（去心）30g，白术30g，肉桂（去皱皮）45g，人参（去芦头）30g，鳖甲（涂酥炙令黄，去裙襕）45g，天门

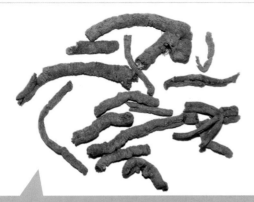

【饮片特征】本品为远志科植物远志或卵叶远志干燥根的加工品。呈圆柱形的段，外表皮灰黄色至灰棕色，有横皱纹。切面棕黄色，中空。气微，味苦、微辛，嚼之有刺喉感。

冬（锉去心，焙）30g，杜仲（去粗皮，微炙令黄，锉）30g，川椒（去目及闭口者，微炒去汗）30g，牛膝（去苗）30g，白茯苓30g，薯蓣30g，山茱萸30g，柏子仁30g，生干地黄30g，石斛（去根，锉）30g，黄芪（锉）30g，甘草（炙微赤，锉）15g。空腹时服。

【养生药膳】

远志粥　远志9g，大米100g，白糖适量。适用于心神不安，惊悸，健忘，失眠多梦，咳嗽痰多，难以咯出及乳房肿痛，痈疽疮毒等。本品所含的远志皂甙能刺激胃黏膜，引起轻度恶心，故使用时剂量不宜过大。

柏子仁

Bai Zi Ren

【性味归经】

甘，平。归心、肾、大肠经。

【功能】

养心安神，润肠通便，止汗。

【主治】

用于阴血不足，虚烦失眠，心悸怔忡，肠燥便秘，阴虚盗汗。

【用法用量】

3~9g。

【禁忌】

便溏及痰多者慎服。

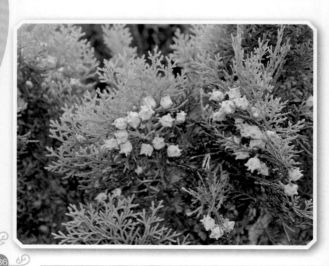

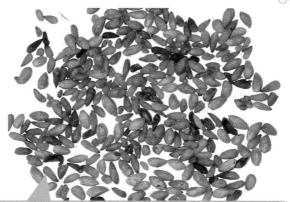

【饮片特征】本品为柏科植物侧柏的干燥成熟种仁。呈长卵形或长椭圆形，表面黄白色或淡黄棕色，外包膜质内种皮，顶端略尖，基部钝圆。质软，富油性。气微香，味淡。

【经典配方】

　　柏子仁丸　功能主治：治室女经闭成劳。成分：柏子仁（炒，另研）、牛膝、卷柏各15g，泽兰叶、续断各60g，熟地黄90g。空腹时用米饮送下。

【养生药膳】

1. 柏子仁粥　柏子仁9g，大米100g，粳米适量。适用于心悸、失眠健忘、长期便秘或老年性便秘。

2. 柏子仁茶　柏子仁6g。主治血虚心悸，失眠，盗汗，老人及产妇肠燥便秘。大便溏泻者忌用。

灵 芝

Ling Zhi

【性味归经】

甘，平。归心、肺、肝、肾经。

【功能】

补气安神，止咳平喘。

【主治】

用于心神不宁，失眠心悸，肺虚咳喘，虚劳短气，不思饮食。

【用法用量】

6～12g。

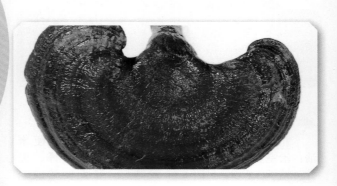

🌸【经典配方】

灵芝丹参酒　功能主治：长久服用，适用于神经衰弱、失眠、瘀血、脑缺氧引起的头昏、乏力、冠心病等症。成分：灵芝30g，丹参、三七各5g，白酒500g。

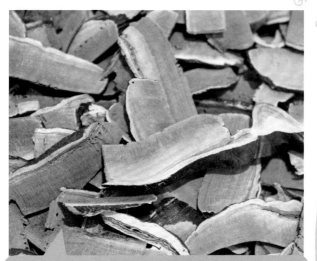

【饮片特征】本品为多孔菌科真菌赤芝或紫芝干燥子实体的加工品。赤芝外形呈伞状，菌盖肾形、半圆形或近圆形，多切片使用。皮壳坚硬，黄褐色至红褐色，菌肉白色至淡棕色。孢子细小，黄褐色。气微香，味苦涩。

【养生药膳】

灵芝炖猪蹄　取灵芝12g，猪蹄1只，料酒、精盐、味精、葱段、姜片、猪油适量。将猪蹄去毛后洗净，放入沸水锅中焯一段时间，捞出再洗净，灵芝洗净切片。锅中放入猪油，烧热加葱、姜煸香，放入猪蹄、水、料酒、味精、精盐、灵芝武火烧沸，改用文火炖至猪蹄熟烂，出锅即成。

合欢皮

He Huan Pi

【性味归经】

甘，平。归心、肝、肺经。

【功能】

解郁安神，活血消肿。

【主治】

用于心神不安，忧郁失眠，肺痈，疮肿，跌仆伤痛。

【用法用量】

6～12g。外用适量，研末调敷。

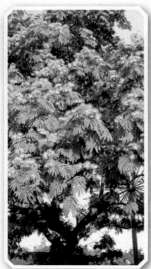

🌸【经典配方】

黄昏汤 功能主治：主治肺痈，咳有微热，烦满。成分：合欢皮（手掌大1片），煎服。

🥣【养生药膳】

1. 合欢粥 合欢皮9g（合欢花2朵），100g大米，适量白糖。适用于情志所伤，忿怒忧郁，虚烦不安，健忘失

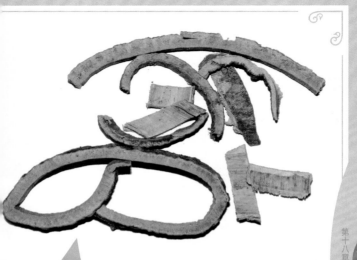

【饮片特征】本品为豆科植物合欢干燥树皮的加工品。呈弯曲的丝或块片状，外表面灰棕色至灰褐色，稍有纵皱纹，密生明显的椭圆形横向皮孔。内表面淡黄棕色或黄白色，平滑，具细密纵纹。切面呈纤维性片状，淡黄棕色或黄白色。气微香，味淡、微涩、稍刺舌，而后喉头有不适感。

眠等。

2. 合欢高粱酒 合欢皮600g，米酒或高粱酒3000ml。晚睡前、饭前饮用。本品可补精强身，安五脏，壮筋骨。适用于阳痿、性功能减退症等。

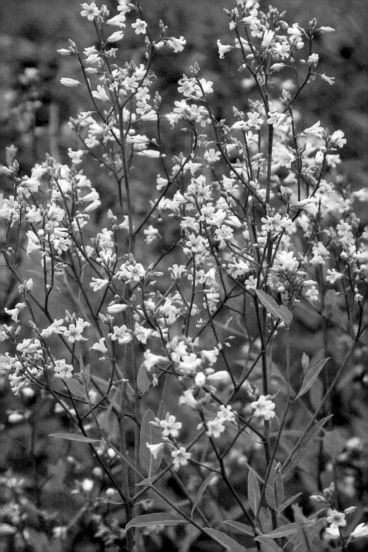

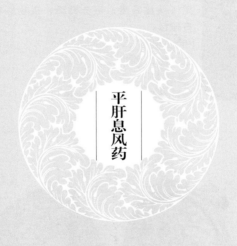

第十九章

平肝息风药

一、平抑肝阳药

石决明

Shi Jue Ming

【性味归经】

咸，寒。归肝经。

【功能】

平肝潜阳，清肝明目。

【主治】

用于头痛眩晕，目赤翳障，视物昏花，青盲雀目。

【用法用量】

6~18g，先煎。

【禁忌】

脾胃虚寒、食少便溏者慎用。

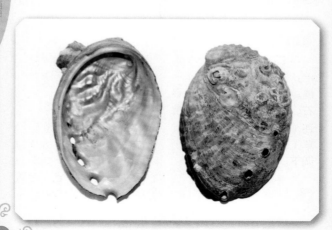

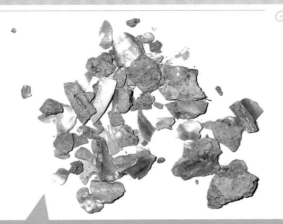

【饮片特征】本品为鲍科动物杂色鲍、皱纹盘鲍、羊鲍等干燥贝壳的加工品。呈不规则的碎块，灰白色，有珍珠样彩色光泽。质坚硬。气微，味微咸。

【经典配方】

石决明散　功能主治：治肝脏热壅，目赤涩痛。成分：石决明、井泉石、石膏（碎）各30g，黄连（去须）、菊花各6g，甘草（锉）30g。浓煎竹叶汤调下。

【养生药膳】

1. 石决明粥　石决明18g，大米100g。早、晚温热服食，平肝清热，明目去翳。

2. 天麻石决明猪脑汤　猪脑1个，天麻9g，石决明15g。食脑喝汤，降血压，止眩晕、胸闷、心烦、失眠、多梦、舌质嫩红、苔少、脉细数。

赭 石

Zhe Shi

【性味归经】

苦，寒。归肝、心、肺、胃经。

【功能】

平肝潜阳，重镇降逆，凉血止血。

【主治】

用于眩晕耳鸣，呕吐，噫气，呃逆，喘息，吐血，衄血，崩漏下血。

【用法用量】

9～30g，先煎。

【禁忌】

孕妇慎用。

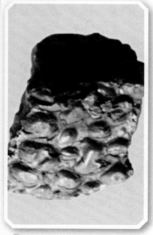

【经典配方】

旋覆代赭石汤 功能主治：治伤寒发汗，若吐、若下，解后，心下痞梗，噫气不除。成分：旋覆花9g，人参6g，生姜15g，代赭石3g，甘草（炙）3g，法半夏（洗）1.5g，大枣（擘）12枚。煎煮，温服。

常用中药养生图册

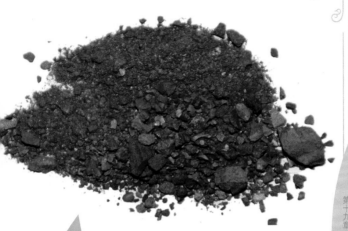

【饮片特征】本品为氧化物类矿物刚玉族赤铁矿的加工品，主含三氧化二铁（Fe_2O_3）。豆状、肾状集合体，多呈不规则的扁平块状。暗棕红色或灰黑色，条痕樱红色或红棕色，有的有金属光泽。一面多有圆形的突起，习称"钉头"，另一面与突起相对应处有同样大小的凹窝。体重，质硬，砸碎后断面显层叠状。气微，味淡。

【养生药膳】

代赭石散　赭石30g。煎煮，温服，善镇逆气，止呕吐，降痰涎，通燥结，治吐衄。口苦苔黄而呕吐者系胃腑有热，用之最适宜。

珍珠母

Zhen Zhu Mu

【性味归经】

咸，寒。归肝、心经。

【功能】

平肝潜阳，安神定惊，明目退翳。

【主治】

用于头痛眩晕，惊悸失眠，目赤翳障，视物昏花。

【用法用量】

10~25g，先煎。

【禁忌】

脾胃虚寒、气虚下陷者及孕妇慎用。

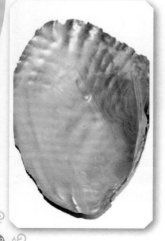

【经典配方】

　　安眠汤　功能主治：失眠，梦多，头昏，头胀，舌质红，脉细数。成分：夜交藤15g，合欢花9g，炒枣仁12g，龙齿9g，茯神9g，麦冬9g，石斛12g，珍珠母（先煎）25g，白芍9g，夏枯草9g，朱砂（冲）1g，琥珀（冲）1.5g。

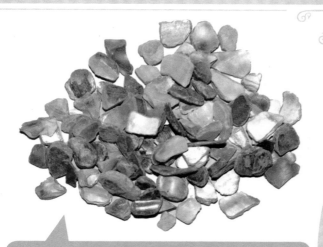

【饮片特征】本品为蚌科动物三角帆蚌或珍珠贝科动物马氏珍珠贝干燥贝壳的加工品，略呈不等边四角形，壳面生长轮呈同心环状排列。后背缘向上突起，形成大的三角形帆状后翼。具光泽，质坚硬。气微腥，味淡。

【养生药膳】

1. 丝瓜络祛斑汤 丝瓜络、珍珠母各20g，云苓、僵蚕各9g，大枣10个，玫瑰花3朵。冰糖调味，可祛斑润肤，通经活络。

2. 珍珠母粥 珍珠母（或蚌）25g，粳米50g。可加盐调味，凡因温热病毒而引起的发热、口渴、面目红赤、舌红苔黄、脉数有力者，可辅食此粥。

蒺 藜

Ji Li

【性味归经】

辛、苦，微温；有小毒。归肝经。

【功能】

平肝解郁，活血祛风，明目，止痒。

【主治】

用于头痛眩晕，胸胁胀痛，乳闭乳痛，目赤翳障，风疹瘙痒。

【用法用量】

6～9g。

【禁忌】

血虚气弱者及孕妇慎用。

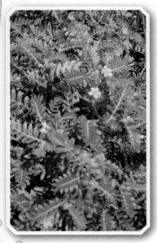

🌿【经典配方】

蒺藜散　功能主治：治颓风上攻，耳鸣目眩，湿邪下注，阴疮瘙痒。成分：蒺藜（炒，去刺）、草乌头（水浸3日，逐日换水，去皮，晒）各15g，白芷、白附子（生）、苍术（炒）、荆芥穗各7.5g。病在上以茶清送服，在下以盐酒送服。

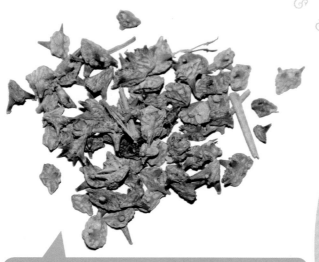

【饮片特征】本品为蒺藜科植物蒺藜的干燥成熟果实。由5个分果瓣成分，呈放射状排列，常裂为单一的分果瓣，分果瓣呈斧状；背部黄绿色，有网纹，灰白色。质坚硬。气微，味苦、辛。

【养生药膳】

1. 蒺藜子烩豆腐 蒺藜子15g，豆腐2块，猪肉200g，胡萝卜4条，香菇5朵，青豌豆100g，虾米鸡汤少许。适用于肾虚、视力衰退者。

2. 桑叶蒺藜饮 刺蒺藜9g，桑叶9g，白芍9g，红糖适量。更年期肝风内动所致的血压高、头晕、头痛等患者均可食用。

牡 蛎

Mu Li

【性味归经】

咸，微寒。归肝、胆、肾经。

【功能】

重镇安神，潜阳补阴，软坚散结。

【主治】

用于惊悸失眠，眩晕耳鸣，瘰疬痰核，癥瘕痞块。煅牡蛎收敛固涩，制酸止痛，用于自汗盗汗、遗精滑精、崩漏带下、胃痛吞酸。

【用法用量】

9～30g，先煎。

【禁忌】

本品多服久服，易引起便秘和消化不良。

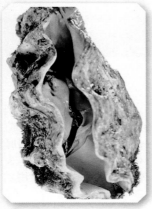

🌸【经典配方】

消瘰丸 功能主治：清热滋阴，化痰散结。治肝肾阴亏所致的瘰疬。成分：玄参（蒸）、牡蛎（煅，醋研）、川贝母（去心，蒸）各120g。

🕙【养生药膳】

1. 五花肉牡蛎炖酸菜 酸菜1kg，鲜活牡蛎

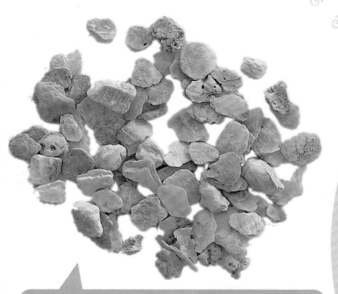

【饮片特征】本品为牡蛎科动物长牡蛎、大连湾牡蛎和近江牡蛎干燥贝壳的加工品。呈不规则的碎块，白色，质硬，断面层状。气微，味微咸。

肉500g，猪腿肉800g，八角1个，花椒粉1茶匙，橄榄油2勺，骨汤1kg，盐1茶匙。可理气止痛。

    2. 牡蛎粥　大米150g，牡蛎225g，猪瘦肉75g，芹菜少许，香葱1棵，香菜1棵，淀粉适量；食用油5g，香油少许，胡椒粉少许，精盐1小匙，味精1/2小匙。本品可补肾强骨，止汗涩精。

紫贝齿

Zi
Bei
Chi

【性味归经】
咸，平。归肝、心经。

【功能】
镇惊安神，平肝明目。

【主治】
主治小儿高热抽搐，头晕目眩，惊悸心烦，失眠多梦，目赤肿痛，热毒目翳。

【用法用量】
内服：煎汤，10~15g，打碎先煎。外用：水飞点眼。

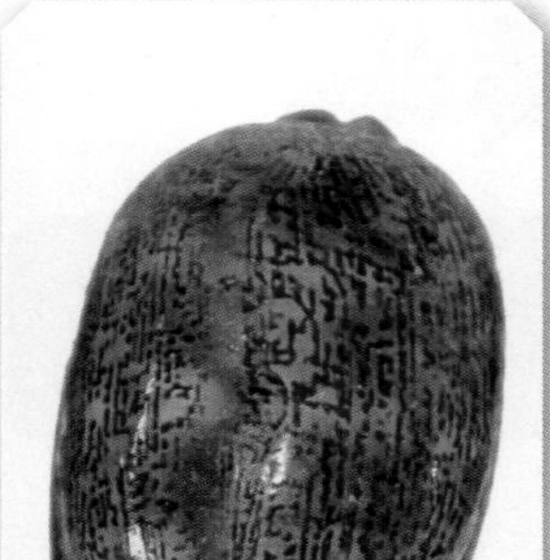

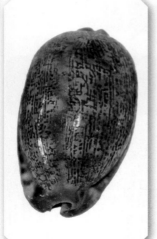

【经典配方】

七宝散子　功能主治：主治外障，眼翳膜渐生。成分：珍珠少许，龙脑少许，琥珀少许，朱砂少许，紫贝齿（烧过）、乌贼鱼骨、石决明（烧过）各等份。夜卧时敷眼中，翳尽为度。

【养生药膳】

金银鳗鱼汤　鳗鱼500g，紫贝齿15g，桑叶

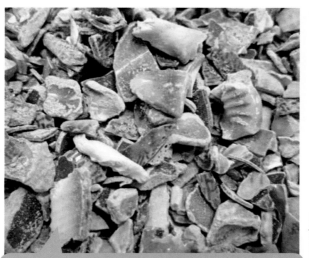

【饮片特征】本品为宝贝科动物阿文绶贝、猫眼宝贝等干燥贝壳的加工品。呈碎末状，表面被珐琅质，光滑，具有棕色与青灰色相间的网状斑纹或蓝白色或灰紫色，质坚硬，有光泽，无臭，无味。

15g，白芍、竹茹各9g，天麻、菊花各6g，金银花、黄连、黄芩、钩藤、龙胆草、甘草各5g，牛黄2g，调味品适量。服用时将牛黄首先服下，然后再喝汤，吃鱼肉。用于严重的子痫患者，症见口吐白沫，不省人事，牙关紧闭，突然抽搐，平时手心、足心发热，心烦头晕等。

罗布麻叶

Luo Bu Ma Ye

【性味归经】
甘、苦，凉。归肝经。

【功能】
平肝安神，清热利水。

【主治】
用于肝阳眩晕，心悸失眠，浮肿尿少。

【用法用量】
6～12g。

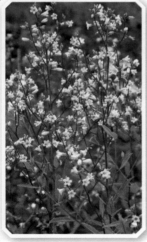

【经典配方】

罗布麻降压汤 功能主治：泡脚，适用于高血压伴眩晕耳鸣，头痛且胀，每因烦恼或恼怒而头晕、头痛加剧，面部潮红，急躁易怒，少寐多梦，口苦，舌质红，苔黄，脉弦等。成分：罗布麻叶、夜交藤、丹参、钩藤各30g。

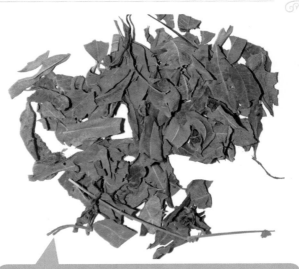

【饮片特征】本品为夹竹桃科植物罗布麻的干燥叶。多皱缩卷曲，有的破碎，完整叶片展平后呈椭圆状披针形或卵圆状披针形，淡绿色或灰绿色，先端钝，有小芒尖，质脆。气微，味淡。

【养生药膳】

1. 罗布麻钩藤饮　罗布麻9g，钩藤9g，夏枯草6g，红糖适量。更年期阴虚内热、血压高等患者可饮此汁。脾胃虚弱者忌用。

2. 罗布麻茶　罗布麻叶适量。煎煮、冲服都可。具有降血压、降血脂、改善睡眠、养颜等各种药用功效。

生铁落

Sheng Tie Luo

【性味归经】

味辛，性凉。归心、肝经。

【功能】

平肝镇惊，解毒敛疮，补血。

【主治】

主治癫狂，热病谵妄，心悸易惊，风湿痹痛，疮疡肿毒，贫血。

【用法用量】

内服：煎汤，30~60g；或入丸、散。外用：适量，研末调敷。

【禁忌】

肝虚及中气虚寒者禁服。

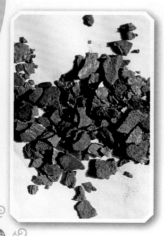

🌺【经典配方】

生铁落饮 功能主治：主治阳厥怒狂，心有所欲，因暴折而难决，阳气当动，令气郁，而致多怒，一发则莫知所为，其后欲闭户而处，恶闻人声。成分：生铁落。

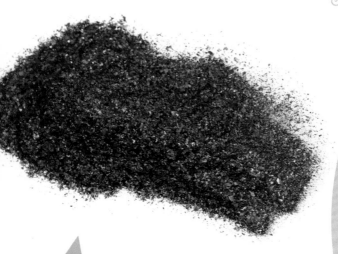

【饮片特征】本品为生铁煅至红赤，外层氧化时被锤落的铁屑。呈不规则细碎屑。铁灰色或棕褐色；条痕铁灰色，不透明。体重，质坚硬。气微，味淡。

【养生药膳】

生铁落饮　生铁落　痰，治痰火上扰之癫狂。水煎煮。本品可清心涤

地龙

Di Long

【性味归经】

咸，寒。归肝、脾、膀胱经。

【功能】

清热定惊，通络，平喘，利尿。

【主治】

用于高热神昏，惊痫抽搐，关节痹痛，肢体麻木，半身不遂，肺热喘咳，水肿尿少。

【用法用量】

3～9g。

【禁忌】

脾胃虚寒者不宜服，孕妇禁服。

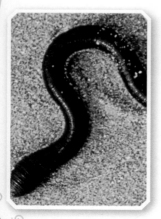

【经典配方】

地龙散　功能主治：主妇人气血不调，腹中积聚，瘀血疼痛。成分：地龙（微炒）30g，蝎蛸（微炙）30g，川芎30g，桂心30g，干姜（炮裂，锉）15g，苏木（锉）30g，木香22.5g，蒲黄22.5g，赤芍22.5g，牡丹皮22.5g，水蛭（微炒）22.5g，桃仁（汤浸，去

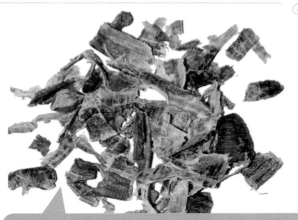

【饮片特征】本品为钜蚓科动物参环毛蚓、通俗环毛蚓等干燥全体的加工品。呈长条状薄片，弯曲，边缘略卷。全体具环节，背部棕褐色至紫灰色，腹部浅黄棕色。体轻，略呈革质，不易折断。气腥，味微咸。

皮、尖、双仁，麸炒令黄）30g。空腹时以温酒调下。

利尿通淋、滋阴润燥、补益脾胃的功效。

【养生药膳】

1. 地龙猪肉馄饨　活地龙250g，猪肉150g，馄饨皮250g。调料酱油、精盐、味精、葱花、姜末、肉汤、芫荽末。具有

2. 地龙炖母鸡　活地龙150g，光母鸡1只。调料有料酒、精盐、味精、葱段、姜片、白糖、胡椒粉等。可作为虚劳羸瘦、消渴水肿、咳嗽喘急等病症患者的辅助食疗菜肴。

牛　黄

**Niu
Huang**

【性味归经】

甘，凉。归心、肝经。

【功能】

清心，豁痰，开窍，凉肝，息风，解毒。

【主治】

用于热病神昏，中风痰迷，惊痫抽搐，癫痫发狂，咽喉肿痛，口舌生疮，痈肿疔疮。

【用法用量】

0.15～0.35g，多入丸、散。外用适量，研末敷患处。

【禁忌】

孕妇慎用。

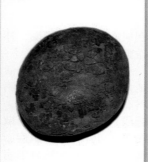

🌼【经典配方】

　　牛黄散　功能主治：主治伤寒阳痉，发热恶寒，头项强直，四肢拘急，心神烦躁。成分：牛黄（细研）7.5g，麝香（细研）7.5g，朱砂（细研）7.5g，人参（去芦头）7.5g，赤茯苓7.5g，防风（去芦头）7.5g，川

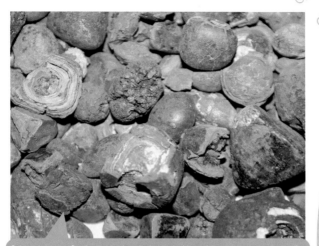

【饮片特征】本品为牛科动物牛的干燥胆结石。多呈卵形、类球形、三角形或四方形，大小不一，少数呈管状或碎片。体轻，质酥脆，易分层剥落，断面金黄色，可见细密的同心层纹，有的夹有白心。气清香，味苦而后甘，有清凉感，嚼之易碎，不黏牙。

芎7.5g，甘草（炙微赤，锉）7.5g，桂心7.5g，水牛角7.5g，地骨皮7.5g，天麻7.5g，麦冬（去心，焙）22g。以竹沥调下，不计时候。

【养生药膳】

　　牛黄蜜饮　蜂蜜100g，牛黄0.2g。将蜂蜜、牛黄混合，兑水服用。适用于老年性视力衰退、干眼症。

全 蝎
Quan Xie

【性味归经】辛，平；有毒。归肝经。

【功能】息风镇痉，通络止痛，攻毒散结。

【主治】用于肝风内动，痉挛抽搐，小儿惊风，中风口㖞，半身不遂，破伤风，风湿顽痹，偏正头痛，疮疡，瘰疬。

【用法用量】3～6g。

【禁忌】孕妇禁用。

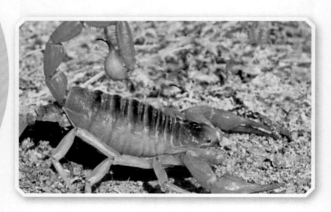

🌸【经典配方】

牵正散　功能主治：具有祛风化痰、通络止痛的功效，主治风痰阻络之口眼歪斜。成分：白附子、僵蚕、全蝎（去毒）各等份，生用为末。每服3g，热酒调下，不拘时候。

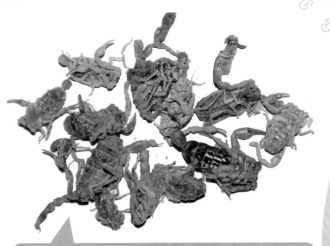

【饮片特征】本品为钳蝎科动物东亚钳蝎干燥全体的加工品。头胸部与前腹部呈扁平长椭圆形，后腹部呈尾状，皱缩弯曲，完整者体长约6cm。气微腥，味咸。

【养生药膳】

1. 蝎子炖赤小豆汤 蝎子50g，赤小豆50g，昆布40g，三七15g，猪瘦肉300g，生姜3片，盐、油适量。尤适宜有肺热型和痰瘀型青春痘的人，可起到清热化瘀、化疗散结之功效。

2. 全蝎鳗鱼汤 全蝎6g，鳗鱼300g，当归3g，红花6g，姜10g，葱15g，盐4g。每日1次，每次吃鳗鱼50g，全蝎粉分2次用汤吞服。本品可祛风补血。

钩藤

Gou Teng

【性味归经】

甘，凉。归肝、心包经。

【功能】

息风定惊，清热平肝。

【主治】

用于肝风内动，惊痫抽搐，高热惊厥，感冒夹惊，小儿惊啼，妊娠子痫，头痛眩晕。

【用法用量】

3~12g，后下。

【禁忌】

脾胃虚寒者慎服。

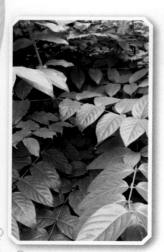

【经典配方】

钩藤汤 功能主治：治妊娠八九月，因劳动用力，胎动不安，心腹痛，猝然下血，面目青，冷汗出，气息欲绝；孕妇心肝血虚，肝风内动，发为子痫，手足抽掣者。服药期间，忌食猪肉、菘菜。成分：钩藤、茯神（去木）、人参、当归（微炙）各30g，桔梗60g，（炒）桑寄生30g。煎汤，温服。

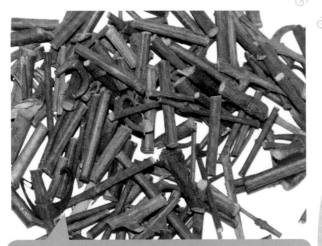

【饮片特征】本品为茜草科植物钩藤、大叶钩藤、毛钩藤或无柄果钩藤干燥带钩茎枝的加工品。茎枝呈圆柱形或类方柱形，表面红棕色至紫红色者具细纵纹，光滑无毛，黄绿色至灰褐色者有的可见白色点状皮孔，被黄褐色柔毛。气微，味淡。

🍵【养生药膳】

1. 天麻钩藤茶 天麻5g，钩藤6g，绿茶10g。每日1剂，代茶饮用。用于肝阳上亢之高血压、头晕目眩、神经衰弱、四肢麻木等。

2. 钩藤茶 罗布麻9g，钩藤9g，大枣3g。代茶频饮，主治肝风内动或风热上扰的眩晕头痛、惊痫抽搐、高血压、失眠、感冒等症。

蜈 蚣

Wu Gong

【性味归经】

辛，温；有毒。归肝经。

【功能】

息风镇痉，通络止痛，攻毒散结。

【主治】

用于肝风内动，痉挛抽搐，小儿惊风，中风口㖞，半身不遂，破伤风，风湿顽痹，偏正头痛，疮疡，瘰疬，蛇虫咬伤。

【用法用量】

3～6g。

【禁忌】

孕妇禁用。

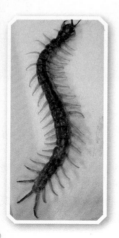

🌿【经典配方】

逐风汤 功能主治：中风抽掣及破伤后受风抽掣者。成分：生黄芪18g，当归3g，羌活6g，独活6g，全蝎6g，全蜈蚣（大者）2条。水煎服。

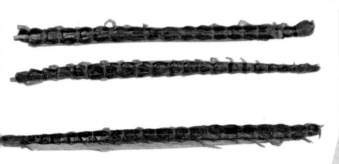

【饮片特征】本品为蜈蚣科动物少棘巨蜈蚣的干燥全体。呈扁平长条形，由头部和躯干部成分，全体共22个环节。头部暗红色或红褐色，略有光泽；步足黄色或红褐色，偶有黄白色，呈弯钩形。质脆，断面有裂隙。气微腥，有特殊刺鼻的臭气，味辛、微咸。

【养生药膳】

1. 蜈蚣炖泥鳅　蜈蚣2条，泥鳅4条，豆腐干300g。黄酒、醋、葱末、味精、盐、姜各适量。补肾壮阳。

2. 蜈蚣鸽卵　蜈蚣1条，鸽卵1个。主治：阳痿，早泄。

天麻

Tian Ma

【性味归经】

甘，平。归肝经。

【功能】

息风止痉，平抑肝阳，祛风通络。

【主治】

用于小儿惊风，癫痫抽搐，破伤风，头痛眩晕，手足不遂，肢体麻木，风湿痹痛。

【用法用量】

3～9g。

【禁忌】

气血虚甚者慎用。

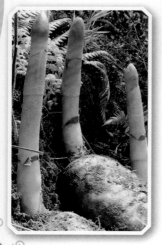

【经典配方】

天麻钩藤饮 功能主治：平肝息风，清热活血，补益肝肾。成分：天麻9g，钩藤（后下）12g，生石决明（先煎）18g，栀子9g，黄芩9g，川牛膝12g，杜仲9g，益母草9g，桑寄生9g，夜交藤9g，朱茯神9g。水煎服。

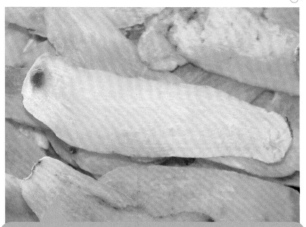

【饮片特征】本品为兰科植物天麻干燥块茎的加工品。呈不规则的薄片，外表皮淡黄色至淡黄棕色，有时可见点状排成的横环纹。切面黄白色至淡棕色。角质样，半透明。气微，味甘。

🍲【养生药膳】

1. 天麻蒸羊脑子 天麻片50g，洗净的羊脑子2副。适用于治疗肝虚型高血压、动脉硬化、梅尼埃病、神经衰弱、头晕眼花及脑血管意外导致的半身不遂等症。

2. 天麻钩藤汤冲藕粉 天麻9g，钩藤12g，石决明15g，藕粉20g，白糖适量。本品可滋肝潜阳，滋肾养肝，用于梅尼埃病属肝风眩晕者。

僵 蚕

Jiang Can

【性味归经】

咸、辛，平。归肝、肺、胃经。

【功能】

息风止痉，祛风止痛，化痰散结。

【主治】

用于肝风夹痰，惊痫抽搐，小儿急惊，破伤风，中风口㖞，风热头痛，目赤咽痛，风疹瘙痒，发颐疔腮。

【用法用量】

5～10g。

【禁忌】

心虚不宁、血虚生风者慎用。

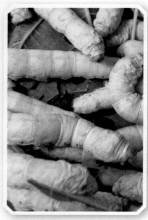

【经典配方】

僵蚕丸 功能主治：治瘫缓风，手足不随，言语不正。成分：僵蚕（炒）、川乌（炮裂，去皮、脐）、没药各30g，蜈蚣（炙）15g。

【养生药膳】

1. 茯苓消斑汤 白茯苓、白菊花、僵蚕、丝

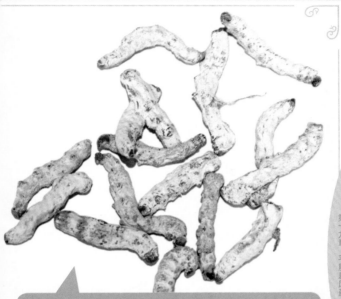

【饮片特征】本品为蚕蛾科动物家蚕4～5龄的幼虫感染（或人工接种）白僵菌而致死的干燥体。略呈圆柱形，多弯曲皱缩。表面灰黄色，被有白色粉霜状的气生菌丝和分生孢子。质硬而脆，易折断，断面平坦，外层白色。气微腥，味微咸。

瓜络各9g，珍珠母15g，玫瑰花3朵，大枣10枚。本品可健脾疏肝，去脂消斑。

2. 白僵蚕蛋黄糊 僵蚕15条，鸡蛋1个。本品涂于疤痕上可消炎、镇痛、生肌。

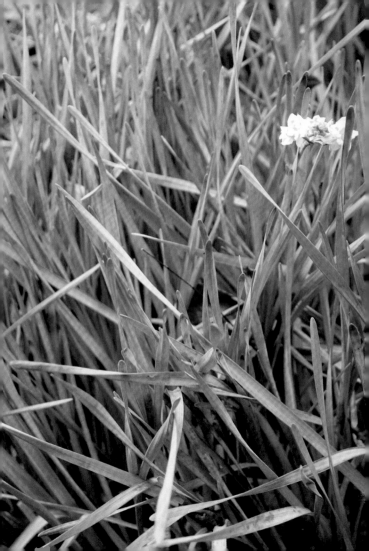

第二十章

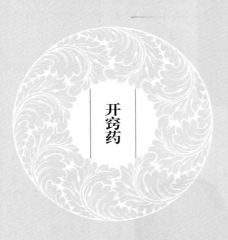

开窍药

麝 香

She Xiang

【性味归经】

辛，温。归心、脾经。

【功能】

开窍醒神，活血通经，消肿止痛。

【主治】

用于热病神昏，中风痰厥，气郁暴厥，中恶昏迷，经闭，癥瘕，难产死胎，胸痹心痛，心腹暴痛，跌仆伤痛，痹痛麻木，痈肿瘰疬，咽喉肿痛。

【用法用量】

0.03～0.1g，多入丸、散用。外用适量。

【禁忌】

孕妇禁用。

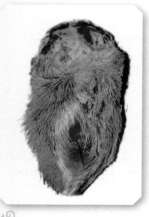

【经典配方】

麝香丸 功能主治：治风湿外侵，身体疼痛，头目不利，肩背拘急，肌肉酸痹，痰涎壅滞，胸膈满闷。成分：麝香（研）15g，秦艽（去土）120g，独活（去芦头）、白术、槟榔各60g。每服1丸，细嚼，温酒或腊茶清送下，不拘时。

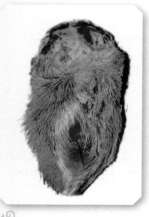

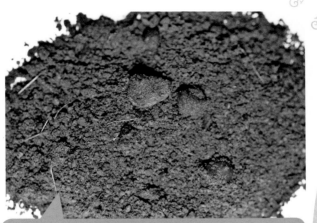

【饮片特征】本品为鹿科动物林麝、马麝或原麝成熟雄体香囊中的干燥分泌物。毛壳麝香为扁圆形或类椭圆形的囊状体，直径3～7cm，厚2～4cm。开口面的皮革质，棕褐色，略平，密生白色或灰棕色短毛。另一面为棕褐色略带紫色的皮膜，剖开后可见中层皮膜呈棕褐色或灰褐色，半透明，内层皮膜呈棕色，内含颗粒状、粉末状的麝香仁和少量细毛及脱落的内层皮膜。

【养生药膳】

麝香饮　麝香0.5g，黄芪50g，肉桂10g，当归25g，川芎15g，熟地20g，赤芍15g，党参50g，白术20g，茯苓15g，甘草10g，白糖30g。食用时，先将麝香吞服0.5g，再服药汁150g，1日2次。本品具有活血、祛瘀、杀虫的作用。

石菖蒲

Shi Chang Pu

【性味归经】
辛、苦，温。归心、胃经。

【功能】
开窍豁痰，醒神益智，化湿开胃。

【主治】
用于神昏癫痫，健忘失眠，耳鸣耳聋，脘痞不饥，噤口下痢。

【用法用量】
3～9g。

【禁忌】
阴亏血虚及精滑多汗者均禁用。

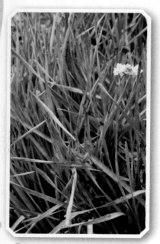

🌺【经典配方】
　　<u>菖蒲丸</u>　功能主治：主少小热风痫，兼失心者。成分：菖蒲（石上一寸九节者），黄连、车前子、生地黄、苦参、地骨皮各50g。上为末，蜜和丸，如黍米大，每食后服15丸，不拘早晚，以饭下。忌羊肉、血、饴糖、桃、梅果物。令人长寿。

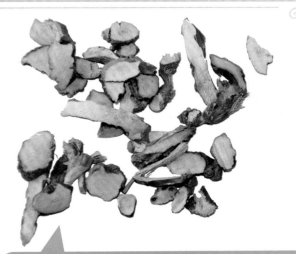

【饮片特征】本品为天南星科植物石菖蒲干燥根茎的加工品。呈扁圆形或长条形的厚片，外表皮棕褐色或灰棕色。切面纤维性，类白色或微红色，有明显环纹及油点。气芳香，味苦、微辛。

🥄 【养生药膳】

1. 石菖蒲炖猪心　石菖蒲9g，猪心1个。猪心有安神静心的作用，此汤适用于精神分裂症情感淡漠、目瞪如愚、傻笑自语者。

2. 石菖蒲杏仁炖猪心　猪心350g，石菖蒲9g，苦杏仁5g，盐5g。本品可化痰开窍，补心安神。

冰 片

Bing Pian

【性味归经】

辛、苦，微寒。归心、脾、肺经。

【功能】

开窍醒神，清热止痛。

【主治】

用于热病神昏、惊厥，中风痰厥，气郁暴厥，中恶昏迷，胸痹心痛，目赤，口疮，咽喉肿痛，耳道流脓。

【用法用量】

0.15～0.3g，入丸、散用。外用研粉点敷患处。

【禁忌】

孕妇慎用。

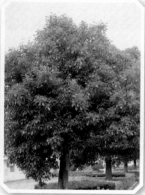

【经典配方】

1. 冰硼散 功能主治：牙齿肿痛，牙缝出血，口舌生疮，咽喉肿痛。成分：生硼砂30g，玄明粉30g，冰片4.5g。

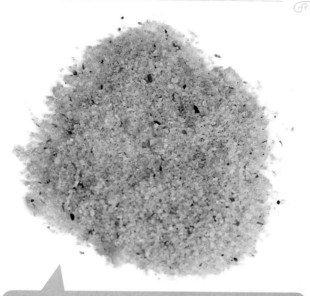

【饮片特征】本品为龙脑香科植物龙脑香树脂和挥发油或樟科植物樟加工提取的结晶。无色透明或白色半透明的片状松脆结晶；气清香，味辛、凉，具挥发性，点燃发生浓烟，并有带光的火焰。

2. 开关散 天南星、白龙脑各等份。以中指点药末，揩大牙齿左右二三十下，其口自开。治急中风，目瞑牙噤，不能服药者。

苏合香

**Su
He
Xiang**

【性味归经】

辛，温。归心、脾经。

【功能】

开窍，辟秽，止痛。

【主治】

用于中风痰厥，猝然昏倒，胸痹心痛，胸腹冷痛，惊痫。

【用法用量】

0.3～1g，宜入丸、散服。

【禁忌】

体虚无瘀者慎用，孕妇忌用。

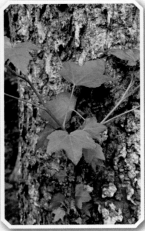

🌿【经典配方】

　　苏合香丸　功能主治：用于中风，中暑，痰厥昏迷，心胃气痛。孕妇禁用。成分：苏合香50g，安息香100g，冰片50g，水牛角浓缩粉200g，麝香75g，檀香100g，沉香100g，丁香100g，香附100g，木香100g，乳香（制）100g，荜茇100g，白术100g，诃子肉100g，朱砂100g。口服。

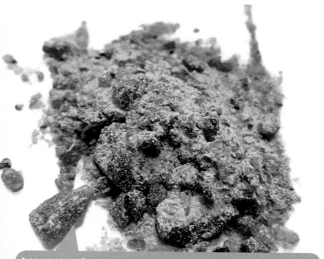

【饮片特征】本品为金缕梅科植物苏合香树的树干渗出香树脂经加工精制而成。为半流动性的浓稠液体。棕黄色或暗棕色，半透明，质黏稠，气芳香。

【养生药膳】

苏合香酒　苏合香丸50g，米酒1000g。每日2次，每次服药酒10ml，连服数日。本品可散寒通窍，温经通脉。

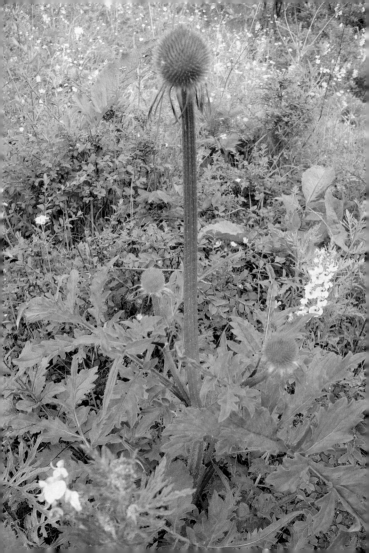

第二十一章

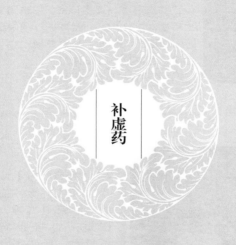

补虚药

人 参

Ren Shen

【性味归经】甘、微苦，微温。归脾、肺、心、肾经。

【功能】大补元气，复脉固脱，补脾益肺，生津养血，安神益智。

【主治】用于体虚欲脱，肢冷脉微，脾虚食少，肺虚喘咳，津伤口渴，内热消渴，气血亏虚，久病虚羸，惊悸失眠，阳痿宫冷。

【用法用量】3～9g，另煎兑服；也可研粉吞服，每次2g，1日2次。

【禁忌】不宜与藜芦、五灵脂同用。

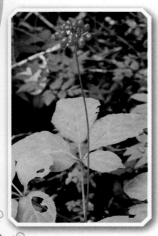

【经典配方】

<u>四君子汤</u> 功能主治：治荣卫气虚，脏腑怯弱，心腹胀满，全不思食，肠鸣泄泻，呕哕吐逆，大宜服之。常服温和脾胃，进益饮食，辟寒邪瘴雾气。成分：人参（去芦）、甘草（炙）、茯苓（去皮）、白术各等份。

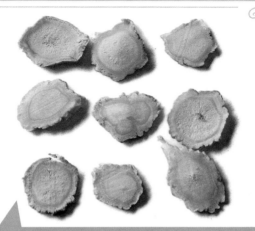

【饮片特征】本品为五加科植物人参干燥根的加工品。呈圆形或类圆形薄片，外表皮灰黄色。切面淡黄白色或类白色，显粉性，形成层环纹棕黄色。体轻，质脆。香气特异，味微苦、甜。

【养生药膳】

1. 八宝人参汤 人参1g，菠萝、苹果、鲜桃、蜜桃、梨、莲子各15g，青丝、红丝、瓜条各5g，冰糖、水、淀粉适量。每日分2次服食。可补中益气，滋阴润燥。适用于气阴两虚之人。

2. 人参炖乌鸡 人参3g，乌骨鸡1只，桂圆肉50g，玉竹15g。食肉，喝汤。适用于气血亏虚、气阴不足所致的咽干口燥、头晕眼花、神疲乏力、失眠、便秘者。

白术

Bai Zhu

【性味归经】

苦、甘，温。归脾、胃经。

【功能】

健脾益气，燥湿利水，止汗，安胎。

【主治】

用于脾虚食少，腹胀泄泻，痰饮眩悸，水肿，自汗，胎动不安。

【用法用量】

6~12g。

【禁忌】

热病伤津及阴虚燥渴者忌用。

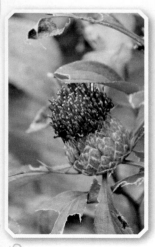

🌿【经典配方】

归脾汤 功能主治：健脾益气，补血养心。治思虑过多，劳伤心脾，健忘怔忡。成分：白术、茯神（去木）、黄芪（去芦）、龙眼肉、酸枣仁（炒，去壳）各15g，人参、木香（不见火）各7.5g，甘草（炙）3g。

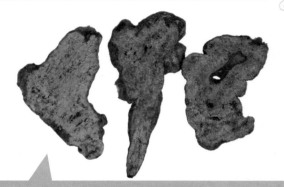

【饮片特征】本品为菊科植物白术栽培品干燥根茎的加工品。呈不规则的厚片,外表皮灰黄色或灰棕色。切面黄白色至淡棕色,气清香,味甘、微辛,嚼之略带黏性。

🍲【养生药膳】

1. 白术扣烧牛肉 牛肉(瘦)250g,白术25g,黄酒10g,花生油50g,醋5g,酱油5g,味精2g,香油2g。佐餐食用,健脾益气。牛肉不宜与板栗、田螺、红糖、韭菜、白酒、猪肉同食。服用补药和中药白术、牡丹皮时,不宜服用香菜,以免降低补药的疗效。同时吃猪肉不可加香菜,否则助热生痰。

2. 白术党参猪肘汤 猪肘320g,白术15g,党参15g,姜40g,盐3g。本品可健脾止泻,补益身体。

西洋参

Xi Yang Shen

【性味归经】

甘、微苦，凉。归心、肺、肾经。

【功能】

补气养阴，清热生津。

【主治】

用于气虚阴亏，虚热烦倦，咳喘痰血，内热消渴，口燥咽干。

【用法用量】

3～6g，另煎兑服。

【禁忌】

不宜与藜芦同用。

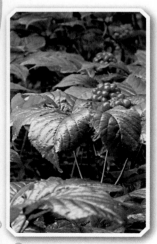

【经典配方】

洋参保肺丸 功能主治：用于阴虚肺热，咳嗽痰喘，胸闷气短，口燥咽干，睡卧不安。感冒咳嗽者忌服。成分：罂粟壳120g，五味子（醋炙）30g，川贝母60g，陈皮60g，砂仁30g，枳实60g，麻黄30g，苦杏仁60g，石膏30g，甘草60g，玄参60g，西洋参

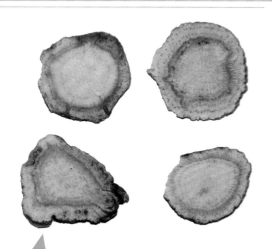

【饮片特征】本品为五加科植物西洋参干燥根的加工品。呈长圆形或类圆形薄片，外表皮浅黄褐色。切面淡黄白至黄白色，形成层环棕黄色，皮部有黄棕色点状树脂道，木部略呈放射状纹理。气微而特异，味微苦、甘。

粉45g。口服，可滋阴补肺，止嗽定喘。

💊【养生药膳】

1. 洋参麦冬茶　西洋参3g，麦冬9g。沸水浸泡，代茶饮。用于热病气阴两伤，烦热口渴；或老人气阴虚少，咽干口燥，津液不足，舌干少苔。

2. 洋参川贝梨　雪梨1个，西洋参、川贝母各3g。用于阴虚肺热，咳嗽痰黏，咽干口渴。

山 药

Shan Yao

【性味归经】

甘，平。归脾、肺、肾经。

【功能】

补脾养胃，生津益肺，补肾涩精。

【主治】

用于脾虚食少，久泻不止，肺虚喘咳，肾虚遗精，带下，尿频，虚热消渴。麸炒山药补脾健胃，用于脾虚食少，泄泻便溏，白带过多。

【用法用量】

15～30g。

【禁忌】

湿盛中满或有实邪、积滞者禁服。

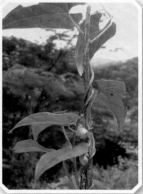

【经典配方】

山芋丸 功能主治：治脾胃虚弱，不思进饮食。成分：山药、白术各25g，人参1.5g。每服30丸，空腹前食，温米饮下。

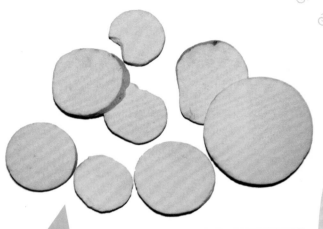

【饮片特征】本品为薯蓣科植物薯蓣的干燥根茎，取毛山药或光山药除去杂质，泡润至透，切厚片，干燥。切片者呈类圆形的厚片。表面类白色或淡黄白色，质脆，易折断，切面类白色，富粉性。

【养生药膳】

1. 山药红枣粥　山药60g，切成颗粒，大枣30g，粳米适量，加水煮成稀粥，用糖调味服食。用于脾胃虚弱，饮食减少，消化不良以及营血虚亏。

2. 山药蔗汁糊　鲜山药60g，切碎，捣烂，加甘蔗汁半碗和匀，火上炖熟服用。本方能润肺而化痰。用于久病咳喘，痰少或无痰，咽干口燥等。

党参

Dang Shen

【性味归经】

甘，平。归脾、肺经。

【功能】

健脾益肺，养血生津。

【主治】

用于脾肺气虚，食少倦怠，咳嗽虚喘，气血不足，面色萎黄，心悸气短，津伤口渴，内热消渴。

【用法用量】

9～30g。

【禁忌】

不宜与藜芦同用。

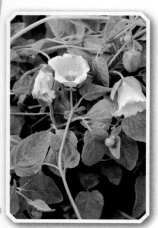

🌿【经典配方】

上党参膏　功能主治：清肺金，补元气，开声音，助筋力。成分：党参（软甜者，切片）500g，沙参（切片）250g，桂圆肉200g。水煎浓汁，滴水成珠，用瓷器盛贮。每用一酒杯，空心滚水冲服，冲入煎药亦可。

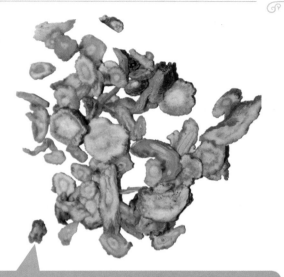

【饮片特征】本品为桔梗科植物党参、素花党参或川党参的干燥根。呈类圆形的厚片，外表皮灰黄色至黄棕色。切面皮部淡黄色至淡棕色，木部淡黄色，有裂隙或放射状纹理。有特殊香气，味微甜。

【养生药膳】

1. 参苓粥　党参、茯苓、生姜各10g，粳米100g。可加盐调味食用。用于脾胃虚弱，少食欲呕，消瘦乏力。

2. 参芪粳米粥　党参、黄芪各10g，粳米100g。以白糖调味食。用于肺脾气虚，体倦乏力，短气自汗，少食便溏。

白扁豆

Bai Bian Dou

【性味归经】

甘，微温。归脾、胃经。

【功能】

健脾化湿，和中消暑。

【主治】

用于脾胃虚弱，食欲不振，大便溏泻，白带过多，暑湿吐泻，胸闷腹胀。炒白扁豆健脾化湿，用于脾虚泄泻，白带过多。

【用法用量】

9～15g。

【禁忌】

不宜多食，以免壅气伤脾。

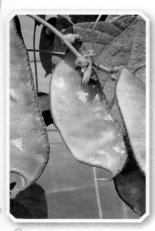

【经典配方】

参苓白术散 功能主治：主脾胃虚弱，食少便溏，四肢乏力，形体消瘦，胸脘痞塞，腹胀肠鸣，面色萎黄，舌苔白腻，脉细缓。现用于慢性胃肠炎、糖尿病、贫血、小儿消化不良、营养不良性水肿、慢性肝炎，慢性肾炎、蛋白尿久不转阴及

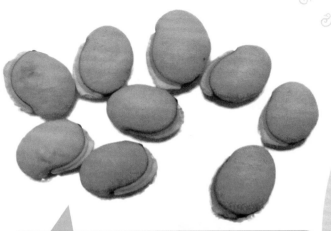

【饮片特征】本品呈扁椭圆形或扁卵圆形，表面淡黄白色或淡黄色，平滑，略有光泽，一侧边缘有隆起的白色眉状种阜。质坚硬，气微，味淡，嚼之有豆腥气。

其他消耗性疾病，辨证属脾胃气虚挟湿者。亦可用于慢性支气管炎、肺结核等脾虚痰多者。成分：莲子肉（去皮）、薏苡仁、缩砂仁、桔梗（炒令深黄色）各500g，白扁豆（姜汁浸，去皮，微炒）750g，白茯苓、人参（去芦）、甘草、（炒）白术、山药各200g。

【养生药膳】

白扁豆龙骨汤　猪脊骨500g，白扁豆50g，大枣8颗，莲子10粒，食盐4g，葱5g，姜5g，水适量。适用于气血不足、阴虚纳差者。

太子参
**Tai
Zi
Shen**

【性味归经】

甘、微苦，平。归脾、肺经。

【功能】

益气健脾，生津润肺。

【主治】

用于脾虚体倦，食欲不振，病后虚弱，气阴不足，自汗口渴，肺燥干咳。

【用法用量】

9~30g。

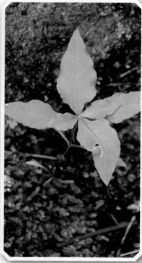

🌸【经典配方】

慢肝六味饮 功能主治：健脾补气，扶土抑木。主治慢性肝炎。成分：太子参15g，茯苓15g，白术12g，萆薢9g，黄皮树叶15g，甘草3g。每日1剂，水煎服。

💰【养生药膳】

1. 黄芪红枣太子参汤 黄芪15g，大枣7枚，太子参9g。每晚临睡前或

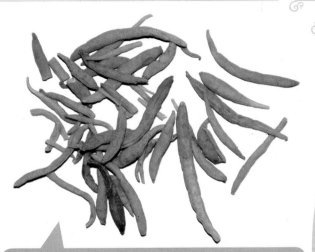

【饮片特征】本品为石竹科植物孩儿参的干燥块根，呈细长纺锤形或细长条形，稍弯曲。表面黄白色，较光滑，微有纵皱纹，凹陷处有须根痕，顶端有茎痕。质硬而脆，断面平坦，淡黄白色，角质样，或类白色，有粉性。气微，味微甘。

清晨空腹时代茶给孩子喝。这款汤有补肺健脾的功效，适用于易反复感冒的孩子。

2. 太子参炖柴鸡

太子参9g，柴鸡250g，盐、葱、姜、料酒适量。本品可滋阴补虚，温中益气。特别适于秋冬女性进补，调养产后虚弱等。

【性味归经】

甘，平。归心、肺、脾、胃经。

【功能】

补脾益气，清热解毒，祛痰止咳，缓急止痛，调和诸药。

【主治】

用于脾胃虚弱，倦怠乏力，心悸气短，咳嗽痰多，脘腹、四肢挛急疼痛，痈肿疮毒，缓解药物毒性、烈性。

【用法用量】

2～9g。

【禁忌】

不宜与海藻、京大戟、红大戟、甘遂、芫花同用。

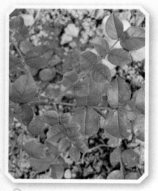

🌿【经典配方】

　　芍药甘草汤　功能主治：使用本方宜辨虚实，虚热者可用，虚寒者不宜用。成分：白芍4两，甘草（炙）4两。温服。具有养脾土而生阴血、酸甘化阴、缓急止痛的功效。

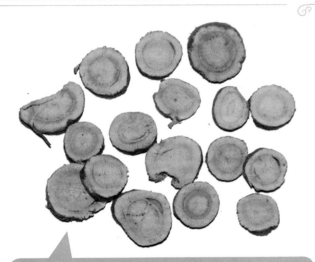

【饮片特征】本品为豆科植物甘草、胀果甘草等的干燥根和根茎，呈类圆形或椭圆形的厚片。外表皮红棕色或灰棕色，切面略显纤维性，中心黄白色，有明显放射状纹理及形成层环。质坚实，具粉性。气微，味甜而特殊。

【养生药膳】

1. 绿豆甘草汤　绿豆100g，生甘草9g。水煎服，每日1剂。具有清热、解毒、利湿的功效。

2. 甘草蜜枣汤　蜜枣10枚，生甘草6g。具有补中益气、润肺止咳的功效，常用于治疗慢性支气管炎所致的咳嗽、咽干喉痛等症。

黄 芪

Huang Qi

【性味归经】甘，微温。归肺、脾经。

【功能】补气升阳，固表止汗，利水消肿，生津养血，行滞通痹，托毒排脓，敛疮生肌。

【主治】用于气虚乏力，食少便溏，中气下陷，久泻脱肛，便血崩漏，表虚自汗，气虚水肿，内热消渴，血虚萎黄，半身不遂，痹痛麻木，痈疽难溃，久溃不敛。

【用法用量】9～30g。

【禁忌】表实邪盛、食积停滞、肝郁气滞、痈疽初起或溃后热毒尚盛等实证以及阴虚阳亢者均慎服。

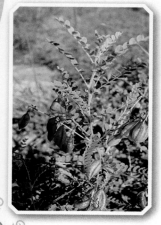

【经典配方】

防己黄芪汤 功能主治：主治风水或风湿。汗出恶风，身重，小便不利，舌淡苔白，脉浮。成分：防己12g，黄芪15g，去芦甘草6g，炒白术9g。

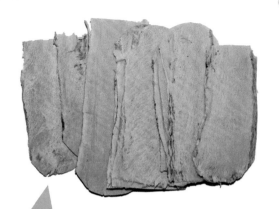

【饮片特征】本品为豆科植物黄芪的干燥根，呈类圆形或椭圆形的厚片，外表皮黄白色至淡棕褐色，可见纵皱纹或纵沟。切面皮部黄白色，木部淡黄色，有放射状纹理及裂隙，黑褐色或呈空洞。气微，味微甜，嚼之有豆腥味。

【养生药膳】

1. 黄芪建中汤　黄芪15g，大枣10个，白芍15g，桂枝、生姜、甘草各10g，饴糖50g。黄芪等6种药物煎水取汁，入饴糖待溶化后饮用。用于气虚里寒，腹中拘急疼痛，喜温，自汗，脉虚者。

2. 黄芪补肺饮　黄芪30g，麦冬15g，五味子、乌梅各6g。煎水取汁，以蜂蜜调味。用于气虚阴伤，自汗口渴，咳嗽久不止。

大 枣

Da Zao

【性味归经】

甘，温。归脾、胃、心经。

【功能】

补中益气，养血安神。

【主治】

用于脾虚食少，乏力便溏，妇人脏躁。

【用法用量】

6～15g。

【禁忌】

凡湿盛、痰凝、食滞、虫积及齿病者，慎服或禁服。

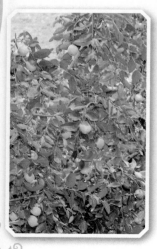

🌸【经典配方】

甘麦大枣汤 功能主治：养心安神，和中缓急。成分：甘草9g，小麦30g，大枣10枚。水煎服。

🍲【养生药膳】

1. 红枣鱼肚 水发鱼肚200g，鲜黄鱼肉

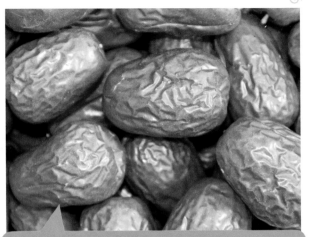

【饮片特征】本品呈椭圆形或球形。表面暗红色，略带光泽，有不规则皱纹。基部凹陷，有短果梗。外果皮薄，中果皮棕黄色或淡褐色，肉质，柔软，富糖性而油润。果核纺锤形，两端锐尖，质坚硬。气微香，味甜。

200g，大枣10枚，桂圆肉20g，核桃仁3个，米酒10g，油25g，盐、味精、葱、姜末适量。本品可美容养颜，尤适宜于爱美之人食用。

2. 黑木耳红枣汤 黑木耳30g，大枣20枚。经常服食，可以驻颜祛斑、健美丰肌，并用于治疗面部黑斑、形瘦。

饴 糖

Yi Tang

【性味归经】

甘，温。归脾、胃、肺经。

【功能】

缓中，补虚，生津，润燥。

【主治】

主治劳倦伤脾，里急腹痛，肺燥咳嗽，吐血，口渴，咽痛，便秘。

【用法用量】

内服：烊化冲入汤药中，30~60g；熬膏或入丸剂。

【禁忌】

湿热内郁、中满吐逆者禁服。

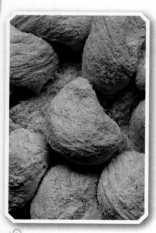

【经典配方】

小建中汤 功能主治：用于肝脾失调，里急腹痛，喜温喜按；或虚劳、气血不足，心悸不宁，面色无华。成分：肉桂6g，白芍12g，生姜9g，大枣15g，甘草3g，煎汤取汁；加饴糖18g，再煎溶后温服。

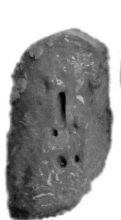
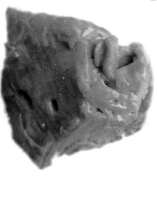

【饮片特征】本品为用高粱、米、大麦、小麦、粟、玉米等含淀粉质的粮食为原料，经发酵糖化制成的食品。为多孔的黄白色糖块，味甜。

🍵【养生药膳】

1. 饴糖鸡 母鸡1只，黄芪30g，饴糖150g，葱、姜、料酒、精盐等调料。适用于病后虚弱、脾胃虚弱者。

2. 冬瓜饴糖饮 冬瓜1个，饴糖500g。本品可清热解毒，利水消肿。用于急性黄疸型肝炎、体弱、小便不利患者。

蜂 蜜

Feng
Mi

【性味归经】

甘，平。归肺、脾、大肠经。

【功能】

补中，润燥，止痛，解毒；外用生肌敛疮。

【主治】

用于脘腹虚痛，肺燥干咳，肠燥便秘，解乌头类药毒；外治疮疡不敛，水火烫伤。

【用法用量】

15～30g。

【禁忌】

痰湿内蕴、中满痞胀及大便不实者禁服。

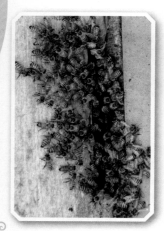

【经典配方】

蜜油膏 功能主治：咳嗽气来过猛，冲击咽喉之皮膜，失其润泽之常，不痛不肿，唯言语费力，不易作声者。成分：蜂蜜2两，香脂油（生）2两。趁热用羹匙饮之。

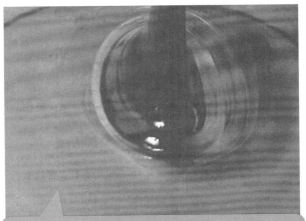

【饮片特征】本品蜜蜂科动物中华蜜蜂或意大利蜜蜂工蜂酿制的蜂蜜。为半透明、带光泽、浓稠的液体，白色至淡黄色或橘黄色至黄褐色，放久或遇冷渐有白色颗粒状结晶析出。气芳香，味极甜。

【养生药膳】

1. 蜜姜感冒饮　蜂蜜、姜汁各适量。将蜂蜜、姜汁按1：1的比例配制饮用。主治普通感冒。

2. 柠檬蜜茶　蜂蜜100g，柠檬1个。主治流行性感冒或普通型感冒。

刺五加

Ci Wu Jia

【性味归经】

辛、微苦，温。归脾、肾、心经。

【功能】

益气健脾，补肾安神。

【主治】

用于脾肺气虚，体虚乏力，食欲不振，肺肾两虚，久咳虚喘，肾虚腰膝酸痛，心脾不足，失眠多梦。

【用法用量】

9～21g。

【禁忌】

阴虚火旺者慎服。

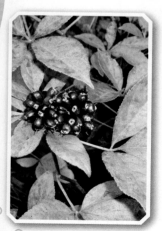

🌿【经典配方】

　　五皮散　功能主治：治男子、妇人脾气停滞，脾经受湿，气不流行，致头面虚浮，四肢肿满，心腹膨胀，上气促急，腹胁如鼓，绕脐胀闷，有妨饮食，上攻下注，来去不定，举动喘乏，并皆治之。切忌生冷、油腻、坚硬等物。成分：五加皮、地骨皮、生姜皮、大腹

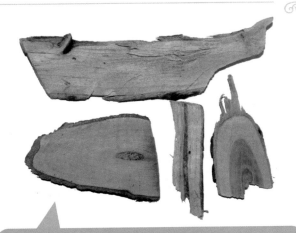

【饮片特征】本品为五加科植物刺五加干燥根和根茎的加工品。呈类圆形或不规则形的厚片，外表皮灰褐色或黑褐色，粗糙，有细纵沟和皱纹。切面黄白色，纤维性，根和根茎有特异香气，味微辛、稍苦、涩。茎气微，味微辛。

皮、茯苓皮各等份。

🍵【养生药膳】

1. 刺五加五味茶 刺五加15g，五味子6g。补肾强志，养心安神。适用于腰膝酸软、神疲乏力、失眠健忘、

注意力难以集中等症。

2. 刺五加明眸茶 刺五加9g，麦冬30g，白芷3g，洋甘菊3大匙，大枣9g，丹参3g，马鞭草2大匙，适量果糖。本品可益气补血，清凉止痒，生津止渴。

绞股蓝

Jiao Gu Lan

【性味归经】

苦、微甘，凉。归肺、脾、肾经。

【功能】

清热，补虚，解毒。

【主治】

主治体虚乏力，虚劳失精，白细胞减少症，高脂血症，病毒性肝炎，慢性胃肠炎，慢性气管炎。

【用法用量】

内服：煎汤，15~30g，研末，3~6g；或泡茶饮。外用：捣烂涂擦。

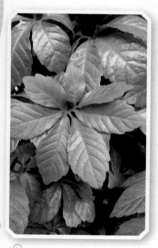

🌼【经典配方】

绞股蓝交藤饮　功能主治：益气安神，养阴清心。用于气虚，心阴不足，心悸失眠，烦热不宁。成分：绞股蓝9g，夜交藤15g，麦冬12g。

⏲【养生药膳】

绞股蓝茶　绞股蓝30g。取绞股蓝加水1000g，煎15分钟，取汁即可。本品可益气养

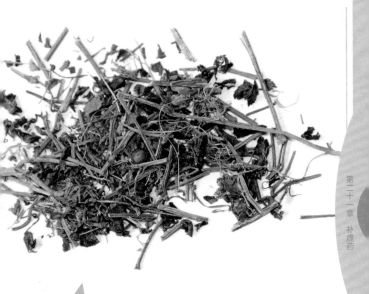

【饮片特征】本品为葫芦科植物绞股蓝干燥全草的加工品。干燥皱缩，茎纤细灰棕色或暗棕色，表面具纵沟纹，被稀疏毛茸，润湿展开后，叶为复叶，小叶膜质，常可见到果实，圆球形。味苦，有草腥气。

血，消瘀散结，扶正抗癌。用于防治癌症、糖尿病，治疗神衰疲劳、高脂血症等。

二、补阳药

鹿茸

Lu Rong

【性味归经】甘、咸，温。归肾、肝经。

【功能】壮肾阳，益精血，强筋骨，调冲任，托疮毒。

【主治】用于肾阳不足，精血亏虚，阳痿滑精，宫冷不孕，羸瘦，神疲，畏寒，眩晕，耳鸣，耳聋，腰脊冷痛，筋骨痿软，崩漏带下，阴疽不敛。

【用法用量】1～2g，研末冲服。

【禁忌】凡阴虚阳亢，血分有热，胃火盛或肺有痰热以及外感热病者均禁服。

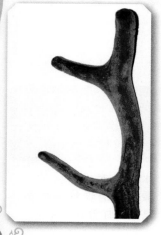

🌸【经典配方】

鹿茸大补丸 功能主治：先天不足，精窍不固，头晕耳鸣。成分：仙茅120g，山茱萸60g，何首乌（制）150g，萆薢60g，麦冬60g，天冬60g，云苓60g，五味子60g，小茴60g，巴戟天60g，锁阳60g，生山药60g，补骨脂（炒）60g，覆盆子（炒）60g，杜仲60g，牛膝60g，

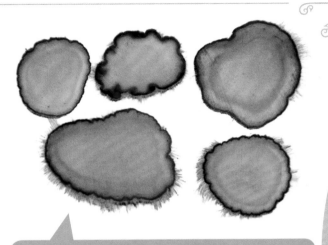

【饮片特征】本品为鹿科动物梅花鹿或马鹿雄鹿未骨化密生茸毛幼角的加工品。为类圆形或椭圆形薄片，中间有蜂窝状细孔，外皮无骨质或略具骨质，周边粗糙，红棕色或棕色，质坚脆。气微腥，味微咸。

柏子仁（去油）60g，远志60g，苁蓉60g，川椒30g，菟丝子60g，巨胜子60g，鹿茸（炙）120g，青盐60g，高丽参180g，当归60g，生地黄60g，熟地黄120g，玉竹（制）120g，枸杞子60g。开水送下。

【养生药膳】

鹿茸蒸蛋　鹿茸0.5g，研细末，鸡蛋2个。本方以鹿茸补肾壮阳、益精血，鸡蛋补血。用于体弱阳虚，精血不足，阳痿，夜尿多，手足欠温，或血压偏低者。

沙苑子

Sha Yuan Zi

【性味归经】

甘，温。归肝、肾经。

【功能】

补肾助阳，固精缩尿，养肝明目。

【主治】

用于肾虚腰痛，遗精早泄，遗尿尿频，白浊带下，眩晕，目暗昏花。

【用法用量】

9～15g。

【禁忌】

相火炽盛、阳强易举者忌用。

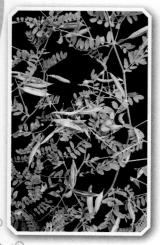

【经典配方】

<u>金锁固精丸</u> 功能主治：肾虚精关不固，梦遗滑泄，目眩耳鸣，腰膝酸痛，四肢无力，烦躁盗汗，失眠多梦，蛋白尿，白带过多，尿失禁，骨折迟缓愈合等症。肝经湿热下注或阴虚火旺而致遗精者，不宜使用。感冒发热勿服。成分：沙苑子（炒）60g，芡实（蒸）60g，莲

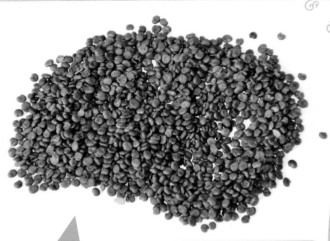

【饮片特征】本品为豆科植物扁茎黄芪的干燥成熟种子。略呈肾形而稍扁。表面光滑，褐绿色或灰褐色。质坚硬，不易破碎。子叶2枚，淡黄色。气微，味淡，嚼之有豆腥味。

须60g，龙骨（煅）30g，牡蛎（煅）30g，莲子120g。空腹用淡盐水或温开水送服，每次9g，1日2次。

【养生药膳】

1. 沙苑菟丝茶　沙苑子、菟丝子各15g。沸水浸泡饮。用于肝肾不足，视物昏花。

2. 沙苑子粥　沙苑子15g，粳米100g，冰糖50g。本药膳为温补固涩之品，凡阳强易举、阴虚火旺及小便不利者忌服。

巴戟天

Ba Ji Tian

【性味归经】

甘、辛，微温。归肾、肝经。

【功能】

补肾阳，强筋骨，祛风湿。

【主治】

用于阳痿遗精，宫冷不孕，月经不调，少腹冷痛，风湿痹痛，筋骨痿软。

【用法用量】

3～9g。

【禁忌】

阴虚火旺者忌用。

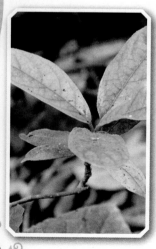

【经典配方】

赞育丹 功能主治：治男子阳痿精衰，虚寒不育。成分：熟地黄（蒸，捣）250g，白术（用冬术）250g，当归、枸杞子各180g，仙茅（酒蒸1日）、杜仲（酒炒）、山茱萸、淫羊藿（羊脂拌炒）、巴戟肉（甘草汤炒）、肉苁蓉（酒洗，去甲）、韭子（炒黄）各120g，蛇床子（微炒）、

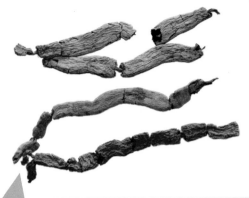

【饮片特征】本品为茜草科植物巴戟天的干燥根。呈扁圆柱形，略弯曲，长短不等，表面灰黄色或暗灰色，有纵纹和横裂纹，木部坚硬，黄棕色或黄白色，气微，味甜而微涩。

附子（制）、肉桂各60g。每服9g，温开水送下。

【养生药膳】

1. 巴戟苁蓉鸡 巴戟天、肉苁蓉各15g，仔鸡1只。以姜、花椒、盐等调味。本方主要以肉苁蓉、巴戟天补肾阳，益精血。用于肾虚阳痿。

2. 巴戟天海参煲 海参30g，白果仁9g，肉馅150g，胡萝卜80g，白菜1棵，盐5g，酱油3g，白胡椒粉少量，醋6g，糖适量，芡粉5g，巴戟天15g。巴戟天为补阳助性的重要药材，专治肾虚阳痿，遗精早泄，腰膝酸软，下肢寒湿。

杜 仲

Du Zhong

【性味归经】

甘，温。归肝、肾经。

【功能】

补肝肾，强筋骨，安胎。

【主治】

用于肝肾不足，腰膝酸痛，筋骨无力，头晕目眩，妊娠漏血，胎动不安。

【用法用量】

6～9g。

【禁忌】

阴虚火旺者慎用。

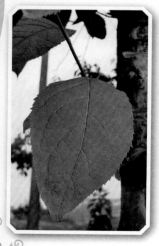

【经典配方】

思仙续断丸　功能主治：此药补五脏内伤，调中益精凉血，坚强筋骨，益智轻身。成分：杜仲150g，五加皮、防风、薏苡仁、羌活、续断、牛膝各90g，萆薢120g，生地黄150g，好酒3L，大青盐90g，木瓜250g。

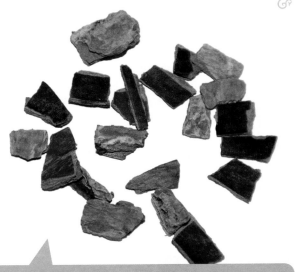

【饮片特征】本品为杜仲科植物杜仲干燥树皮的加工品。呈小方块或丝状，外表面淡棕色或灰褐色，有明显的皱纹。内表面暗紫色，光滑。断面有细密、银白色、富弹性的橡胶丝相连。气微，味稍苦。

【养生药膳】

1. 杜仲煨猪腰 杜仲9g，猪肾1个。用于肾虚腰痛，或肝肾不足，耳鸣眩晕，腰膝酸软。

2. 杜仲爆羊肾 杜仲15g，五味子6g，羊肾2个。用于肾虚腰痛，遗精尿频。

淫羊藿

Yin Yang Huo

【性味归经】

辛、甘，温。归肝、肾经。

【功能】

补肾阳，强筋骨，祛风湿。

【适用】

用于肾阳虚衰，阳痿遗精，筋骨痿软，风湿痹痛，麻木拘挛。

【用法用量】

6～9g。

【禁忌】

阴虚火旺者慎用。

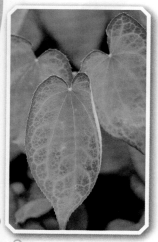

🌿【经典配方】

固牙散　功能主治：主治牙疼。成分：淫羊藿不拘多少。煎汤，漱口。

🥣【养生药膳】

1. 淫羊藿粥　淫羊藿9g，大米50g，白糖适量。适用于肾阳不足所致的阳痿，尿频，腰膝

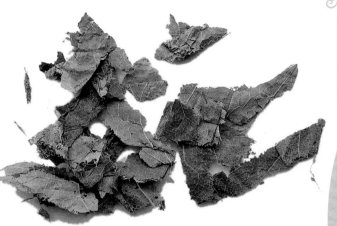

【饮片特征】本品为小檗科植物淫羊藿、朝鲜淫羊藿干燥叶的加工品。呈丝片状，上表面绿色、黄绿色或浅黄色，下表面灰绿色，网脉明显，中脉及细脉凸出，边缘具黄色刺毛状细锯齿，近革质。气微，味微苦。

无力，风温痹痛，肢体麻木。

 2. 淫羊藿酒　淫羊藿60g，白酒500g。本品可益肝肾，强筋骨，适用于阴阳两亏，命门火衰而引起的男子阳痿、女子不孕、四肢不仁等。

续 断

Xu Duan

【性味归经】

苦、辛，微温。归肝、肾经。

【功能】

补肝肾，强筋骨，续折伤，止崩漏。

【适用】

用于肝肾不足，腰膝酸软，风湿痹痛，跌仆损伤，筋伤骨折，崩漏，胎漏。酒续断多用于风湿痹痛，跌仆损伤，筋伤骨折。盐续断多用于腰膝酸软。

【用法用量】

9～15g。

【禁忌】

《本草经集注》："恶雷丸"。

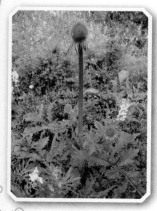

【经典配方】

寿胎丸 功能主治：补肾，安胎，肾虚滑胎，及妊娠下血、胎动不安、胎萎不长者。成分：菟丝子（炒炖）120g，桑寄生60g，川续断60g，阿胶60g。

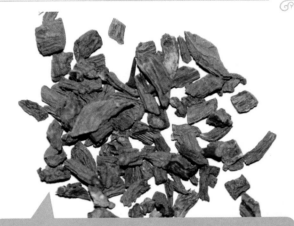

【饮片特征】本品为川续断科植物川续断干燥根的加工品。呈类圆形或椭圆形的厚片，外表皮灰褐色至黄褐色，有纵皱。切面皮部墨绿色或棕褐色，木部灰黄色或黄褐色，可见放射状排列的导管束纹。气微，味苦、微甜而涩。

【养生药膳】

1. 续断猪尾 续断15g，杜仲15g，猪尾1~2条。适用于肾虚腰痛、阳痿、遗精、陈旧性腰部损伤、腰脚痛等症。

2. 续断猪腰 续断15g，猪腰子1只。调料为葱、姜、花椒、酱油、盐、味精、香油。具有通利血脉、利肝肾之功效，可治水肿。

补骨脂

Bu Gu Zhi

【性味归经】

辛、苦，温。归肾、脾经。

【功能】

温肾助阳，纳气平喘，温脾止泻；外用消风祛斑。

【适用】

用于肾阳不足，阳痿遗精，遗尿尿频，腰膝冷痛，肾虚作喘，五更泄泻；外用治白癜风，斑秃。

【用法用量】

6~9g。外用20%~30%酊剂涂患处。

【禁忌】

阴虚火旺及大便燥结者忌用。

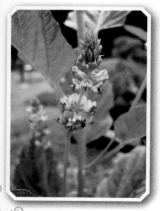

【经典配方】

补骨脂丸 功能主治：主治腰脚疼痛不止。成分：补骨脂（微炒）90g，牛膝（去苗）90g，骨碎补30g，桂心45g，槟榔60g，安息香60g（入胡桃仁，捣烂）。制小水丸每服10丸，空腹温酒送下。

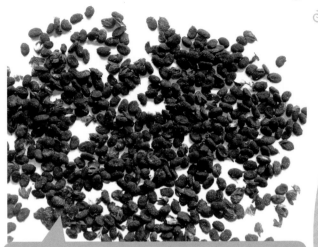

【饮片特征】本品为豆科植物补骨脂的干燥成熟果实。呈肾形，略扁。表面黑色、黑褐色或灰褐色，具细微网状皱纹。种子黄白色，有油性。气香，味辛、微苦。

🥄【养生药膳】

1. 补骨脂瘦肉汤　猪瘦肉60g，补骨脂9g，菟丝子15g，大枣4个。本品可补肾延寿，美发养颜。

2. 补骨脂蒸鸡　净公鸡1只，补骨脂9g，韭菜子25g。葱、姜、酱油、料酒、盐、红糖、芝麻油、清汤适量。此菜可补肾壮阳，固精止泄。

蛤 蚧

Ge
Jie

【性味归经】
咸，平。归肺、肾经。

【功能】
补肺益肾，纳气定喘，助阳益精。

【主治】
用于肺肾不足，虚喘气促，劳嗽咳血，阳痿，遗精。

【用法用量】
3～6g，多入丸、散或酒剂。

【禁忌】
风寒或实热喘咳者忌用。

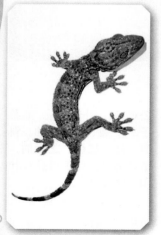

【经典配方】

人参蛤蚧丸 功能主治：主治妇人气血不足，胞宫虚冷，精滑不能受孕，并男子衰滑易遗。成分：人参30g，胡桃（取紫衣者）60g，补骨脂60g，菟丝子60g，芡实60g，龙骨30g，牡蛎30g，益智仁30g，川椒30g，何首乌90g，山茱萸90g，山药90g，鹿鞭（横切）1条，雀脑

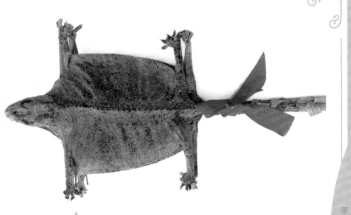

【饮片特征】本品为壁虎科动物蛤蚧除去内脏的干燥体，用时去掉头和足。呈不规则的片状小块。表面灰黑色或银灰色，有棕黄色的斑点及鳞甲脱落的痕迹。切面黄白色或灰黄色。脊椎骨和肋骨突起。气腥，味微咸。

（煮）50个，蛤蚧1对。

🥣【养生药膳】

1. 蛤蚧粥 蛤蚧1只，党参15g，糯米50g，白酒、蜂蜜、蜡各少许。本品可补肾温阳，纳气益肺。适用于肾气亏虚、久

喘不愈、面肢水肿、动则汗出、腰腿冷痛、阳痿等症。

2. 蛤蚧汤 蛤蚧1对，高丽参6g，生姜3片。本品可温肾健脾，适用于慢性支气管炎、哮喘缓解期。

益智 Yi Zhi

【性味归经】

辛，温。归脾、肾经。

【功能】

暖肾固精缩尿，温脾止泻摄唾。

【主治】

用于肾虚遗尿，小便频数，遗精白浊，脾寒泄泻，腹中冷痛，口多唾涎。

【用法用量】

3～9g。

【禁忌】

阴虚火旺或因热而患遗滑崩带者忌用。

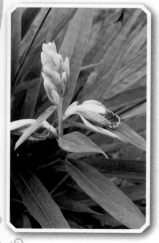

【经典配方】

益智散 功能主治：心气不足，口臭。成分：益智（去壳）、甘草。干咽下，或沸汤点下。

【养生药膳】

益智猪肚汤 猪肚1个，瘦肉400g，芡实、薏苡仁、莲子、补骨脂、益智各15g，大枣10枚，腐竹50g，马蹄（荸荠）10

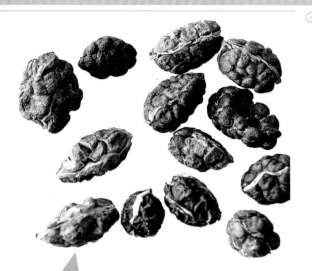

【饮片特征】本品为姜科植物益智的干燥成熟种子。呈椭圆形，两端略尖，表面棕色或灰棕色。果皮薄而稍韧，种子集结成团，呈不规则的扁圆形，表面灰褐色或灰黄色，外被淡棕色膜质的假种皮；质硬，胚乳白色。有特异香气，味辛、微苦。

个，红萝卜（切块）1 条，花菇 10 个，加盐作调味料。健脾胃、益心肾、补虚损，用于治不思饮食、泄泻日久，或心烦口渴、心悸失眠，或胃虚所致的小便频数，夜尿增多，对胃、十二指肠溃疡亦有疗效。本汤品老少皆宜，但感冒发热者慎用。

冬虫
夏草

**Dong
Chong
Xia
Cao**

【性味归经】

甘，平。归肺、肾经。

【功能】

补肾益肺，止血化痰。

【主治】

用于肾虚精亏，阳痿遗精，腰膝酸痛，久咳虚喘，劳嗽咯血。

【用法用量】

3～9g。

【禁忌】

有表邪者忌用。

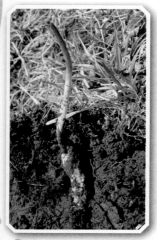

🌿【经典配方】

冬虫夏草酒 功能主治：补气血，生发。主圆形脱发，脂溢性脱发，神经性脱发。成分：冬虫夏草60g，白酒240g。

🥄【养生药膳】

冬虫夏草炖鸡汤 冬虫夏草6g，鸡肉200g，枸杞子15g，大枣

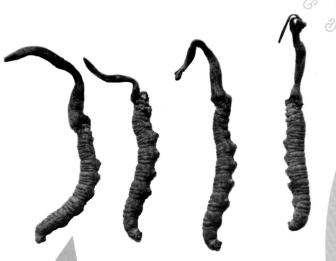

【饮片特征】本品由虫体与从虫头部长出的真菌子座相连而成。虫体似蚕，长3～5cm，直径0.3～0.8cm；表面深黄色至黄棕色，近头部的环纹较细；质脆，易折断，断面略平坦，淡黄白色。子座细长呈圆柱形，长4～7cm，直径约0.3cm；表面深棕色至棕褐色，有细纵皱纹，上部稍膨大；质柔韧，断面类白色。气微腥，味微苦。

20枚（糖尿病患者禁用），怀山药15g。佐餐食用，分3次服下。补虚损，益五脏。适用于身体虚弱或虚劳引起的虚证。

肉苁蓉

Rou Cong Rong

【性味归经】

甘、咸，温。归肾、大肠经。

【功能】

补肾阳，益精血，润肠通便。

【主治】

用于肾阳不足，精血亏虚，阳痿不孕，腰膝酸软，筋骨无力，肠燥便秘。

【用法用量】

6～9g。

【禁忌】

阴虚火旺及大便泄泻者禁用。肠胃实热之大便秘结者慎用。

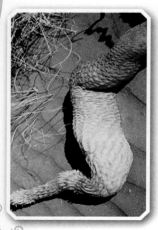

🌺【经典配方】

肉苁蓉丸　功能主治：主治男子五劳七伤，阳痿不起，积有十年痒湿，小便淋沥，溺时赤时黄。成分：肉苁蓉、菟丝子、蛇床子、五味子、远志、续断、杜仲各1.2g。

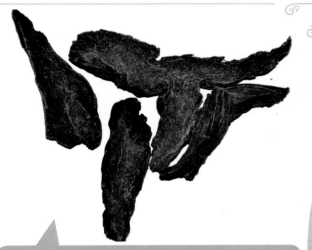

【饮片特征】本品为列当科植物肉苁蓉或管花肉苁蓉干燥带鳞叶的肉质茎的加工品。呈不规则形的厚片，表面棕褐色或灰棕色。有的可见肉质鳞叶，切面有淡棕色或棕黄色点状维管束，排列成波状环纹。气微，味甜、微苦。

🍵【养生药膳】

1. 肉苁蓉粥 肉苁蓉9g，鹿角胶5g，羊肉100g，粳米150g。治五劳七伤，久积虚冷，阳痿。

2. 苁蓉麻子仁膏 肉苁蓉9g，火麻仁15g，沉香3g。用于津枯肠燥，便秘腹胀。

紫河车

Zi He Che

【性味归经】

甘、咸，温。归肺、肝、肾经。

【功能】

温肾补精，益气养血。

【主治】

用于虚劳羸瘦，阳痿遗精，不孕少乳，久咳虚喘，骨蒸劳嗽，面色萎黄，食少气短。

【用法用量】

1～3g，研末吞服。

【禁忌】

凡有表邪及实证者禁服，脾虚湿困纳呆者慎服。

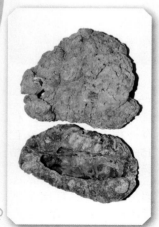

【经典配方】

紫河车丸 功能主治：妇女虚寒不孕，脉软弱者。成分：紫河车1具（白酒洗，银针挑净紫筋），大熟地240g，当归身120g，白芍（酒炒）60g，冬白术（制）120g，怀山药（炒）120g，金香附（酒炒）60g，人参120g，紫石英（醋煅）120g，甘枸

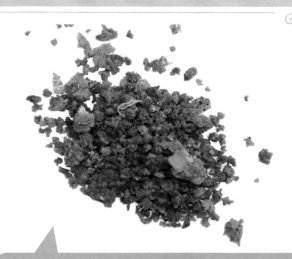

【饮片特征】本品为健康人干燥胎盘的加工品。呈圆形或碟状椭圆形，厚薄不一。黄色或黄棕色，一面凹凸不平，另一面较平滑，常附有残余的脐带，其四周有细血管。质硬脆，有腥气。

杞120g，蕲艾叶（醋炒）60g，川芎60g。每服9g，温酒送下。

🍲 【养生药膳】

1. 河车苁蓉饮　胎盘粉3g，肉苁蓉、菟丝子、淫羊藿、当归各10g，枸杞子15g。用于肾阳虚，肾精不足，婚后久不受孕。

2. 河车肉丸　胎盘1具，猪肉250g，党参、黄芪各30g。用于气血虚弱，经闭。亦可用于产后体虚，乳汁不足。

菟丝子

Tu Si Zi

【性味归经】辛、甘，平。归肝、肾、脾经。

【功能】补益肝肾，固精缩尿，安胎，明目，止泻；外用消风祛斑。

【主治】用于肝肾不足，腰膝酸软，阳痿遗精，遗尿尿频。肾虚胎漏，胎动不安，目昏耳鸣，脾肾虚泻；外治白癜风。

【用法用量】6～12g。外用适量。

【禁忌】孕妇、血崩、阳强、便结、阴虚火动者均禁用。

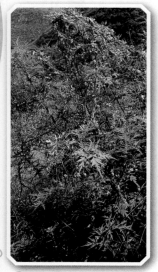

【经典配方】

菟丝子丸　功能主治：肾肝虚，目昏暗，不能远视。成分：菟丝子（酒浸1宿，另捣末）、白茯苓（去黑皮）、山芋、人参、防风（去叉）、车前子、熟干地黄（焙）、黄芪（锉）、石决明各30g。制小水丸，每服20丸，空腹温酒送下，临卧再服。

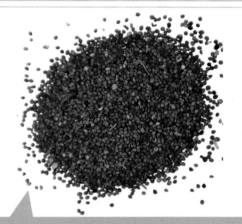

【饮片特征】本品为旋花科植物菟丝子的干燥成熟种子。呈类球形，直径1～2mm。表面灰棕色至棕褐色，粗糙，种脐线形或扁圆形。质坚实，不易以指甲压碎。气微，味淡。

【养生药膳】

1. 菟丝子粥　菟丝子12g，鲜青果100g，粳米100g，白糖适量。本品可补肾益精，养肝明目。适宜于肝肾不足所致的腰酸膝软、四肢无力、阳痿、遗精、早泄、小便频数、尿有余沥等症。

2. 菟丝子煲鹌鹑蛋　菟丝子9g，大枣、枸杞各12g，熟鹌鹑蛋400g，黄酒、盐适量。具有补肾益精、养肝明目的功效。

胡芦巴

Hu
Lu
Ba

【性味归经】
苦，温。归肝、肾经。

【功能】
温补肾阳，祛寒逐湿。

【主治】
用于寒疝，腹胁胀满，寒湿脚气，肾虚腰痛，阳痿遗精，腹泻。

【用法用量】
内服：煎汤，3～9g；或入丸、散。

【禁忌】
阴虚火旺或有湿热者慎服。

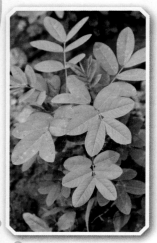

🌺【经典配方】
胡芦巴散　功能主治：治小肠气攻刺痛。成分：胡芦巴（炒）9g。

🍵【养生药膳】
胡芦巴归艾羊肉汤　胡芦巴9g，当归3g，艾叶5g，三七片3g，羊肉150g。本品可温经散寒，化瘀止痛。对于盆腔结缔组织炎、子宫内膜炎、盆腔淤血综合

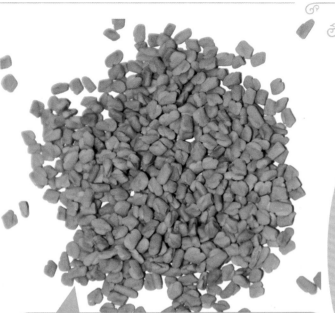

【饮片特征】本品为豆科植物胡芦巴干燥成熟种子。略呈菱形，一端略尖，表面淡黄棕色至淡棕色，种脐点状，质坚硬，不易破碎。纵切后可见种皮，质薄，胚乳半透明，淡黄色，胚根粗长，弯曲。气微，味微苦。

征、子宫内膜异位症见有上证属寒湿凝滞者可用本食谱调理。若腹痛拒按，有灼热感，舌红苔黄腻，脉数，属湿热下注者不可用本方。

核桃仁

He Tao Ren

【性味归经】

甘，温。归肾、肺、大肠经。

【功能】

补肾，温肺，润肠。

【主治】

用于肾阳不足，腰膝酸软，阳痿遗精，虚寒喘嗽，肠燥便秘。

【用法用量】

6～9g。

【禁忌】

糖尿病患者忌多用。

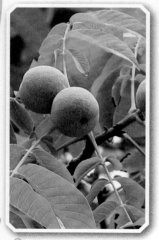

【经典配方】

耳桃煎 功能主治：用于妇女经闭。成分：木耳（水泡去蒂，晒干，炒为细末）6g，核桃仁（去皮，捣为泥）6g。黄酒煎服。过半炷香，浑身汗出，是其验也。

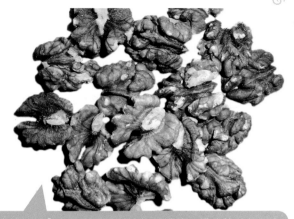

【饮片特征】本品为胡桃科植物胡桃的干燥成熟种仁。多破碎，为不规则的块状，有皱曲的沟槽，大小不一。种皮淡黄色或黄褐色，膜状，维管束脉纹深棕色。子叶类白色。质脆，富油性。气微，味甘；种皮味涩、微苦。

【养生药膳】

北方腊八粥　核桃15g，大枣（去核）20枚，莲子30g，花生30g，葡萄干15g，桂圆15g，糯米50g，红豆30g。此粥可健脾益肾，气血双补，填髓宁神。多用于冬令日常保健，妇女常食尤佳，亦可用于脾肾亏虚，精血不足所致的神疲乏力，面白无华，毛发干枯，短气少息，肢体困重，食欲不振，腰膝酸软，便溏遗精等。建议每日1剂，分次于空腹时食用，可常服。

仙 茅

Xian Mao

【性味归经】

辛，热；有毒。归肾、肝、脾经。

【功能】

补肾阳，强筋骨，祛寒湿。

【主治】

用于阳痿精冷，筋骨痿软，腰膝冷痛，阳虚冷泻。

【用法用量】

3～9g。

【禁忌】

凡阴虚火旺者、有出血者、某些性功能障碍者忌用。

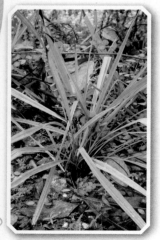

【经典配方】

仙茅大益丸 功能主治：主治失溺，无子，心腹冷气，不能食，腰脚冷痹，不能行。相火盛者忌服；制丸时忌铁；禁食牛乳、牛肉。成分：仙茅（竹刀去皮，切，糯米泔浸，去赤汁出毒用）。阴干蜜丸。酒服。

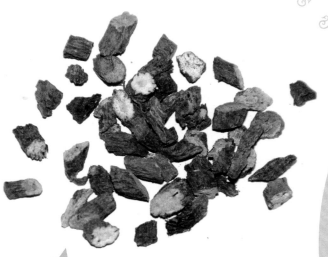

【饮片特征】本品为石蒜科植物仙茅干燥根茎的加工品。呈类圆形或不规则形的厚片或段，外表皮棕色至褐色，粗糙。切面灰白色至棕褐色，有多数棕色小点，中间有深色环纹。气微香，味微苦、辛。

【养生药膳】

1. 仙茅虾 仙茅9g，大虾250g，生姜2片，盐少许。主治肾虚阳痿，精神不振，腰膝酸软等。

2. 仙茅炖瘦肉 仙茅15g，瘦猪肉200g。适宜于肾虚精液异常者。

锁 阳

Suo Yang

【性味归经】

甘，温。归肝、肾、大肠经。

【功能】

补肾阳，益精血，润肠通便。

【主治】

用于肾阳不足，精血亏虚，腰膝痿软，阳痿滑精，肠燥便秘。

【用法用量】

5～10g。

【禁忌】

阴虚火旺、脾虚泄泻及实热便秘者均禁服。

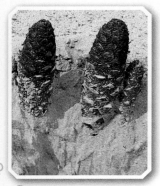

【经典配方】

锁阳丸 功能主治：主治滑精，遗尿。成分：锁阳120g，龙骨90g，牡蛎90g，芡实75g，桑螵蛸75g，熟地黄180g，山萸肉120g，山药60g，茯苓90g，泽泻60g，牡丹皮60g，莲须90g，酸枣仁

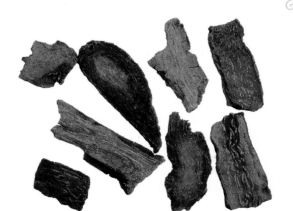

【饮片特征】本品为锁阳科植物锁阳干燥肉质茎的加工品。呈不规则形或类圆形的片，外表皮棕色或棕褐色，粗糙。具明显纵沟及不规则凹陷。切面浅棕色或棕褐色，散在黄色三角状维管束。气微，味甘而涩。

90g，远志90g，柏子仁60g。

🕐【养生药膳】

　　1. 锁阳胡桃粥　锁阳、胡桃仁各9g，粳米100g。用于肾虚阳痿，腰膝酸软，肠燥便秘。

　　2. 锁阳粥　锁阳10g，大米适量。本品可壮阳固精，养血强筋适用于遗精、大便燥结。

韭菜籽

Jiu Cai Zi

【性味归经】

辛、甘，温。归肝、肾经。

【功能】

补益肝肾，壮阳固精。

【主治】

肾虚阳痿，腰膝酸软，遗精，尿频，尿浊，带下清稀，顽固性呃逆。

【用法用量】

内服：煎汤，6~12g；或入丸、散。

【禁忌】

阴虚火旺者禁服。

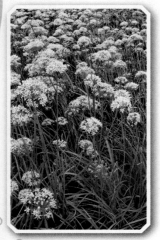

【经典配方】

三子散 功能主治：主治积痰宿滞。成分：紫苏子（微焙）、白芥子（微焙）、韭菜籽（微焙）各30g。

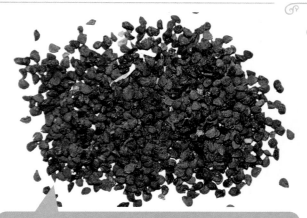

【饮片特征】本品为百合科植物韭的干燥成熟种子。呈半圆形或半卵圆形，略扁，表面黑色，一面凸起，粗糙，有细密的网状皱纹，另一面微凹，皱纹不甚显。顶端钝，基部稍尖，有点状突起的种脐。纵切面可见种皮菲薄，胚乳灰白色，胚白色。

【养生药膳】

1. 韭菜粥　韭菜籽12g，粳米100g。适用于肾阳亏虚型阳痿。

2. 韭菜饼　韭菜籽10g，面粉60g，盐少许。本品有温肾止遗的功效，适用于肾阳虚小儿遗尿。

阳起石

Yang Qi Shi

【性味归经】

咸，温。归肾经。

【功能】

温肾壮阳。

【主治】

肾阳虚衰，腰膝冷痹，男子阳痿遗精，寒疝腹痛，女子宫冷不孕，崩漏，癥瘕。

【用法用量】

内服：煎汤，3~6g；或入丸、散；外用：适量，研末调敷。

【禁忌】

阴虚火旺者禁服，不宜久服。

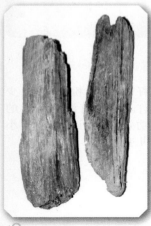

【经典配方】

    阳起石丸 功能主治：治男子阴阳衰微，阳痿早泄，遗精滑精，胸中短气，盗汗自汗；及阴部冷痛瘙痒，或生疮出黄脓水。成分：远志（洗，取肉）15g，阳起石（煅）、沉香（不见火）、北五味、嫩鹿茸、酸枣仁（去皮）、桑螵蛸（微炒）、白龙骨、白茯

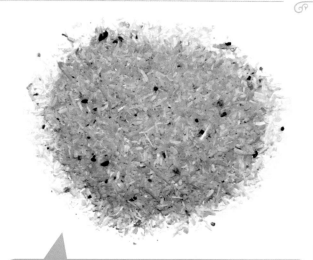

【饮片特征】本品为硅酸盐类角闪石族矿物透闪石及其异种透闪石石棉的加工品。长柱状、针状、纤维状集合体，大小不一。白色、浅灰白色或淡绿白色，具丝绢样光泽。体较重，质较硬脆，有的略疏松。气无，味淡。

苓、钟乳粉各30g，天雄（姜汁制，去脐）30g，菟丝子60g。制水丸，每服40丸，炒茴香、白茯苓煎汤吞下。每服40丸，炒茴香、白茯苓煎汤吞下。

【养生药膳】

阳起石粥　阳起石6g，大米50g，白糖适量。适用于肾阳不足所致的肾虚阳痿，遗精，女子宫冷不孕，腰膝冷痛等。

海狗肾

Hai Gou Shen

【性味归经】咸，热。归肝、肾经。

【功能】温肾壮阳，填精补髓。

【主治】用于阳虚祛寒，阳痿遗精，早泄，腰膝痿软，心腹疼痛。

【用法用量】内服：煎汤，3~9g；或研末；或浸酒。

【禁忌】

1.《本草经疏》："阴虚火炽及骨蒸劳嗽等候，咸在所忌。"

2.《本草求真》："脾胃挟有寒湿者，亦忌。"

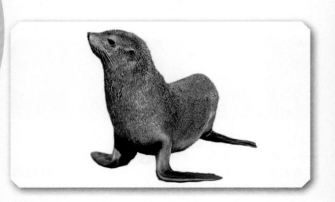

【经典配方】 壮阳丹 功能主治：壮阳补肾。成分：山药、杜仲各30g，韭菜 仙茅、蛇床子、五味子、白茯苓、肉苁蓉、

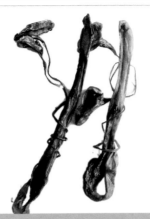

【饮片特征】本品为海狮科动物海狗和海豹科动物斑海豹、点斑海豹阴茎和睾丸加工品。呈类圆形或不规则的厚片，半透明，黄色或黄棕色，杂有褐色斑块，中间有裂隙，质坚韧。气腥，味微咸。

籽、补骨脂、巴戟天、熟地黄、山茱萸、菟丝子各60g，海狗肾1枚，紫梢花30g。制成小水丸，每服100丸，空腹以盐汤送下。

🕕【养生药膳】

1. 海狗肾炖鸡汤 嫩母鸡1只（750g），海狗肾45g，怀山药、杞子各2.4g，杜仲、巴戟天各1.5g，白酒一汤匙。本品可大补元阳。主治男子诸虚百损。

2. 海狗肾粥 海狗肾15g，粳米60g。可温肾助阳，治疗命门火衰之阳痿不举、精冷无子等。

海 马

Hai Ma

【性味归经】

甘、咸，温。归肝、肾经。

【功能】

温肾壮阳，散结消肿。

【主治】

用于阳痿，遗尿，肾虚作喘，癥瘕积聚，跌仆损伤；外治痈肿疔疮。

【用法用量】

3~9g。外用适量，研末敷患处。

【禁忌】

孕妇及阴虚阳亢者禁服。

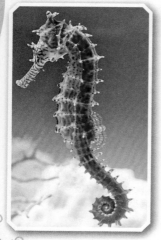

【经典配方】

复肾散　功能主治：主治肾功能不全（阴阳俱虚）。浮肿尿少，腹胀，恶心呕吐，纳呆，呼吸气短，不能平卧，口干不欲饮，腰酸膝冷，四肢欠温，颜面青白，口唇淡，舌体肥大，质嫩红，少苔，脉沉弦而数，证属阴阳两虚者。成分：广狗肾2具，海马50g，鹿肾1

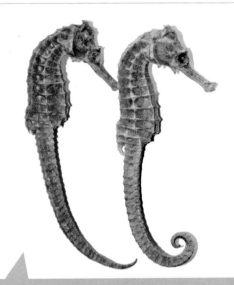

【饮片特征】本品为海龙科动物线纹海马、刺海马等干燥全体。呈扁长形而弯曲，体长约30cm。表面黄白色。躯干部七棱形，尾部四棱形，渐细卷曲，体上有瓦楞形的节纹并具短棘。体轻，骨质，坚硬。气微腥，味微咸。

对，土茯苓200g，淡菜100g，鹿角菜50g，鲍鱼50g，头发菜50g，砂仁50g，杜仲炭50g，枸杞子100g，冬虫夏草50g，酒生地黄50g。

🍲【养生药膳】

海马苁蓉鸡 海马1对，肉苁蓉9g，菟丝子15g，仔公鸡1只。适用于肾虚阳痿、精少，或肝肾虚亏，不孕。

哈蟆油

Ha Ma You

【性味归经】

甘、咸，平。归肺、肾经。

【功能】

补肾益精，养阴润肺。

【主治】

用于病后体弱，神疲乏力，心悸失眠，盗汗，痨嗽咳血。

【用法用量】

3～15g，用水浸泡，炖服，或作丸剂服。

【禁忌】

孕妇及阴虚火旺者忌用。

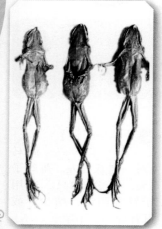

【经典配方】

哈蟆油颗粒　功能主治：适用于易疲劳及免疫力低下者。成分：哈蟆油。

【养生药膳】

荷花哈蟆油　干哈蟆油15g，西红柿1000g，青梅丁5g，冰糖250g，水150g。本品可补肾益精，润肺养阴。适用于产后虚弱、肺痨咳嗽、盗汗等症。

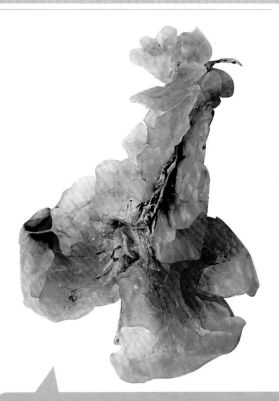

【饮片特征】本品为蛙科动物中国林蛙雌蛙干燥输卵管的加工品。经采制干燥而得。本品呈不规则块状，弯曲而重叠。表面黄白色，呈脂肪样光泽，偶有带灰白色薄膜状干皮。摸之有滑腻感，在温水中浸泡体积可膨胀。气腥，味微甜，嚼之有黏滑感。

当 归

Dang Gui

【性味归经】甘、辛,温。归肝、心、脾经。

【功能】补血活血,调经止痛,润肠通便。

【主治】用于血虚萎黄,眩晕心悸,月经不调,经闭痛经,虚寒腹痛,风湿痹痛,跌仆损伤,痈疽疮疡,肠燥便秘。

【用法用量】6~12g。

【禁忌】湿热中阻、肺热痰火、阴虚阳亢、大便溏泄者忌用。

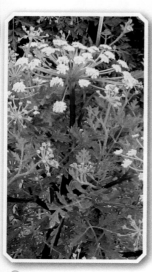

🌸【经典配方】

<u>当归散</u> 功能主治:治产后败血不散,儿枕块硬,疼痛发歇,新产乘虚,风寒内搏,恶露不快,脐腹坚胀。成分:红花、鬼箭羽(去中心木)、当归(炒)各30g。

🍵【养生药膳】

1. 红蟹当归补血汤 红蟹2只(约750g),当归10g,黄芪50g,枸杞子50g,杜仲50g,黑枣

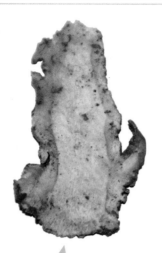
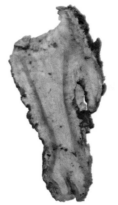

【饮片特征】本品为伞形科植物当归干燥根的加工品。呈类圆形、椭圆形或不规则薄片，外表皮黄棕色至棕褐色，切面黄白色或淡棕黄色，平坦，有裂隙，并有多数棕色的油点，香气浓郁，味甘、辛、微苦。

100g，米酒250g，清水适量。适用于气血不足之少气懒言、面色无华、倦怠乏力等症。

2. 归芪防风瘦肉汤 猪瘦肉150g，黄芪、生姜各20g，当归、防风各3g，大枣4颗，盐适量。佐餐食用。适用于气血两虚、感受风寒之上呼吸道感染者。

制何首乌

Zhi He Shou Wu

【性味归经】苦、甘、涩，微温。归肝、心、肾经。

【功能】补肝肾，益精血，乌须发，强筋骨，化浊降脂。

【主治】用于血虚萎黄，眩晕耳鸣，须发早白，腰膝酸软，肢体麻木，崩漏带下，高脂血症。

【用法用量】6～12g。

【禁忌】大便溏泄及痰湿壅盛者不宜用。妇女胎前产后、月经期、哺乳期，均当慎用或忌用。

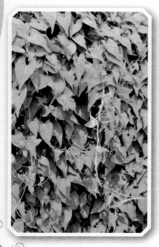

🌿【经典配方】

加味益气养血救脱汤 功能主治：营养不良性干瘦病，属脾气久亏、气血虚极、元阳欲脱者。成分：酸枣仁（炒）12g，制何首乌3g，玉竹9g，熟附子1.5g，生菟丝子9g，炙黄芪12g，炒白术15g，当归身3g，丹参12g，柏子仁12g，砂仁9g，益智9g，覆盆子12g，鸡血藤9g，竹茹

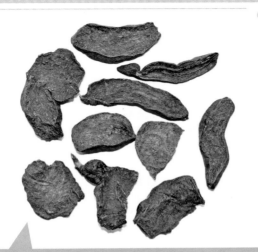

【饮片特征】本品为蓼科植物何首乌干燥块根的炮制品。呈不规则皱缩状的块片，厚约1cm。表面凹凸不平。质坚硬，断面角质样，棕褐色或黑色。气微，味微甘而苦涩。

6g，红花6g。

【养生药膳】

1. 何首乌粥　制何首乌3g，大米100g，大枣5枚，白糖少许。本品可益气养血，滋补肝肾。

2. 何首乌煮鸡蛋　制何首乌3g，鸡蛋2个，葱、生姜、食盐、料酒、味精、猪油各适量。本品可补肝肾，益精血，抗早衰。适用于血虚体弱、头晕眼花、须发早白、未老先衰、遗精、脱发以及血虚便秘等症，最适于虚不受补的患者。

熟地黄

Shu
Di
Huang

【性味归经】

甘，微温。归肝、肾经。

【功能】

补血滋阴，益精填髓。

【主治】

用于血虚萎黄，心悸怔忡，月经不调，崩漏下血，肝肾阴虚，腰膝酸软，骨蒸潮热，盗汗遗精，内热消渴，眩晕，耳鸣，须发早白。

【用法用量】

9~15g。

【禁忌】

脾胃虚寒（虚弱）、大便溏薄、胸闷食少、气滞痰多者忌用。

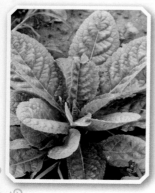

🌿【经典配方】

<u>玉女煎</u> 功能主治：治水亏火盛，六脉浮洪滑大，少阴不足，阳明有余，烦热干渴，头痛牙疼失血等症。成分：生石膏15g，熟地黄25g，麦冬9g，知母、牛膝各7.5g。

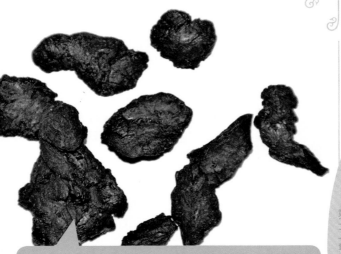

【饮片特征】本品为生地黄的炮制加工品。呈不规则的块片、碎块，大小、厚薄不一。表面乌黑色，有光泽，黏性大。质柔软而带韧性，不易折断，断面乌黑色，有光泽。气微，味甜。

【养生药膳】

1. 熟地当归羊肉汤 羊肉（瘦）700g，熟地黄30g，当归3g，黄芪15g，大枣10g，姜10g，白砂糖3g，盐2g，鸡精2g，味精1g。本品具有气血双补和壮腰健肾的功效。

2. 熟地黄炖乌鸡汤 熟地黄25g，乌鸡1只，猪瘦肉100g，生姜3片。本品具有补髓养血、滋补肝肾的功效。

阿 胶

E Jiao

【性味归经】

甘，平。归肺、肝、肾经。

【功能】

补血滋阴，润燥，止血。

【主治】

用于血虚萎黄，眩晕心悸，肌痿无力，心烦不眠，虚风内动，肺燥咳嗽，劳嗽咯血，吐血尿血，便血崩漏，妊娠胎漏。

【用法用量】

3～9g，烊化兑服。

【禁忌】

脾胃虚弱、消化不良者不宜用。

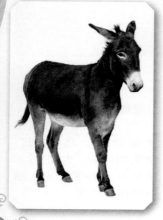

🌸【经典配方】

黄连阿胶汤 功能主治：主治少阴病，心中烦，不得卧；邪火内攻，热伤阴血，下利脓血。成分：黄连3g，黄芩6g，白芍6g，鸡子黄2枚，阿胶9g。

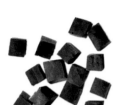

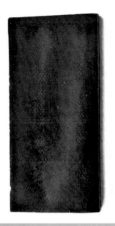

【饮片特征】本品为马科动物驴的皮，经漂泡去毛后熬制而成的胶块。呈长方形块、方形块或丁状。棕色至黑褐色，有光泽。质硬而脆，断面光亮，碎片对光照视呈棕色半透明状。气微，味微甘。

【养生药膳】

1. 阿胶羹　阿胶250g，黄酒250g，冰糖200g，黑芝麻、核桃仁各250g。本品可安神，和胃，补脾胃。

2. 阿胶膏　阿胶3g，冰糖20g。本品可补气养血，滋阴润肺，美容养颜，改善睡眠，调经安胎，消除女性各种周期不适。

白 芍

Bai Shao

【性味归经】

苦、酸，微寒。归肝、脾经。

【功能】

养血调经，敛阴止汗，柔肝止痛，平抑肝阳。

【主治】

用于血虚萎黄，月经不调，自汗，盗汗，胁痛，腹痛，四肢挛痛，头痛眩晕。

【用法用量】

6～15g。

【禁忌】

不宜与藜芦同用。

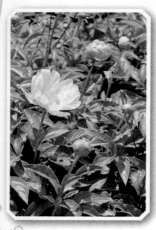

【经典配方】

<u>归芍药散</u> 功能主治：疏肝健脾，活血化瘀，健脾利湿。成分：当归9g，白芍30g，茯苓12g，白术12g，泽泻15g，川芎9g。

【养生药膳】

1. <u>当归白芍蒸乳鸽</u> 乳鸽2只，当归3g，

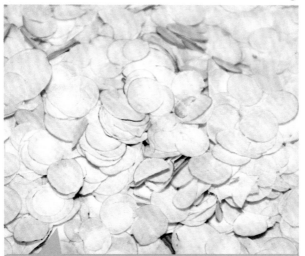

【饮片特征】本品为毛茛科植物芍药栽培品的干燥根。呈类圆形的薄片。表面淡棕红色或类白色，平滑。切面类白色或微带棕红色，形成层环明显，可见稍隆起的筋脉纹呈放射状排列。气微，味微苦、酸。

白芍12g，黑木耳30g，调料适量。可作为治疗慢性肝病、肝硬化患者肝血不足、肝肾阴虚型的辅助药膳，也可作为治疗妇女月经不调的常用药膳。

2. 天麻白芍煲生蚝 天麻9g，白芍9g，生蚝肉300g，西芹50g，生姜4片。本品可滋阴益血，养肝补肾，祛风止颤，安神平肝潜阳。

龙眼肉

Long Yan Rou

【性味归经】

甘，温。归心、脾经。

【功能】

补益心脾，养血安神。

【主治】

用于气血不足，心悸怔忡，健忘失眠，血虚萎黄。

【用法用量】

9~15g。

【禁忌】

脾胃有痰火及湿滞停饮、消化不良、恶心呕吐者忌用。孕妇，尤其妊娠早期，则不宜用龙眼肉，以防胎动及早产等。

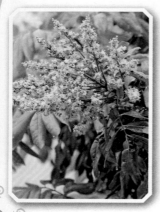

🌿【经典配方】

仙茅酒　功能主治：主治男子虚损，阳痿不举。成分：仙茅（米泔浸去赤水，晒干）、淫羊藿（洗净）、五加皮各120g，龙眼肉（去核）100枚。

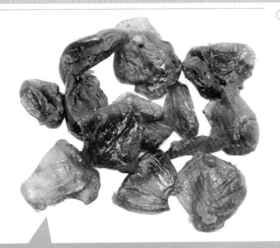

【饮片特征】本品为无患子科植物龙眼干燥假种皮的加工品。纵向破裂的不规则薄片，或呈囊状，棕黄色至棕褐色，半透明。外表面皱缩不平，内表面光亮而有细纵皱纹。气微香，味甜。

【养生药膳】

1. 龙眼煲黑鱼　龙眼肉6g，大枣6枚，黑鱼1尾，猪瘦肉120g，姜10g，葱15g，盐少许，料酒20g。本品可益智安神，利水消肿。

2. 海参龙眼粥　龙眼肉15g，海参30g，大米100g，冰糖30g。本品具有滋补肝肾、补益气血的功效。

楮实子

Chu Shi Zi

【性味归经】

甘，寒。归肝、肾经。

【功能】

补肾清肝，明目，利尿。

【主治】

用于肝肾不足，腰膝酸软，虚劳骨蒸，头晕目昏，目生翳膜，水肿胀满。

【用法用量】

6~12g。

【禁忌】

脾胃气弱，精滑及热病律伤者忌用。孕妇慎用。

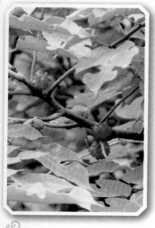

【经典配方】

楮实丸　功能主治：明目益力，轻身补暖。成分：楮实子（水淘去浮者，微炒，捣如泥）300g，桂心120g，牛膝150g，干姜（炮裂，锉）90g。

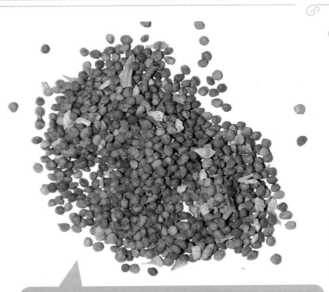

【饮片特征】本品为桑科植物构树的干燥成熟种子。略呈球形或卵圆形，稍扁。表面红棕色，有网状皱纹或颗粒状突起，一侧有棱，一侧有凹沟。质硬而脆，易压碎。胚乳类白色，富油性。气微，味淡。

🍵【养生药膳】

1. 楮实子丁香粥 楮实子10g，粳米60g，丁香5~6粒。用于阳痿等。

2. 楮实酒 楮实50g，白酒500ml，冰糖15g。脾胃虚寒者忌服。

四、补阴药

北沙参

Bei
Sha
Sheng

【性味归经】

甘、微苦，微寒。归肺、胃经。

【功能】

养阴清肺，益胃生津。

【主治】

用于肺热燥咳，劳嗽痰血，胃阴不足，热病津伤，咽干口渴。

【用法用量】

5~12g。

【禁忌】

不宜与藜芦同用。

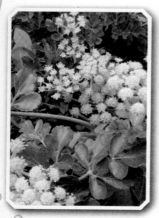

【经典配方】

生麦益阴煎 功能主治：主治虚火，口舌牙根破烂。成分：生地黄炭、麦冬炭、北沙参、玄参炭、龟甲、人中黄、熟石膏、黑料豆。

【养生药膳】

1. 杏仁北沙参雪梨汤 大杏仁15g，北沙

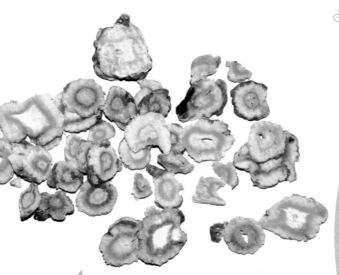

【饮片特征】本品为伞形科植物珊瑚菜干燥根的加工品。呈细长圆柱形，表面淡黄白色，略粗糙，偶有残存外皮，不去外皮的表面黄棕色。切片质脆，易折断，断面皮部浅黄白色，木部黄色。气特异，味微甜。

参15g，雪梨500g，冰糖60g，水适量。本品可滋养脾胃，润泽肌肤。

2. 二参红枣饮　党

参9g，北沙参9g，大枣9g。本品具有益胃生津、补气补血的功效。

黄 精

Huang Jing

【性味归经】

甘，平。归脾、肺、肾经。

【功能】

补气养阴，健脾，润肺，益肾。

【主治】

用于脾胃气虚，体倦乏力，胃阴不足，口干食少，肺虚燥咳，劳嗽咳血，精血不足，腰膝酸软，须发早白，内热消渴。

【用法用量】

9～15g。

【禁忌】

中寒泄泻、痰湿痞满气滞者忌用。

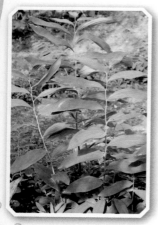

【经典配方】

　　黄精丸　功能主治：补气养阴，延年益寿。成分：黄精（净洗，蒸令烂熟）300g，白蜜900g，天冬（去心，蒸令烂熟）900g。

【养生药膳】

　　1. 黄精煨猪肘　黄精、党参各9g，大枣5g，

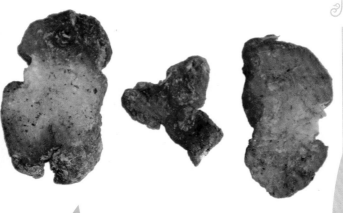

【饮片特征】本品为百合科植物黄精、滇黄精或多花黄精干燥根茎的加工品。呈不规则的厚片，外表皮淡黄色至黄棕色。切面略呈角质样，淡黄色至黄棕色，可见多数淡黄色筋脉小点，质稍硬而韧。气微，味甜，嚼之有黏性。

猪肘750g，生姜15g。本品可补脾润肺。适用于脾胃虚弱、饮食不振、肺虚咳嗽、病后体虚者。

　　2. 党参黄精猪肚　党参、黄精各15g，山药30g，陈皮15g，糯米150g，猪胃1具。本品可补气养阴，健脾润肺。适用于脾胃虚弱、少食便溏、消瘦乏力者。

南沙参

Nan Sha Shen

【性味归经】

甘，微寒。归肺、胃经。

【功能】

养阴清肺，益胃生津，化痰益气。

【主治】

用于肺热燥咳，阴虚劳嗽，干咳痰黏，胃阴不足，食少呕吐，气阴不足，烦热口干。

【用法用量】

9～15g。

【禁忌】

不宜与藜芦同用。

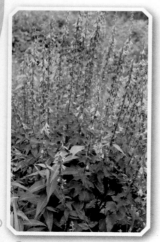

🌿【经典配方】

沙参黄芩汤　功能主治：养阴清热，凉血止血。成分：南沙参15g，黄芩9g，麦冬9g，茜草炭15g，槐花炭15g。

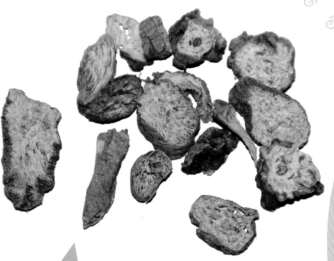

【饮片特征】本品为桔梗科植物轮叶沙参或沙参干燥根的加工品。呈圆形、类圆形或不规则形厚片。外表皮黄白色或淡棕黄色，切面黄白色，有不规则裂隙。气微，味微甘。

🍵【养生药膳】

　　沙参粥　南沙参9g，大米100g，白糖适量。每天1剂，具有清养肺阴、养胃生津的功效。

枸杞子
Gou Qi Zi

【性味归经】

甘，平。归肝、肾经。

【功能】

滋补肝肾，益精明目。

【主治】

用于虚劳精亏，腰膝酸痛，眩晕耳鸣，阳痿遗精，内热消渴，血虚萎黄，目昏不明。

【用法用量】

6～12g。

【禁忌】

外邪实热、脾虚有湿及泄泻者忌用。

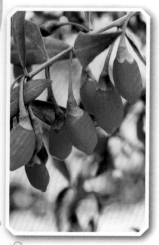

🌸【经典配方】

枸杞子酒 功能主治：专治补虚，长肌肉，益颜色，肥健人，能去劳热。成分：枸杞子500g，泡酒500ml。

⏳【养生药膳】

1. 杞圆膏 枸杞子、龙眼肉各等份。用于肝肾不足、血不养心、腰膝酸软、头昏耳鸣、心悸

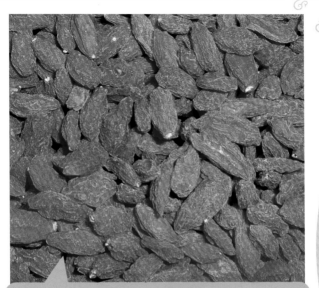

【饮片特征】本品为茄科植物宁夏枸杞的干燥成熟果实。呈类纺锤形或椭圆形，表面红色或暗红色，顶端有小突起状的花柱痕，基部有白色的果梗痕。果皮柔韧，皱缩；果肉肉质，柔润。种子20～50粒，类肾形，扁而翘，表面浅黄色或棕黄色。气微，味甜。

健忘等症。

2. 杞味茶 枸杞子、五味子各等份。用于气阴不足的人，不能适应夏季的炎热气候，常于夏季发病，眩晕体倦，两脚酸软，心烦自汗，饮食减少，脉浮乏力。

百 合

Bai He

【性味归经】

甘，寒。归心、肺经。

【功能】

养阴润肺，清心安神。

【主治】

用于阴虚燥咳，劳嗽咳血，虚烦惊悸，失眠多梦，精神恍惚。

【用法用量】

6~12g。

【禁忌】

凡风寒咳嗽、虚寒出血、脾虚便溏者忌用。妇女胎前产后、月经期、哺乳期，均当慎用或忌用。

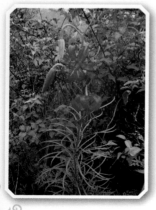

🌺【经典配方】

　　百合知母汤　功能主治：清热养阴，治百合病，发汗后，心烦口渴者。成分：百合（擘）7枚，知母（切）9g。

🌶【养生药膳】

　　1. 百合银花粥　百合12g，金银花6g，粳米100g。本品可清热消炎，

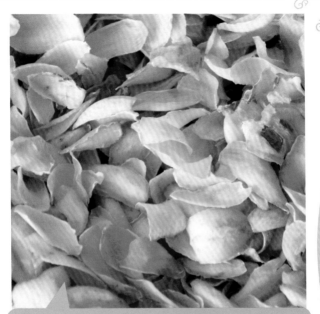

【饮片特征】本品为百合科植物百合或细叶百合的干燥肉质鳞叶。呈长椭圆形，表面类白色、淡棕黄色或微带紫色，有数条纵直平行的白色维管束。微波状，略向内弯曲。质硬而脆，断面较平坦，角质样。气微，味微苦。

生津解渴。适用于咽喉肿痛、易于内火旺盛的人群。

2. 清蒸百合　鲜百合适量洗净，蒸熟食用。本品可益气养阴润肺。适用于肝炎、胃病、贫血、体虚等症。

墨旱莲

Mo Han Lian

【性味归经】

甘、酸，寒。归肾、肝经。

【功能】

滋补肝肾，凉血止血。

【主治】

用于肝肾阴虚，牙齿松动，须发早白，眩晕耳鸣，腰膝酸软，阴虚血热吐血、衄血、尿血，血痢，崩漏下血，外伤出血。

【用法用量】

6～12g。

【禁忌】

脾肾虚寒者忌用。

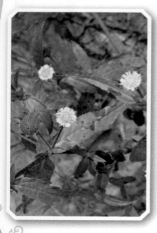

【经典配方】

二至丸　功能主治：补益肝肾，滋阴止血。用于肝肾阴虚，眩晕耳鸣，咽干鼻燥，腰膝酸痛，月经量多。成分：女贞子（蒸）500g，墨旱莲500g。

【养生药膳】

1. 墨旱莲粥　墨旱莲10g（鲜者50g），大米

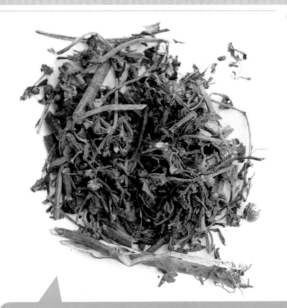

【饮片特征】本品为菊科植物鳢肠干燥地上部分的加工品。呈不规则的段，茎圆柱形，表面绿褐色或墨绿色，具纵棱，有白毛，切面中空或有白色髓。叶多皱缩或破碎，墨绿色，密生白毛。气微，味微咸。

100g，冰糖适量。本品具有凉血止血、补益肝肾的功效。

2. 旱莲草瘦肉汤　瘦肉100g，墨旱莲

6g，藕节30g，食盐适量。本品可清热解毒，凉血止血，适用于热毒炽盛之鼻血、齿衄、便血、尿血等。

麦冬

Mai Dong

【性味归经】
甘、微苦，微寒。归心、肺、胃经。

【功能】
养阴生津，润肺清心。

【主治】
用于肺燥干咳，阴虚痨嗽，喉痹咽痛，津伤口渴，内热消渴，心烦失眠，肠燥便秘。

【用法用量】
6～12g。

【禁忌】
凡脾胃虚寒泄泻、胃有痰饮湿浊及暴感风寒咳嗽者均忌用。

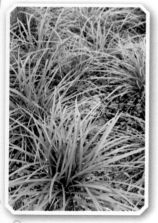

🌸【经典配方】
　　人参麦冬汤　功能主治：主治中暑热极，阴阳两衰，妄见妄言，宛如见鬼，然人又安宁不生烦躁，口不甚渴。
成分：人参3g，麦冬9g。水煎服。

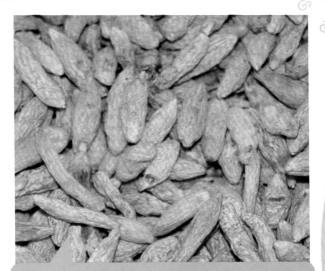

【饮片特征】本品为百合科植物麦冬的干燥块根。呈压扁的纺锤形块片。表面淡黄色或灰黄色，有细纵纹。质柔韧，断面黄白色，半透明，中柱细小。气微香，味甜、微苦。

【养生药膳】

1. 麦冬粟米粥　麦冬9g，鲜竹叶10g，粟米100g。用于心热烦闷，口渴，舌红少津。

2. 二冬膏　天冬、麦冬各等量。用于阴虚肺热或肺痨咳嗽，咽干口渴，发热或潮热。

女贞子

Nü Zhen Zi

【性味归经】

甘、苦，凉。归肝、肾经。

【功能】

滋补肝肾，明目乌发。

【主治】

用于肝肾阴虚，眩晕耳鸣，腰膝酸软，须发早白，目暗不明，内热消渴，骨蒸潮热。

【用法用量】

6~12g。

【禁忌】

脾胃虚寒泄泻及阳虚者忌用。

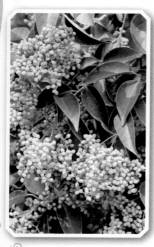

【经典配方】

生发二号丸 功能主治：具有滋肝益肾、凉血消风的功效。主治斑秃。成分：干地黄60g，山药60g，枸杞子60g，女贞子60g，桑椹60g，神曲30g，蚕沙30g。

【养生药膳】

1. 女贞子炖乌龟 女贞子10g，乌龟1只，葱10g，料酒10g，生

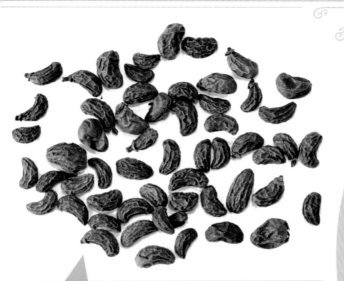

【饮片特征】本品为本犀科植物女贞的干燥成熟果实。呈卵形、椭圆形或肾形，表面黑紫色或灰黑色，皱缩不平，体轻。外果皮薄，中果皮较松软，易剥离，内果皮木质，黄棕色，具纵棱，种子肾形，紫黑色，油性。气微，味甘、微苦涩。

姜5g，精盐3g，味精2g，香油少许。本品可滋阴补血，强心利尿。

2. 女贞玉米须饮 女贞子9g，桑叶6g，菊花6g，玉米须30g，竹茹6g。本品可清肺热，止烦渴，适用于三消型糖尿病患者。

天 冬

Tian Dong

【性味归经】

甘、苦,寒。归肺、肾经。

【功能】

养阴润燥,清肺生津。

【主治】

用于肺燥干咳,顿咳痰黏,腰膝酸痛,骨蒸潮热,内热消渴,热病津伤,咽干口渴,肠燥便秘。

【用法用量】

6~12g。

【禁忌】

虚寒泄泻及外感风寒致嗽者皆忌用。

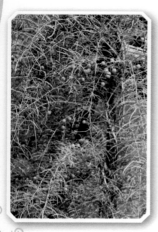

【经典配方】

<u>天门冬膏</u> 功能主治:主治咳嗽,肺脏壅热,咽喉闭塞,不得睡卧。成分:天冬(去心)60g,麦冬(去心)60g,款冬花30g,贝母(煨微黄)30g,紫菀(去苗土)30g,白前30g,生地黄汁750g,苦杏仁(汤浸,去皮、尖、双仁,麸炒黄,研如膏)30g,白蜜750g,酥油60g。

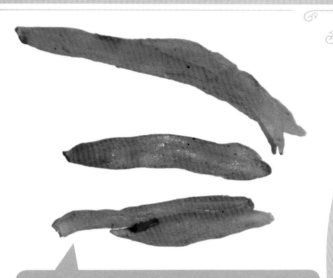

【饮片特征】本品为百合科植物天冬的干燥块根。呈长纺锤形，略弯曲。表面黄白色至淡黄棕色，半透明，光滑或具深浅不等的纵皱纹。质硬或柔润，有黏性，断面角质样，中柱黄白色。气微，味甜、微苦。

【养生药膳】

1. 天门冬麦冬雪梨汤　天冬、麦冬各9g，雪梨1个。本品有滋阴润肺、润肤瘦身之功效。

2. 天门冬粥　天冬15g，大米100g，冰糖适量。本品可滋阴润肺，生津止渴。适用于肺肾阴虚，干咳少痰，或无痰，或痰中带血，手足心热，午后潮热，盗汗等。

龟甲

Gui Jia

【性味归经】咸、甘，微寒。归肝、肾、心经。

【功能】滋阴潜阳，补肾健骨，补心安神，固经止血。

【主治】主治阴虚潮热，骨蒸盗汗，头晕目眩，虚风内动，手足蠕动，筋骨痿弱，小儿囟门不合，惊悸失眠，健忘，月经过多，崩中漏下。

【用法用量】内服：煎汤，10～30g，先煎；或熬膏；或入丸、散。外用：烧灰存性，研末掺或油调敷。

【禁忌】脾胃虚寒者及孕妇禁服。

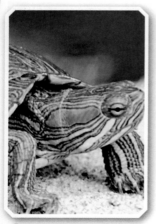

【经典配方】

调荣四物汤　功能主治：主治月信过期而来，其色如淡红水者。成分：熟地黄6g，当归6g，北五味3g，蕲艾3g，香附3g，炙龟甲（酥炙）3g，麦冬（去心）2.4g。

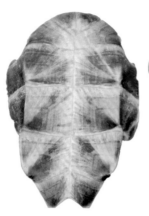
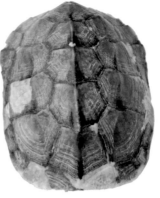

【饮片特征】本品为龟科动物乌龟干燥甲壳的加工品。不规则的小碎块，表面淡黄色或黄白色，有放射状纹理。边缘呈锯齿状，质坚硬。

【养生药膳】

1. 龟甲炖乌鸡　龟甲20g，乌鸡1只，加辅料、调料炖食。本品可滋阴补肾。

2. 龟甲汤　龟甲（醋炙）15g，熟地黄12g，牡丹皮9g，阿胶6g。本品可滋阴清热，凉血安胎。

石 斛

Shi Hu

【性味归经】

甘，微寒。归胃、肾经。

【功能】

益胃生津，滋阴清热。

【主治】

用于热病津伤，口干烦渴，胃阴不足，食少干呕，病后虚热不退，阴虚火旺，骨蒸劳热，目暗不明，筋骨痿软。

【用法用量】

6～12g；鲜品15～30g。

【禁忌】

虚而无火者忌用。

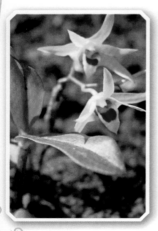

🌿【经典配方】

石斛酒 功能主治：补虚损。主治心脏中风，下注腰脚，头面游风。成分：石斛120g，黄芪（去芦）、人参（去芦）、防风（去芦）各30g，朱砂（水飞）、杜仲（炒，去丝）、牛膝（酒浸）、五味子、白茯苓（去皮）、山茱萸、山药、萆薢各60g，细辛（去苗）30g，天冬（去

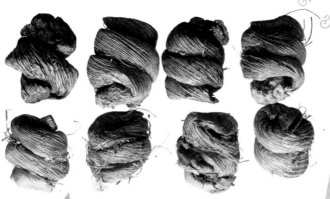

【饮片特征】本品为兰科植物石斛的栽培品及其同属植物近似种的新鲜或干燥茎。呈扁圆柱形或圆柱形的段，表面金黄色、绿黄色或棕黄色，有光泽。气微，味淡或微苦，嚼之有黏性。

心）90g，生姜90g，薏苡仁750g，枸杞子750g。

🍲【养生药膳】

1. 铁皮石斛炖野生水鸭汤 老鸭1只，石斛9g，冬虫夏草5条，瘦肉50g。本品可生津止咳，益气解暑，夏天或上火时服用最好。

2. 石斛洋参乌鸡汤 乌鸡1只，石斛9g，西洋参9g，山楂15g，姜片、葱段、料酒、盐鸡精适量。本品可补中益气，生津，恢复体力，抗疲劳。

| 鳖 甲 |
| Biejia |

【性味归经】咸，微寒。归肝、肾经。

【功能】滋阴潜阳，退热除蒸，软坚散结。

【主治】用于阴虚发热，骨蒸劳热，阴虚阳亢，头晕目眩，虚风内动，手足瘛疭，经闭，癥瘕。

【用法用量】9～24g，先煎。

【禁忌】脾胃虚寒、食减便溏者及孕妇忌用。

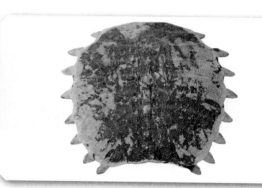

【经典配方】

鳖甲煎丸　功能主治：行气化瘀，软坚消癥。主疟疾日久不愈，胁下痞硬有块，结为疟母，以及癥瘕积聚。孕妇忌服。成分：鳖甲（炙）90g，乌扇（烧）22.5g，黄芩22.5g，柴胡45g，鼠妇（熬）22.5g，干姜22.5g，大黄22.5g，白芍37.5g，桂枝22.5g，葶苈子（熬）7.5g，石韦（去毛）

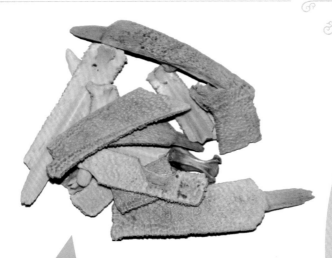

【饮片特征】本品为鳖科动物鳖干燥背板的加工品。呈椭圆形或卵圆形，背面隆起，多切块使用。外表面黑褐色或墨绿色，略有光泽。内表面类白色，质坚硬。气微腥，味淡。

22.5g，厚朴22.5g，牡丹（去心）37.5g，瞿麦15g，紫葳22.5g，法半夏7.5g，人参7.5g，䗪虫（熬）37.5g，阿胶（炙）37.5g，蜂窠（炙）30g，赤硝90g，蜣螂（熬）45g，桃仁15g。

【养生药膳】

大枣鳖甲汤　鳖甲15g，大枣10枚，食醋5g，白糖适量。本品可滋阴润阳，软坚散结。适合于肝硬化初期患者食用，但忌食动物油，绝对禁烟、酒。

【性味归经】

甘，微寒。归肺、胃经。

【功能】

养阴润燥，生津止渴。

【主治】

用于肺胃阴伤，燥热咳嗽，咽干口渴，内热消渴。

【用法用量】

6~12g。

【禁忌】

胃有痰湿气滞者忌用，湿气滞者禁用，脾虚便溏者慎用。阴病内寒者大忌。畏盐卤。

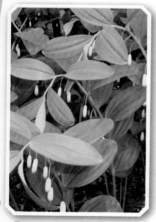

🌸【经典配方】

益胃汤 功能主治：治阳明温病，下后汗出，当复其阴。成分：沙参15g，麦冬25g，冰糖5g，细生地25g，玉竹（炒香）7.5g。

🥄【养生药膳】

1. 玉竹山药黄瓜汤 玉竹12g，山药15g，黄瓜100g。可缓解阴虚燥

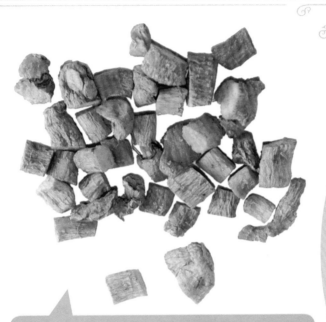

【饮片特征】本品为百合科植物玉竹干燥根茎的加工品。呈不规则厚片或段，外表皮黄白色至淡黄棕色，半透明，有时可见环节。切面角质样或显颗粒性。气微，味甘，嚼之发黏。

热之干咳，烦渴多饮，口干舌燥，大便干结。

2．玉竹瘦肉片汤　玉竹9g，瘦猪肉100g。适宜于阴虚津亏证，症见烦渴多饮，消瘦易饥，口干口臭。

明党参

Ming Dang Shen

【性味归经】

甘、微苦，微寒。归肺、脾、肝经。

【功能】

润肺化痰，养阴和胃，平肝解毒。

【主治】

用于肺热咳嗽，呕吐反胃，食少口干，目赤眩晕，疔毒疮疡。

【用法用量】

6～12g。

【禁忌】

气虚下陷、精关不固者及孕妇慎用，阴虚肝旺、内热烦渴、外感咳嗽无汗者忌用。大量服食易引起浮肿。

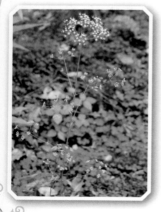

✿【经典配方】

补脾消食片　功能主治，补脾健胃，消食化滞。用于脾胃虚弱，消化不良，腹胀腹泻，食欲不振。成分：茯苓、麦芽、六神曲各100g，明党参、白术（漂）各75g，陈皮、山楂、姜半夏、大枣各50g，砂仁、甘草各25g。

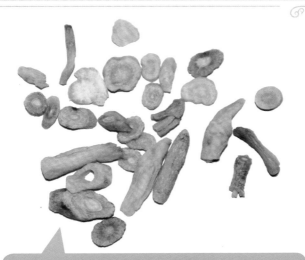

【饮片特征】本品为伞形科植物明党参干燥根的加工品。呈圆形或类圆形厚片，外表皮黄白色，光滑或有纵沟纹。切面黄白色或淡棕色，半透明，角质样，木部类白色，有的与皮部分离。气微，味淡。

【养生药膳】

1. 明党参粥　明党参10g，大米50g。本品可益气生津，健脾养胃，适用于肺虚燥咳、纳差食少者等。

2. 二参桂元膏　明党参、北沙参、龙眼肉各250g，蜂蜜适量。本品可益气养阴，润肺开音。适用于慢性咽喉炎、慢性支气管炎、干咳痰少、胸痛、大便秘结、小便短黄等。

桑 椹

Sang Shen

【性味归经】

甘、酸，寒。归心、肝、肾经。

【功能】

滋阴补血，生津润燥。

【主治】

用于肝肾阴虚，眩晕耳鸣，心悸失眠，须发早白，津伤口渴，内热消渴，肠燥便秘。

【用法用量】

9~15g。

【禁忌】

脾胃虚寒便溏者禁用。

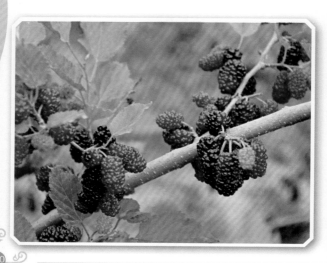

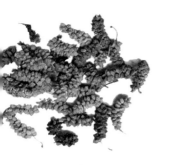

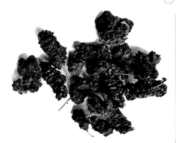

【饮片特征】本品为聚花果，由多数小瘦果集合而成，呈长圆形。黄棕色、棕红色或暗紫色，有短果序梗。小瘦果卵圆形，稍扁，长约2mm，宽约1mm，外具肉质花被片4枚。气微，味微酸而甜。

【经典配方】

桑椹子膏　功能主治：养血润燥，补益肝肾。用于肝肾阴虚、头晕眼花、头发早白、年老血虚精枯、大便秘结等症。成分：桑椹。

【养生药膳】

1. 桑椹粥　桑椹30g（或新鲜桑椹60g），糯米60g。煮粥，可调入少许冰糖。本品具有滋养肝肾、养血明目的功效。

2. 桑椹酒　桑椹100g，黄酒500g。本品可养阴利水，适用于阴虚水肿、小便不利等。

黑芝麻

Hei Zhi Ma

【性味归经】

甘，平。归肝、肾、大肠经。

【功能】

补肝肾，益精血，润肠燥。

【主治】

用于精血亏虚，头晕眼花，耳鸣耳聋，须发早白，病后脱发，肠燥便秘。

【用法用量】

9~15g。

【禁忌】

便溏者慎服。

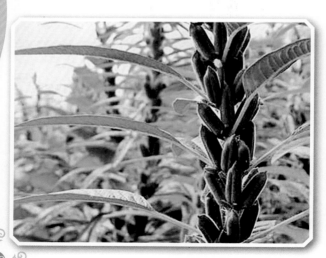

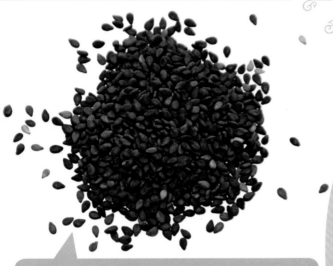

【饮片特征】本品为脂麻科植物脂麻的干燥成熟种子。呈扁卵圆形，表面黑色，尖端有棕色点状种脐。种皮薄，子叶2枚，白色，富油性。气微，味甜，有油香气。

【经典配方】

巨胜酒　功能主治：补肾养血，乌发，防脱发，抗衰老，强筋骨。适用于肾虚脱发者。成分：薏苡仁、黑芝麻各100g，生地黄50g，白酒200ml。

【养生药膳】

芝麻杏仁茶　黑芝麻500g，甜杏仁100g，白糖、蜂蜜各125g。本品能补肝益肾，润肺止咳，用于支气管哮喘。

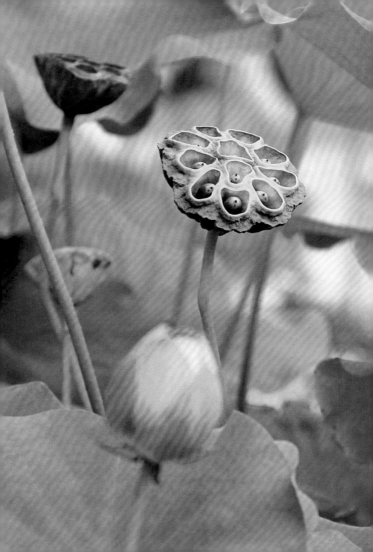

第二十二章

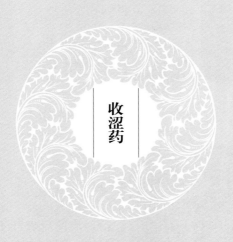

收涩药

一、固表止汗药

麻黄根

Ma Huang Gen

【性味归经】

甘、涩，平。归心、肺经。

【功能】

固表止汗。

【主治】

用于自汗，盗汗。

【用法用量】

3～9g。外用适量，研粉撒扑。

【禁忌】

有表邪者禁服。

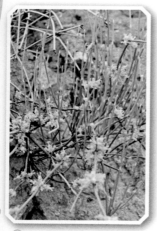

🌿【经典配方】

　　麻黄根散　功能主治：治产后虚汗不止。成分：当归（锉，微炒）30g，麻黄根60g，黄芪（锉）30g。上药捣粗，罗为散。每服12g，以水一中盏，煎至1.8g，去滓，不计时候温服。

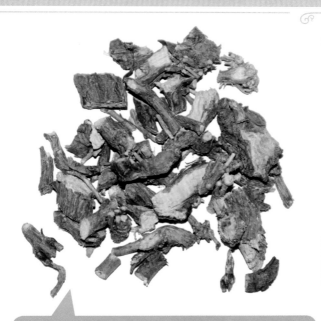

【饮片特征】本品为麻黄科植物草麻黄或中麻黄干燥根及根茎的加工品。呈类圆形的厚片，外表面红棕色或灰棕色，有纵皱纹及支根痕。切面皮部黄白色，纤维性，有放射状纹。气微，味微苦。

【养生药膳】

　　黄芪二蜜饮　　黄芪　6g，蜂蜜30g。适宜于气15g，糯稻根15g，麻黄根　虚盗汗者。

浮小麦

Fu Xiao Mai

【性味归经】

甘，凉。归心经。

【功能】

除虚热，止汗。

【主治】

主治阴虚发热，盗汗，自汗。

【用法用量】

内服：煎汤，15～30g；或研末。止汗，宜微炒用。

【禁忌】

无汗而烦躁或虚脱汗出者忌用。

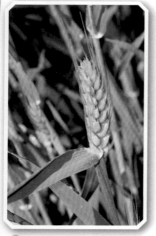

【经典配方】

姜枣竹叶汤 功能主治：清心润肺，凉心止汗。治产后胃虚挟热，心肺受病，心烦浮热，自汗短气不休，脉数浮短者。成分：麦冬（去心）9g，淡竹叶、人参、浮小麦、炙甘草各4.5g，生姜2片，大枣3枚。

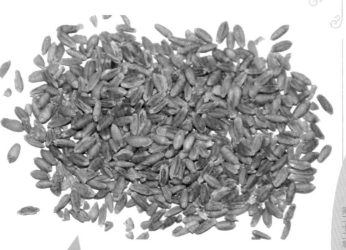

【饮片特征】本品呈长圆形，两端略尖。长约7mm，直径约2.6mm。表面黄白色，皱缩。腹面有一深陷的纵沟，顶端钝形，带有浅黄棕色柔毛，另一端成斜尖形，有脐。质硬而脆，易断，断面白色，粉性差。无臭，味淡。

 【养生药膳】

1. 浮小麦茶 浮小麦30g，茯苓、麦冬各9g。本品可以止汗安神。

2. 浮小麦粥 粳米100g，浮小麦50g，冰糖5g。本品可以安神止汗。

糯米稻根

Nuo Mi Dao Gen

【性味归经】

味甘，性平。归肺、肾经。

【功能】

养阴除热，止汗。

【主治】

主治阴虚发热，自汗盗汗，口渴咽干，肝炎，丝虫病。

【用法用量】

内服：煎汤，15～30g，大剂量可用60～120g。以鲜品为佳。

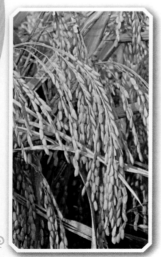

【经典配方】

清热固表汤 功能主治：清内热，敛汗固表。用于内热而表不和所致之自汗、盗汗。成分：生石膏、浮小麦、糯稻根各15g，地骨皮12g，知母9g。

【养生药膳】

1. 糯稻根煲泥鳅 糯稻根15g，泥鳅120g，生姜2～3片。本品

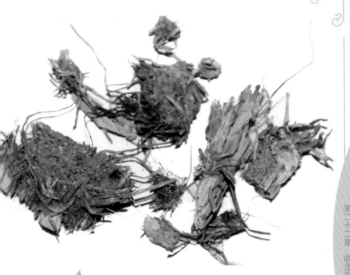

【饮片特征】本品为禾本科植物糯稻根及根茎的加工品。全体集结成疏松的团状，上端有分离的残茎，圆柱形，中空，外包数层灰白色或黄白色的叶鞘，下端簇生多数须根。体轻，质软，气微，味淡。

可补中益气。用于治虚汗、盗汗，消除疲劳。

2. 糯稻根浮小麦酸枣仁茯苓瘦肉汤 浮小麦30g，糯稻根15g，酸枣仁、茯苓各9g，瘦肉150g。本品可补血平肝，益心安神，止盗汗。

五味子

Wu Wei Zi

【性味归经】酸、甘、温。归肺、心、肾经。

【功能】收敛固涩，益气生津，补肾宁心。

【主治】用于久嗽虚喘，梦遗滑精，遗尿尿频，久泻不止，自汗盗汗，津伤口渴，内热消渴，心悸失眠。

【用法用量】2～6g。

【禁忌】外有表邪、内有实热、咳嗽初起、麻疹初起者均忌用。

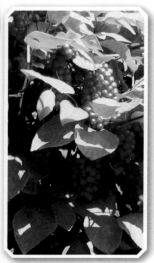

🌿【经典配方】

生脉散　功能主治：用于气阴不足，体倦自汗，短气懒言，口渴咽干，脉虚无力；或久咳伤肺，气阴两伤，干咳短气，自汗。成分：人参3g，麦冬15g，五味子6g。加水煎汤服。

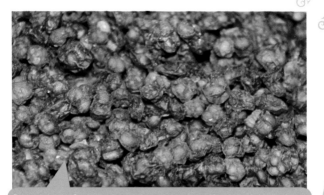

【饮片特征】本品木兰科植物五味子的干燥成熟果实。呈不规则的球形或扁球形，直径5~8mm。表面红色、紫红色或暗红色，皱缩，显油润。种子1~2粒，肾形，表面棕黄色，有光泽，种皮薄而脆。果肉柔软气微，味酸；种子破碎后，有香气，味辛、微苦。

🍵【养生药膳】

1. 五味子大枣人参汤　五味子5g，西洋参3g，大枣（去核）10枚。此汤具有益气养阴、宁心安神、敛汗生津之效，用于妇女更年期调补，也可作为老年人保健饮料，日饮用。

2. 五味子茶　五味子9g，紫苏梗3g，西洋参3g。适宜于肺气阴两伤，肾水不能上承所致的咳嗽、胸闷、口渴不欲饮、乏力食少等。

诃 子

He Zi

【性味归经】

苦、酸、涩，平。归肺、大肠经。

【功能】

涩肠止泻，敛肺止咳，降火利咽。

【主治】

用于久泻久痢，便血脱肛，肺虚喘咳，久嗽不止，咽痛音哑。

【用法用量】

3～9g。

【禁忌】

凡外邪未解、内有湿热者忌用。

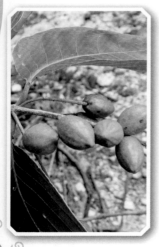

【经典配方】

<u>诃子饮</u>　功能主治：敛肺止咳。治久咳，语声不出者。成分：诃子（去核）30g，苦杏仁（泡，去皮、尖）30g，通草7.5g。

【养生药膳】

1. 诃子罗汉茶　诃子（捶碎去籽）9g，罗汉果半颗，菊花9g，胖大海9g。本品可润肺阴，敛肺

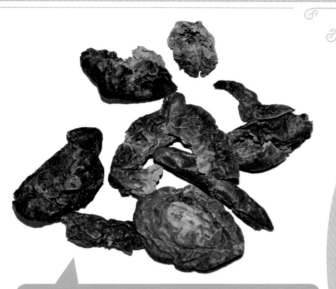

【饮片特征】本品为使君子科植物诃子或绒毛诃子干燥成熟果实的加工品。长圆形或卵圆形，表面黄棕色或暗棕色，果肉黄棕色或黄褐色。果核浅黄色，粗糙，坚硬。种子狭长纺锤形，种皮黄棕色。气微，味酸涩后甜。

气，适用于久咳、声音低怯、痰少而黏、咽喉干燥、舌红少苔等症。但外感咳嗽、肺热引起咳嗽、痰多、积火积湿者忌用。

2. 菱角诃子炖甲鱼　诃子、紫藤瘤、薏米各15g，菱角30g，甲鱼1只，料酒10ml，姜10g，盐3g。本品具有清热解毒、消痞散结的作用，适合食道癌患者饮食。

第二十二章　收涩药

乌 梅

Wu Mei

【性味归经】

酸、涩，平。归肝、脾、肺、大肠经。

【功能】

敛肺，涩肠，生津，安蛔。

【主治】

用于肺虚久咳，久泻久痢，虚热消渴，蛔厥呕吐腹痛。

【用法用量】

6~12g。

【禁忌】

外有表邪或内有实热积滞者均忌用。

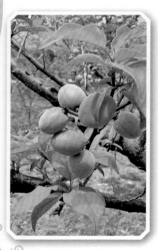

【经典配方】

乌梅丸 功能主治：温脏安蛔，治蛔厥。症见脘腹阵痛，烦闷呕吐，时发时止，得食则吐，甚至吐蛔，手足厥冷，或久痢不止，反胃呕吐，脉沉细或弦紧。现用于胆道蛔虫病。成分：乌梅300枚，细辛84g，干姜140g，黄连224g，当归56g，附子（去皮，炮）84g，蜀椒（出汗）56g，桂枝（去皮）84g，

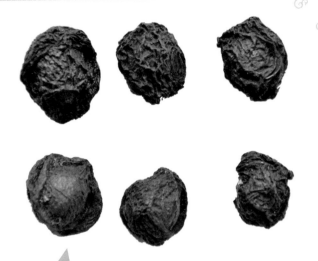

【饮片特征】本品为蔷薇科植物梅近成熟果实，经烟火熏制而成的加工品。呈类球形或扁球形，表面乌黑色或棕黑色，皱缩不平。果核坚硬，椭圆形，棕黄色，表面有凹点；种子扁卵形，淡黄色。气微，味极酸。

人参84g，黄柏84g。

🥣【养生药膳】

1. 乌梅粥　乌梅9g，粳米100g，冰糖适量。本品可敛肺止咳，涩肠止泄，止血止痛。适用于慢性久咳、久泻久痢、便血、尿血等症。

2. 乌梅糖水　乌梅肉1.5g，红糖适量。适用于气虚型月经过多等症。

肉豆蔻
Rou Dou Kou

【性味归经】辛，温。归脾、胃、大肠经。

【功能】温中行气，涩肠止泻。

【主治】用于脾胃虚寒，久泻不止，脘腹胀痛，食少呕吐。

【用法用量】3~9g。

【禁忌】湿热泄痢者忌用。大肠素有火热及中暑热泄暴注、肠风下血、胃火齿痛及湿热积滞方盛、滞下初起者皆忌用。妇女胎前产后、月经期、哺乳期均当慎用或忌用。

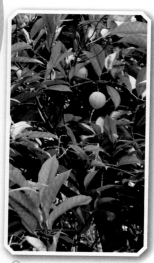

【经典配方】

四神丸　功能主治：温肾暖脾，固涩止泻。治脾肾虚寒，大便不实，饮食不思，或食而不化，或腹痛，神疲乏力，舌淡苔薄白，脉沉迟无力。现常用于慢性腹泻、肠结核等属脾肾虚寒之久泻或五更泄泻者。成分：肉豆蔻（生用）60g，补骨脂（炒）120g，五味子60g，吴茱萸120g。

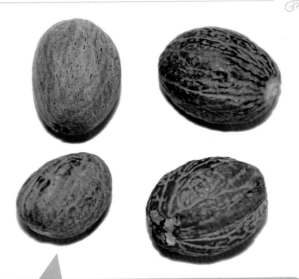

【饮片特征】本品为肉豆蔻科植物肉豆蔻的干燥成熟种仁。呈卵圆形或椭圆形，表面灰棕色或灰黄色，全体有浅色纵行沟纹和不规则网状沟纹。质坚，断面显棕黄色相杂的大理石花纹，宽端可见干燥皱缩的胚，富油性。气香浓烈，味辛。

🕙 【养药膳】

1. 姜豆蔻粥　肉豆蔻、姜各6g，大米适量。适用于虚寒腹痛者。

2. 豆蔻饼　肉豆蔻9g，面粉100g，姜120g，红糖100g。本品可温中、健脾、消食、止泻，适用于小儿脾虚腹泻或受凉后所致的水泻。

五倍子

Wu Bei Zi

【性味归经】酸、涩，寒。归肺、大肠、肾经。

【功能】敛肺降火，涩肠止泻，敛汗止血，收湿敛疮。

【主治】用于肺虚久咳，肺热痰嗽，久泻久痢，自汗盗汗，消渴，便血痔血，外伤出血，痈肿疮毒，皮肤湿烂。

【用法用量】3～6g。外用适量。

【禁忌】外感风寒或肺有实热之咳嗽及积滞未清之泻痢者忌用。

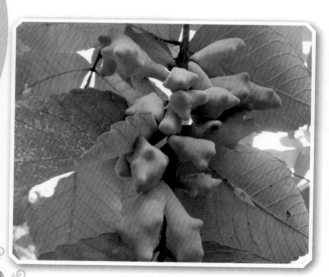

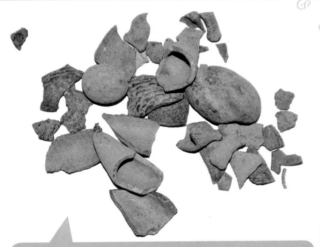

【饮片特征】本品为漆树科植物盐肤木、青麸杨、红麸杨叶上的五倍子蚜寄生而形成的干燥虫瘿。呈长圆形或纺锤形囊状，表面灰褐色或灰棕色，微有柔毛。气特异，味涩。

【经典配方】

神效祛风散　功能主治：治风毒上攻，眼肿痒涩痛不可忍者，或上下睑眦赤烂，浮肉瘀翳侵睛。成分：五倍子50g，蔓荆子75g。

【养药膳】

1. 五倍子绿茶　五倍子50g，绿茶30g，酵糟120g。本品主治久咳痰多。

2. 五倍子白酒饮　五倍子3g，白酒50ml。本品主治心腹痛。

赤石脂

Chi Shi Zhi

【性味归经】
甘、酸、涩，温。归大肠、胃经。

【功能】
涩肠止血，生肌敛疮。

【主治】
用于久泻久痢，大便出血，崩漏带下；外治疮疡久溃不敛，湿疮脓水浸淫。

【用法用量】
9～12g，先煎。外用适量，研末敷患处。

【禁忌】
不宜与肉桂同用。

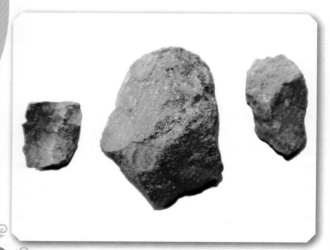

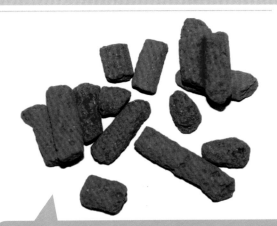

【饮片特征】本品为硅酸盐类矿物多水高岭石族多水高岭石的加工品。呈不规则的块状，粉红色、红色至紫红色，质软，易碎，断面有的具蜡样光泽。吸水性强，具黏土气，味淡，嚼之无沙粒感。

【经典配方】

桃花汤 功能主治：温中涩肠。治久痢不愈，便脓血，色暗不鲜，腹痛喜温喜按，舌质淡苔白，脉迟弱，或微细。现用于痢疾后期、伤寒肠出血、慢性肠炎、溃疡病、带下等属于脾肾阳虚者。成分：

赤石脂12g（一半全用，一半筛末），干姜9g，粳米30g。

【养生药膳】

赤石脂干姜粥 赤石脂9g，干姜10g，粳米60g。本品可温中健脾，涩肠止痢，适用于慢性虚寒痢疾患者。

石榴皮

Shi Liu Pi

【性味归经】

酸、涩，温。归大肠经。

【功能】

涩肠止泻，止血，驱虫。

【主治】

用于久泻，久痢，便血，脱肛，崩漏，带下，虫积腹痛。

【用法用量】

3～9g。

【禁忌】

痢未尽者禁用。

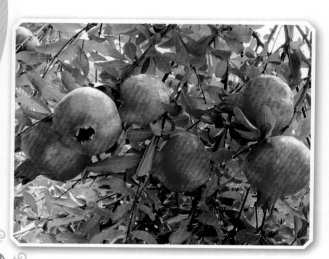

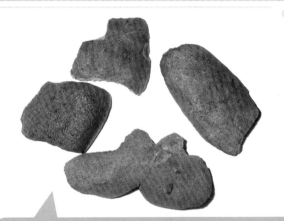

【饮片特征】本品为石榴科植物石榴干燥成熟果实的加工品。呈不规则的长条状或不规则的块状，外表面红棕色、棕黄色或暗棕色，略有光泽，内表面黄色或红棕色，有种子脱落后的小凹坑及隔瓤残迹。气微，味苦涩。

【经典配方】

石榴皮散 功能主治：治赤白痢，日久不止。成分：石榴皮30g，龙骨（烧过）30g，诃子（煨，用皮）30g。

【养生药膳】

1. 石榴皮红糖茶

石榴皮1个，红糖适量。

本品具有收敛止泻的功效，尤适于久泻、黏液血便者。

2. 猪苦胆石榴皮散

猪苦胆5个（阴干后约30g），石榴皮60g。本品可解毒杀虫，生肌。主治宫颈糜烂。

禹余粮

Yu Yu Liang

【性味归经】

甘、涩，微寒。归胃、大肠经。

【功能】

涩肠止泻，收敛止血。

【主治】

用于久泻久痢，大便出血，崩漏带下。

【用法用量】

9～15g，先煎；或入丸、散。

【禁忌】

体虚者忌用。

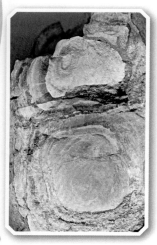

【经典配方】

回生续命丸　功能主治：用于筋骨断折，疼痛不止。成分：自然铜60g，醋淬禹余粮、地龙、乌药、青皮各12g，制川乌、制草乌各6g。

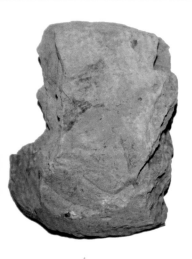
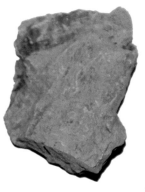

【饮片特征】本品为氢氧化物类矿物褐铁矿的加工品，主要含碱式氧化铁。块状集合体，呈不规则的斜方块状。表面红棕色、灰棕色或浅棕色，多凹凸不平或附有黄色粉末。体重，质硬。气微，味淡，嚼之无砂粒感。

【养生药膳】

赤石脂禹余粮汤

功能主治：收敛固脱，涩肠止泻。用于久泄、久痢，肠胃不能收摄者。成分：禹余粮15g，赤石脂15g。煮取400ml。

山茱萸

**Shan
Zhu
Yu**

【性味归经】酸、涩，微温。归肝、肾经。

【功能】补益肝肾，收涩固脱。

【主治】用于眩晕耳鸣，腰膝酸痛，阳痿遗精，遗尿尿频，崩漏带下，大汗虚脱，内热消渴。

【用法用量】6～12g。

【禁忌】凡命门火炽、强阳不痿、素有湿热、小便淋涩者忌用。

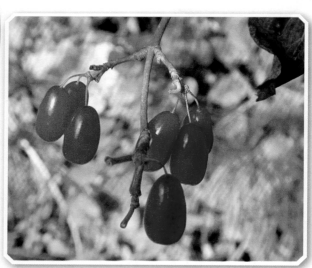

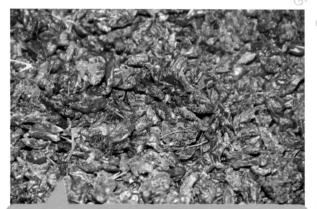

【饮片特征】本品为山茱萸科植物山茱萸干燥成熟果肉的加工品。呈不规则的片状或囊状，表面紫红色至紫黑色，皱缩，有光泽，质柔软。气微，味酸、涩、微苦。

【经典配方】

　　附子山茱萸汤　功能主治：肾经受湿，腹痛寒厥，足痿不收，腰椎痛，行步艰难，甚则中满，食不下，或肠鸣溏泄。成分：附子（炮，去皮、脐）30g，山茱萸30g，木瓜15g，乌梅15g，半夏（汤洗去滑）0.9g，肉豆蔻0.9g，丁香0.3g，藿香0.3g。

【养生药膳】

　　山茱肉粥　山萸肉9g，粳米60g，白糖适量。本品可补益肝肾，涩精敛汗。用于肝肾不足之头晕目眩，耳鸣腰酸，遗精，遗尿，虚汗不止，肾虚带下，小便频数。

莲 子

Lian Zi

【性味归经】

甘、涩，平。归脾、肾、心经。

【功能】

补脾止泻，止带，益肾涩精，养心安神。

【主治】

用于脾虚泄泻，带下，遗精，心悸失眠。

【用法用量】

6～15g。

【禁忌】

中满痞胀及大便燥结者忌用。

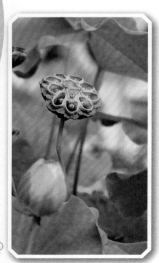

【经典配方】

金樱莲子散 功能主治：主治脾胃虚弱，赤白带下。成分：金樱子（冬采，干擦去毛）90g，莲子（去心）60g，头面（炒）60g，白扁豆（炒）60g，牡荆实（即黄荆子）、糯米（炒）各750g。

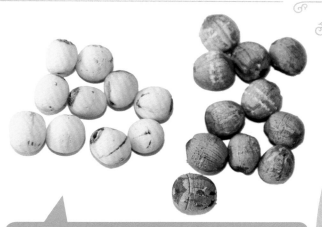

【饮片特征】本品为睡莲科植物莲除去莲子心干燥成熟种子。略呈类半球形，表面红棕色，有细纵纹和较宽的脉纹。质硬，种皮薄，不易剥离。子叶黄白色，肥厚，中有空隙。气微，味微甘、微涩。

【养生药膳】

1. 莲肉糕　莲子肉、糯米（或大米）各200g，茯苓（去皮）100g。本品可用于脾胃虚弱，饮食不化，大便稀溏等。

2. 莲子百合麦冬汤　莲子（带心）15g，百合15g，麦冬12g。水煎服。用于病后余热未尽，心阴不足，心烦口干，心悸不眠等。

桑螵蛸

Sang Piao Xiao

【性味归经】

甘、咸，平。归肝、肾经。

【功能】

固精缩尿，补肾助阳。

【主治】

用于遗精滑精，遗尿尿频，小便白浊。

【用法用量】

5～10g。

【禁忌】

阴虚火旺或膀胱有热者慎用。

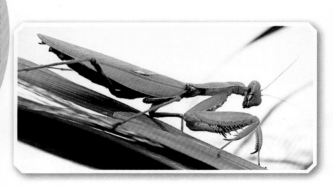

🌿【经典配方】

锁阳丹　功能主治：治精泄不禁。成分：桑螵蛸（焙干）90g，龙骨60g，白茯苓30g。每服50丸，煎茯苓、盐汤送下。食前服。

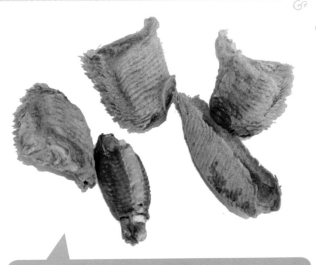

【饮片特征】本品为螳螂科昆虫大刀螳、小刀螳或巨斧螳螂的干燥卵鞘。略呈圆柱形或半圆形，由多层膜状薄片叠成。表面浅黄褐色，上面带状隆起不明显，底面平坦或有凹沟。体轻，质松而韧，内层深棕色，有光泽。气微腥，味淡或微咸。

🍲【养生药膳】

　　双蛸茶　桑螵蛸8g，海螵蛸、沙苑子、鹿角霜、金樱子各15g，白术9g。代茶饮，每日1剂。本品可温肾健脾，固精止带，适用于细菌性阴道炎。证属肾虚，症见带下增多，清稀透明，伴腰酸膝软、头晕耳鸣、大便溏薄等。

芡 实

Qian Shi

【性味归经】

甘、涩、平。归脾、肾经。

【功能】

益肾固精，补脾止泻，除湿止带。

【主治】

用于遗精滑精，遗尿尿频，脾虚久泻，白浊，带下。

【用法用量】

9~15g。

【禁忌】

有邪实者不宜用。

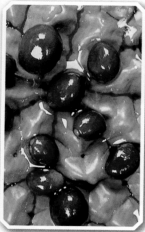

【经典配方】

壮火温脾汤　功能主治：用于肾火衰微，中止虚寒，脾无不运而胀。成分：土炒白术9g，芡实、山药各6g，陈皮、制附子各2.4g，炙甘草、茯苓各3g。

【养生药膳】

1. 鲫鱼怀山芡实汤　鲫鱼400g，芡实15g，

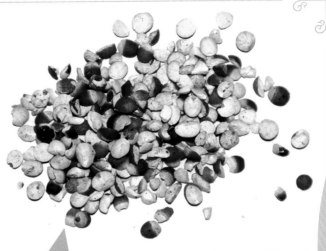

【饮片特征】本品为睡莲科植物芡干燥成熟种仁的加工品。呈类球形，多为破粒，表面有棕红色内种皮，一端黄白色，有凹点状的种脐痕，除去内种皮显白色。质较硬，断面白色，粉性。气微，味淡。

怀山药200g，油适量，盐适量，姜适量，葱适量。用于脾胃虚弱，少食乏力，呕吐或腹泻；脾虚水肿，小便不利；气血虚弱，乳汁减少；便血，痔疮出血。

2. 芡实八珍糕　芡实、山药、茯苓、白术、莲肉、薏苡仁、扁豆各30g，人参3g，米粉500g，清水适量。本品具有补肾固精、健脾除湿的功效。

海螵蛸

Hai Piao Xiao

【性味归经】咸、涩，温。归脾、肾经。

【功能】收敛止血，涩精止带，制酸止痛，收湿敛疮。

【主治】用于吐血衄血，崩漏便血，遗精滑精，赤白带下，胃痛吞酸；外治损伤出血，湿疹湿疮，溃疡不敛。

【用法用量】5~10g。外用适量，研末敷患处。

【禁忌】阴虚多热者不宜多服；久服易致便秘，可适当配伍润肠药。

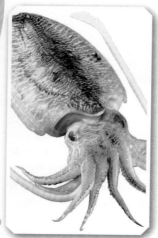

🌿【经典配方】

海螵蛸丸 功能主治：主治外障眼。成分：海螵蛸（竹刀子刮下软者，研细，水飞过，晒干）30g，朱砂（研细，水飞）0.3g。

🥣【养生药膳】

1. 补骨脂墨鱼汤

补骨脂15g，大枣10g，墨鱼50g，海螵蛸9g，调料

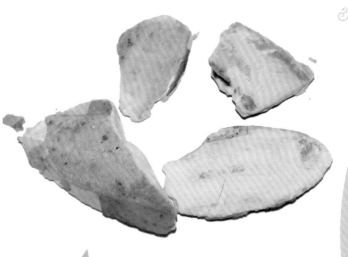

【饮片特征】本品为乌贼科动物无针乌贼或金乌贼的干燥骨状内壳。多为不规则形或类方形小块，类白色或微黄色，味淡。

适量。用于阴虚血亏、月经量少或经闭。

2. 海螵蛸饮　海螵蛸、紫草、白薇、重楼、天花粉、苍术、何首乌、龙胆、蒺藜各15g，红花、桃仁、甘草各3g，白糖30g。本品可清热，祛瘀，解毒。白癜风患者饮用尤佳。

覆盆子

Fu Pen Zi

【性味归经】

甘、酸，温。归肝、肾、膀胱经。

【功能】

益肾固精缩尿，养肝明目。

【主治】

用于遗精滑精，遗尿尿频，阳痿早泄，目暗昏花。

【用法用量】

6～12g。

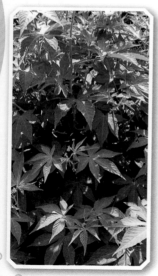

【经典配方】

覆盆子散 功能主治：主治虚劳精气乏，四肢羸弱。成分：覆盆子60g，五味子0.9g，黄芪（锉）30g，石斛（去根，锉）45g，肉苁蓉（酒浸1宿，刮去皱皮，炙干）30g，车前子2.4g，鹿角胶（捣碎，炒令黄燥）30g，熟干地黄30g，钟乳粉60g，天冬（去心，焙）45g，紫石英（细研，水飞过）45g，菟丝子（酒浸3日，

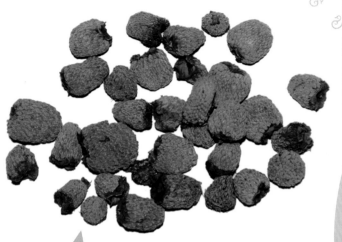

（此处为竖排文字：第二十二章 收涩药）

【饮片特征】本品为蔷薇科植物华东覆盆子干燥近成熟果实。由多数小核果聚合而成，呈圆锥形或扁圆锥形。表面黄绿色或淡棕色，顶端钝圆，基部中心凹入。小果易剥落，每个小果呈半月形，背面密被灰白色茸毛。体轻，质硬。气微，味微酸涩。

晒干，另研为末）30g。

【养生药膳】

1. 覆盆子粥　粳米、覆盆子、蜂蜜。对改善中老年人尿频遗溺、目视昏暗、须发早白等有很好的功效。

2. 芡实覆盆子汤　覆盆子12g，芡实50g。本品有收敛补肾的作用，适用于肾虚小儿遗尿。

金樱子

Jin Ying Zi

【性味归经】

酸、甘、涩，平。归肾、膀胱、大肠经。

【功能】

固精缩尿，固崩止带，涩肠止泻。

【主治】

用于遗精滑精，遗尿尿频，崩漏带下，久泻久痢。

【用法用量】

6～12g。

【禁忌】

有实火、邪热者忌用。

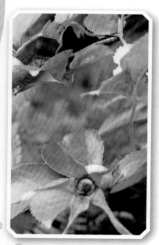

【经典配方】

金樱子丸 功能主治：具有补肾秘精、止遗泄、去白浊的功效。成分：金樱子（捶碎，入好酒2L，银器内熬之，候酒干至1L以下，去滓，再熬成膏）1.5kg，桑白皮（炒）30g，鸡头粉（夏采，晒干）15g，桑螵蛸（酥炙）0.3g，白龙骨（烧赤，为末）15g，莲须0.6g。

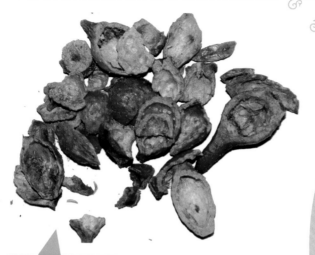

【饮片特征】本品为蔷薇科植物金樱子干燥成熟果实的加工品。呈倒卵形纵剖瓣。表面红黄色或红棕色，有突起的棕色小点。顶端有花萼残基，下部渐尖。花托内面淡黄色，残存淡黄色绒毛。气微，味甘、微涩。

【养生药膳】

1. 金樱子粥　金樱子12g，粳米100g。本品可收涩、固精、止泻。适用于滑精、遗精、遗尿、小便频数、脾虚久泻及妇女带下、子宫脱垂等症。感冒和发热患者不宜食用。

2. 金樱子蜜膏　金樱子1500g，蜂蜜适量。本品可治疗早泄、遗精、滑精、妇女体虚带多等症。

刺猬皮

**Ci
Wei
Pi**

【性味归经】

苦，平。归胃、大肠、肾经。

【功能】

散瘀，止痛，止血，涩精。

【主治】

主治胃脘疼痛，反胃吐食，疝气腹痛，肠风，痔漏，遗精，遗尿，脱肛，烧烫伤。

【用法用量】

内服，煎汤，3～9g；研末，1.5～3g；或入丸剂。外用，研末调敷。

【禁忌】

孕妇慎服。

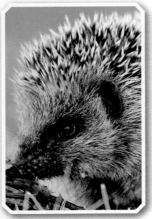

【经典配方】

猬皮散　功能主治：主治肠风下血。成分：白刺猬皮（于铫子内煿针焦，去皮，只用针）1枚，木贼（炒黄）半两。

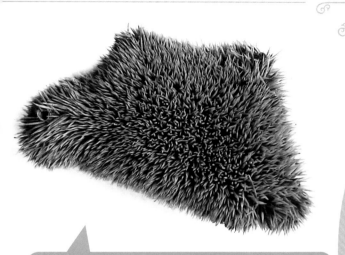

【饮片特征】本品为刺猬科动物刺猬或短刺猬干燥外皮的加工品。呈多角形板刷状或直条状，外表面密生错综交叉的棘刺，刺长1.5~2cm，坚硬如针，灰白色、黄色、灰褐色不一。腹部的皮上有灰褐色软毛，皮内面灰白色或棕褐色，具特殊腥臭气。

🍲【养生药膳】

　　刺猬皮公英粉　刺猬皮、蒲公英各50g。用于治疗溃疡病，腹胀，胃痛，黑便，呕血，口臭便秘等。

第二十二章　收涩药

椿 皮

Chun Pi

【性味归经】

苦、涩，寒。归大肠、胃、肝经。

【功能】

清热燥湿，收涩止带，止泻止血。

【主治】

用于赤白带下，湿热泻痢，久泻久痢，便血，崩漏。

【用法用量】

6~9g。

【禁忌】

阴虚积滞未尽者禁用，脾胃虚寒者慎用。

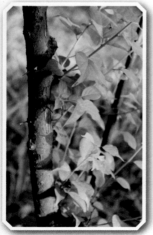

🌿【经典配方】

椿皮丸　功能主治：主治脏毒肠风。缘荣卫虚弱，风气进袭，因热乘之，便血性流散，积热壅遏，血渗肠间，故大便下血。成分：臭椿白皮（去粗皮，焙干）

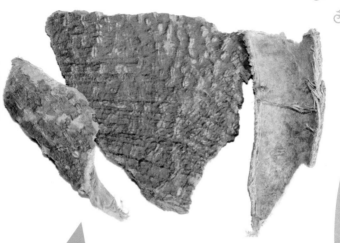

【饮片特征】本品为苦木科植物臭椿干燥根皮或干皮的加工品。呈不规则的丝条状或段状，外表面灰黄色或黄褐色，粗糙，有多数纵向皮孔样突起和不规则纵、横裂纹。内表面淡黄色，较平坦，密布棱形小孔或小点。气微，味苦。

120g，苍术（泔浸1夕，去皮晒干，不见火）60g，枳壳（去瓤细切，麸炒黄）60g。

【养生药膳】

椿皮粥　炒椿皮9g，大米100g。本品具有清热燥湿的功效。

鸡冠花

Ji Guan Hua

【性味归经】

甘、涩，凉。归肝、大肠经。

【功能】

收敛止血，止带，止痢。

【主治】

用于吐血，崩漏，便血，痔血，赤白带下，久痢不止。

【用法用量】

6～12g。

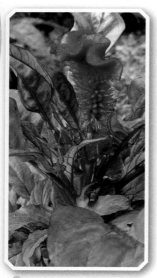

【经典配方】

鸡冠花散　功能主治：主治伤寒，鼻衄不止。成分：鸡冠花30g，麝香（细研）0.3g。

【养生药膳】

1. 冠花莲草肥肠　净肥肠节200g，葱段15g，生姜片10g，旱莲草汁水40g，净鸡冠花15g。鲜汤、精盐适量。此汤具有凉血止血、养

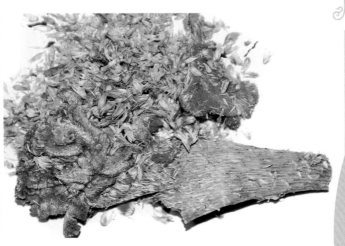

【饮片特征】本品为苋科植物鸡冠花干燥花序。呈不规则的块段。扁平，有的呈鸡冠状，表面红色、紫红色或黄白色。可见黑色扁圆肾形的种子。气微，味淡。

阴补肝肾、解热毒之功。

2. 冠花蚌肉汤　净水发木耳片70g，净蚌肉200g，净鸡冠花片10g。胡椒粉、料酒、姜葱汁、精盐、香油适量。此汤具有凉血止血、清热解毒、清肝明目、滋阴润燥之功效。

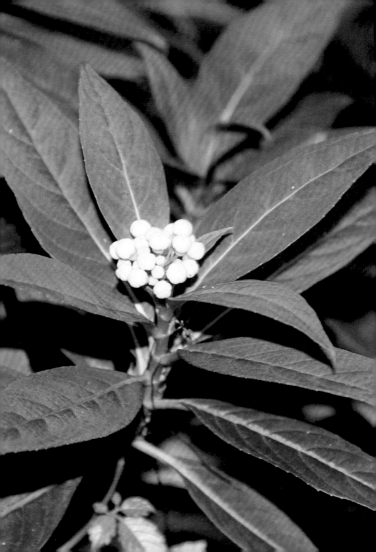

第二十三章

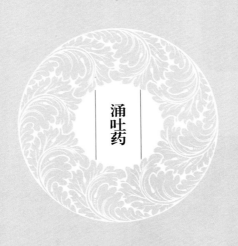

涌吐药

常 山

Chang Shan

【性味归经】

苦、辛，寒；有毒。归肺、肝、心经。

【功能】

涌吐痰涎，截疟。

【主治】

用于痰饮停聚，胸膈痞塞，疟疾。

【用法用量】

3～9g。

【禁忌】

本品有毒，且能催吐，用量不宜过大；孕妇慎用。

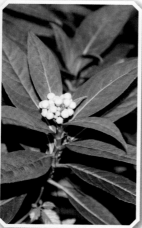

【经典配方】

常山饮　功能主治：治疟疾。成分：知母、川常山、草果、甘草（炙）各6g，高良姜6g，乌梅（去仁）3g。

【养生药膳】

1. 常山鸡蛋饼　鸡蛋250g，常山3g。常山研末，鸡蛋打开倒入碗中，加常山末，搅拌均

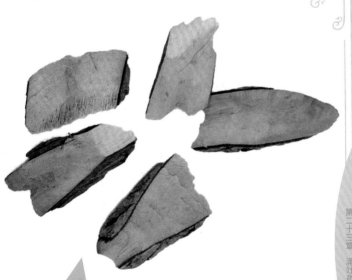

【饮片特征】本品为虎耳草科植物常山干燥根的加工品。呈不规则的薄片，外表皮淡黄色，无外皮。切面黄白色，有放射状纹理。质硬，气微，味苦。

匀，摊饼。本品可清热解毒，截疟。

2. 常山粥　粳米50g，常山19g，白砂糖20g。先将常山用酒制，洗净后用温水浸泡24小时，加水200ml，煎至减半后去渣取汁，与洗净的粳米、白糖一同加水400ml，熬煮成粥。本品可截疟。

瓜 蒂

Gua Di

【性味归经】苦，寒；有毒。归脾、胃、肝经。

【功能】涌吐痰食，除湿退黄。

【主治】中风，癫痫，喉痹，痰涎壅盛，呼吸不利，宿食不化，胸脘胀痛，湿热黄疸。

【用法用量】内服：煎汤，3~6g；或入丸、散，0.3~1.5g。外用：适量，研末吹鼻。

【禁忌】体虚、失血及上部无实邪者禁服。本品有毒，不宜大量服用，过量则易出现头晕眼花，脘腹不适，呕吐，腹泻，严重者可因脱水，造成电解质紊乱，终致循环衰竭及呼吸中枢麻痹而死亡。

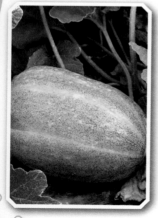

【经典配方】

瓜蒂散 功能主治：能涌吐痰涎宿食。成分：瓜蒂（熬黄）0.3g，赤小豆0.3g。

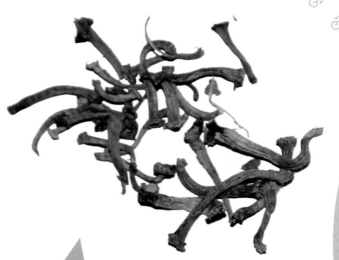

【饮片特征】本品为葫芦科植物甜瓜的干燥瓜柄。呈细圆柱形，常扭曲，连接瓜的一端略膨大，直径约8mm，有纵沟纹；外表面灰黄色，有稀疏短毛茸。果柄质轻而韧，不易折断，断面纤维性，中空，气微，味苦。

【养生药膳】

瓜蒂酒　将瓜蒂0.3～0.5g 浸泡 在500ml白酒中，7到15天后饮用。本品可戒酒。

胆矾

Dan Fan

【性味归经】酸、辛，寒；有毒。归肝、胆经。

【功能】涌吐，解毒，去腐。

【主治】中风，癫痫，喉痹，喉风，痰涎壅塞，牙疳，口疮，烂弦风眼，痔疮，肿毒。

【用法用量】内服：温汤化，0.3～0.6g；催吐，限服1次；或入丸、散。外用：研末撒；或调敷，或水溶化洗，或0.5%水溶液点眼。

【禁忌】本品无论内服、外用都应控制剂量，不宜过量或久服，体虚者禁服，严防中毒。中毒表现为口中有金属涩味，咽干，恶心呕吐，腹痛腹泻，吐出物或排泄物蓝绿色，头晕头痛，眼花，疲乏，面色苍黄，黄疸，血压下降，心动过速，呼吸困难，少尿无尿，多因肾功能衰竭而死亡。

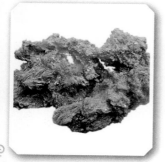

【经典配方】

二圣散 功能主治：用于缠喉风、急喉痹。成分：鸭嘴、胆矾各7.5g，僵蚕（炒，去丝嘴）15g。

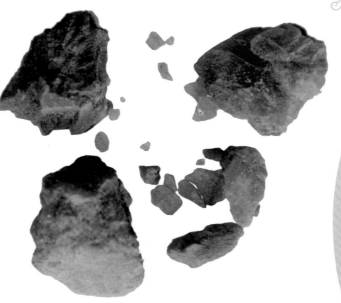

【饮片特征】本品为硫酸盐类胆矾族矿物胆矾的晶体。呈不规则斜方扁块状、棱柱状。表面不平坦，蓝色或淡蓝色，条痕白色或淡蓝色。半透明至透明。玻璃样光泽。体较轻，硬度近于指甲；质脆，易砸碎。气无，味涩。

人参芦

Ren Shen Lu

【性味归经】
甘、微苦，温。归胃、脾、肺经。

【功能】
升阳举陷。

【主治】
脾虚气陷的久泻、脱肛。

【用法用量】
内服：煎汤，3～9g；或入丸、散。

【禁忌】
实证、热证患者禁服。

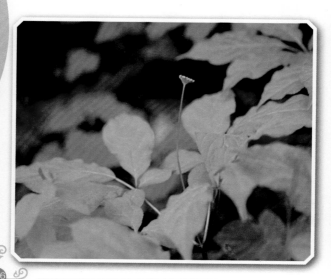

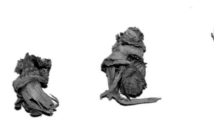

【饮片特征】本品为五加科植物人参的干燥根茎。呈弯曲的圆柱形，表面黄棕色，有不规则纵皱纹及横纹，具碗状茎痕4～6个，交互排列，顶端茎痕常可见冬芽。质脆，易折断，断面不平坦，皮部疏松。气香，味微甜而后苦。

【经典配方】

 参芦汤 功能主治：动，神昏不知人，形气性躁味厚，暑月因大怒 俱实者宜用。成分：人而咳逆，每作则举身跳 参芦15g。

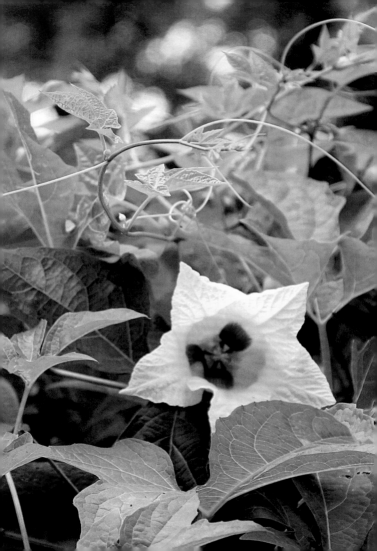

第二十四章

解毒杀虫燥
湿止痒药

雄 黄

Xiong Huang

【性味归经】
辛，温；有毒。归肝、大肠经。

【功能】
解毒杀虫，燥湿祛痰，截疟。

【主治】
用于痈肿疔疮，蛇虫咬伤，虫积腹痛，惊痫，疟疾。

【用法用量】
0.05～0.1g，入丸、散用。外用适量，熏涂患处。

【禁忌】
内服宜慎，不可久用，孕妇禁用。

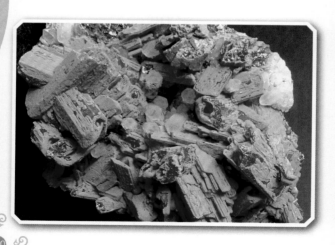

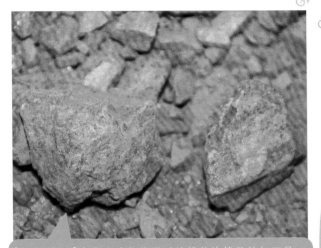

【饮片特征】本品为硫化物类矿物雄黄族雄黄的加工品，主含二硫化二砷（AS_2S_2）。块状或粒状集合体，呈不规则块状。深红色或橙红色，条痕淡橘红色，晶面有金刚石样光泽。质脆，易碎，断面具树脂样光泽。微有特异的臭气，味淡。

【经典配方】

雄黄散　功能主治：预防瘟疫。成分：雄黄150g，朱砂（一作赤术）、菖蒲、鬼臼各60g。

【养生药膳】

鲫鱼膏　鲫鱼1头，乱发（如鸡子大）2枚，雄黄（细研）45g，硫黄（细研）30g，猪脂250g。治诸癣疮，或干或湿，痛痒不可忍。

蛇床子

She Chuang Zi

【性味归经】

辛、苦，温；有小毒。归肾经。

【功能】

燥湿祛风，杀虫止痒，温肾壮阳。

【主治】

用于阴痒带下，湿疹瘙痒，湿痹腰痛，肾虚阳痿，宫冷不孕。

【用法用量】

3~9g。外用适量，多煎汤熏洗，或研末调敷。

【禁忌】

下焦有湿热或肾阴不足、相火易动及精关不固者忌用。

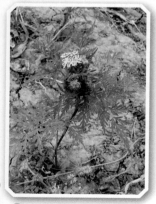

【经典配方】

蛇床子散 功能主治：治疮。成分：蛇床子30g，大风子肉30g，松香30g，枯矾30g，黄丹15g，大黄15g，轻粉9g。

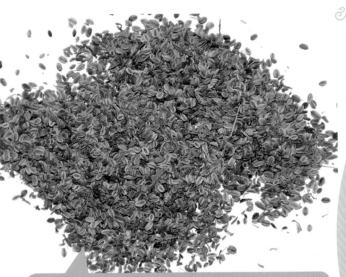

【饮片特征】本品为伞形科植物蛇床的干燥成熟果实。双悬果呈椭圆形，表面灰黄色或灰褐色，果皮松脆，揉搓易脱落。种子细小，灰棕色，显油性。气香，味辛凉，有麻舌感。

【养生药膳】

　　蛇床子粥　蛇床子9g，大米50g，白糖适量。本品可温肾壮阳，燥湿杀虫。

硫 黄

Liu Huang

【性味归经】

酸，温；有毒。归肾、大肠经。

【功能】

外用解毒杀虫疗疮，内服补火助阳通便。

【主治】

外治用于疥癣，秃疮，阴疽恶疮；内服用于阳痿足冷，虚喘冷哮，虚寒便秘。

【用法用量】

外用适量，研末油调涂敷患处。内服1.5～3g，炮制后入丸、散服。

【禁忌】

孕妇慎用。不宜与芒硝、玄明粉同用。

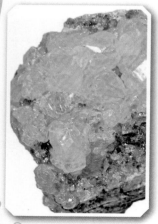

【经典配方】

硫黄丸 功能主治：治阳气极虚，寒饮停积胸中，心腹满痛，气急不下饮食。成分：硫黄、矾石、干姜、附子、川乌、桂心、细辛、白术、桔梗、茯苓各60g。

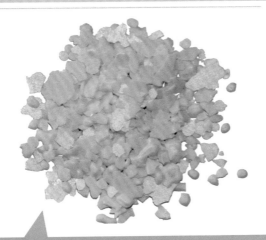

【饮片特征】本品为自然元素类矿物硫族自然硫的加工品。呈不规则块状，黄色或略呈绿黄色。表面不平坦，呈脂肪光泽，常有多数小孔。体轻，质松，易碎，断面常呈针状结晶形。有特异的臭气，味淡。

【养生药膳】

硫黄粥　硫黄末1g，白米200g，黄酒适量。本品可补火助阳。用于命门火衰，腰膝酸冷，阳痿，腹冷久泻以及肾气不纳所致的喘逆。食用注意：硫黄性味酸热，有毒，非精制者不宜内服。即使内服，也应病愈即止，不宜久服。阴虚内热者及孕妇忌服。

土荆皮

Tu Jing Pi

【性味归经】

辛，温；有毒。归肺、脾经。

【功能】

杀虫，疗癣，止痒。

【主治】

用于疥癣瘙痒。

【用法用量】

外用适量，醋或酒浸涂擦，或研末调涂患处。

【禁忌】

本品有毒，只供外用，不宜内服。

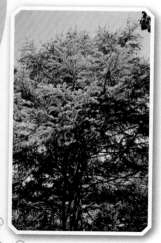

🌿【经典配方】

　　<u>土荆皮散</u>　功能主治：治风湿癣痢痒风。成分：土荆皮、吴茱萸、洋庄西丁、人信、斑蝥、番八仁、明矾、川椒、细辛、海桐皮、槟榔、胆矾、煅皂矾、皮消、巴豆霜、蛇床子、烟胶、雄黄、桃丹各9g。

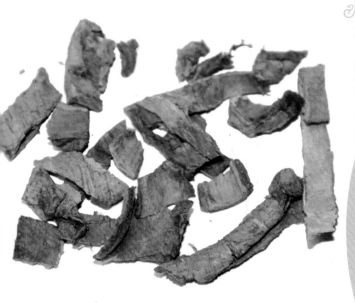

【饮片特征】本品为松科植物金钱松干燥根皮或近根树皮的加工品。呈条片状或卷筒状。外表面灰黄色,有时可见灰白色横向皮孔样突起。内表面黄棕色至红棕色,具细纵纹。切面淡红棕色至红棕色,有时可见有细小白色结晶,可层层剥离。气微,味苦而涩。

白 矾

Bai Fan

【性味归经】酸、涩，寒。归肺、脾、肝、大肠经。

【功能】外用解毒杀虫，燥湿止痒；内服止血止泻，祛除风痰。

【主治】外治用于湿疹，疥癣，脱肛，痔疮，聤耳流脓；内服用于久泻不止，便血，崩漏，癫痫发狂。枯矾收湿敛疮，止血化腐，用于湿疹湿疮，脱肛，痔疮，聤耳流脓，阴痒带下，鼻衄齿衄，鼻息肉。

【用法用量】0.6～1.5g。外用适量，研末敷或化水洗患处。

【禁忌】阳虚胃弱、无湿热者忌用。

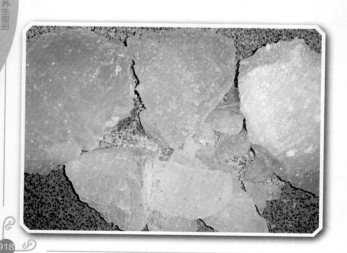

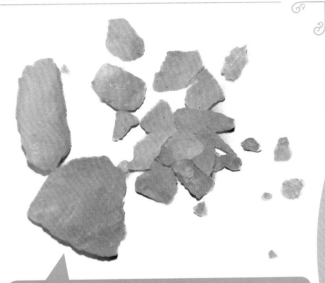

【饮片特征】本品为硫酸盐类矿物明矾石的加工品。呈不规则的块状或粒状。无色或淡黄白色，透明或半透明，有玻璃样光泽。质硬而脆。气微，味酸、微甘而极涩。

【经典配方】

白矾散　功能主治：主治疥疮。成分：白矾（烧为灰）30g，硫黄（细研）30g，胡粉30g，黄连（去须）45g，雌黄（细研）30g，蛇床子22g。

【养生药膳】

白矾茶　芽茶、白矾各适量。本品可祛风，除热，解毒，消痰。用于草、木中毒或过敏之症。

蜂 房

Feng Fang

【性味归经】

甘，平。归胃经。

【功能】

攻毒杀虫，祛风止痛。

【主治】

用于疮疡肿毒，乳痈，瘰疬，皮肤顽癣，鹅掌风，牙痛，风湿痹痛。

【用法用量】

3～6g。外用适量，研末油调敷患处，或煎水漱，或洗患处。

【禁忌】

体虚、便溏、腹泻、易过敏者及儿童不宜食用。

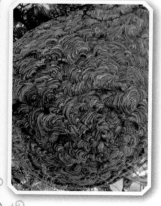

【经典配方】

蜂房散　功能主治：治久年漏疮。成分：露蜂房灰、白茅根、葵子、血余炭、车前子、滑石各30g。

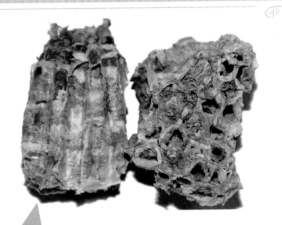

【饮片特征】本品呈圆盘状或不规则的扁块状,大小不一。表面灰白色或灰褐色。腹面有多数整齐的六角形房孔;背面有1个或数个黑色短柄。体轻,质韧,略有弹性。气微,味辛淡。质酥脆或坚硬者不可供药用。

【养生药膳】

1. 蜂房酒　露蜂房1只,白酒适量。本品可祛风攻毒。

2. 蜂房　蜂房(蜂巢)不限量。将蜂房冲洗干净,撕成块状,放于口中嚼烂,吐渣咽液。每日嚼3次,每次嚼36cm³以上。本品可主治祛风,攻毒,杀虫。

蟾 酥

Chan Su

【性味归经】

辛，温；有毒。归心经。

【功能】

解毒，止痛，开窍醒神。

【主治】

用于痈疽疔疮，咽喉肿痛，中暑神昏，痧胀腹痛吐泻。

【用法用量】

0.015~0.03g，多入丸、散用。外用适量。

【禁忌】

孕妇慎服。

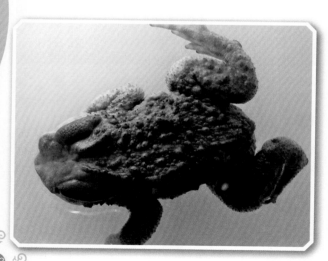

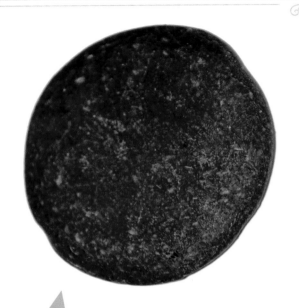

【饮片特征】本品为蟾蜍科动物中华大蟾蜍、黑眶蟾蜍皮肤腺和耳后腺干燥分泌物的加工品。蟾酥粉棕褐色，气微腥，味初甜而后有持久的麻辣感，嗅之作嚏，略有酒气。

【经典配方】

蟾酥膏　功能主治：治瘰疬。成分：蟾酥如大豆许，白丁香15个，寒水石（煅）些少，巴豆5粒，寒食面些少。

樟 脑

Zhang Nao

【性味归经】辛，热；小毒。归心、脾经。

【功能】通窍辟秽，杀虫止痒，消肿止痛。

【主治】用于热病神昏，中恶猝倒，痧胀吐泻腹痛，寒湿脚气，疥疮顽癣，秃疮，冻疮，臁疮，水火烫伤，跌打伤痛，牙痛，风火赤眼。

【用法用量】内服：入丸、散，0.06～0.15g，不入煎剂。外用：研末，或溶于酒中，或入软膏敷搽。

【禁忌】内服不宜过量，气虚者及孕妇禁服，皮肤过敏者慎用。

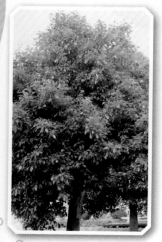

【经典配方】

樟脑丹 功能主治：治瘰疬溃烂，牵至胸前两腋，块如芥子大，或牵至两肩上，四五年不能愈者。成分：樟脑9g，雄黄（为末）9g。

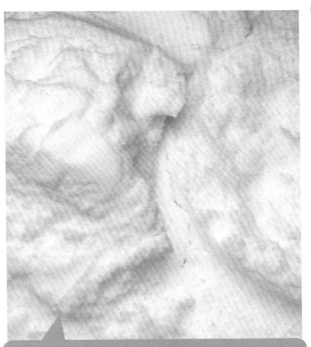

【饮片特征】本品为樟科植物樟根、枝、叶及废材经蒸馏所得的颗粒状、结晶状粉末。小颗粒状、结晶性粉末。白色或黄白色，有光泽。气芳香，浓烈刺鼻，味辛辣而后有清凉感。在常温下易挥发。易点燃，燃烧时能发出多量黑烟和有光的火焰。

木鳖子

Mu Bie Zi

【性味归经】

苦、微甘，凉；有毒。归肝、脾、胃经。

【功能】

散结消肿，攻毒疗疮。

【主治】

用于疮疡肿毒，乳痈，瘰疬，痔瘘，干癣，秃疮。

【用法用量】

0.9~1.2g。外用适量，研末，用油或醋调涂患处。

【禁忌】

孕妇慎用。

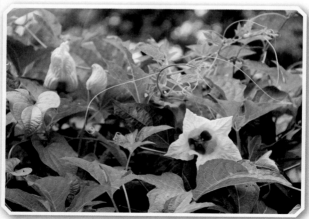

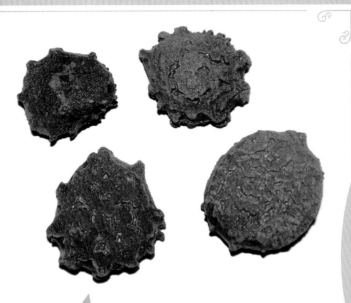

【饮片特征】本品为葫芦科植物木鳖的干燥成熟种子。内种皮灰绿色，绒毛样。子叶2枚，黄白色，富油性。有特殊的油腻气，味苦。

🌿【经典配方】

乌龙膏　功能主治：主治红肿不消，一切诸毒。成分：木鳖子（去壳）100g，草乌25g，小粉200g，法半夏100g。

大 蒜

Da Suan

【性味归经】

辛，温。归脾、胃、肺经。

【功能】

解毒消肿，杀虫，止痢。

【主治】

用于痈肿疮疡，疥癣，肺痨，顿咳，泄泻，痢疾。

【用法用量】

9～15g。

【禁忌】

阴虚火旺及慢性胃炎溃疡患者慎用。外用能引起皮肤发红，灼热，起泡，故不宜敷之过久。皮肤过敏者慎用。

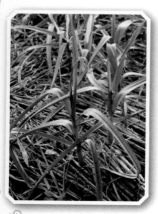

【经典配方】

二蒜涂方 功能主治：治小儿骨火丹，初在臂起，赤黑色。成分：大蒜、小蒜各30g。

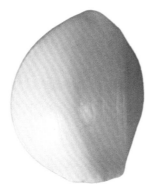
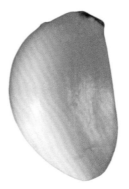

【饮片特征】本品为乔木科植物蒜干燥鳞茎的加工品。呈类球形，表面被白色、淡紫色或紫红色的膜质鳞皮。顶端略尖，剥去外皮，可见独头或6~16个瓣状小鳞茎。鳞茎瓣略呈卵圆形，外皮膜质，剥去皮膜，白色，肉质。气特异，味辛辣，具刺激性。

【养生药膳】

1. 大蒜液　大蒜9g，白糖适量。本品主治止咳解毒。

2. 大蒜粥　紫皮蒜30g，粳米100g。本品可下气健胃，解毒止痢。

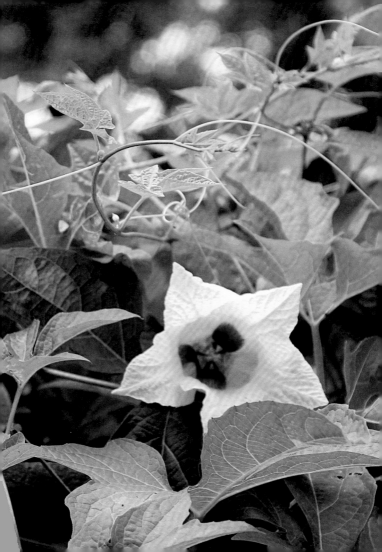

第二十五章

拔毒化腐生肌药

升 药

Sheng Yao

【性味归经】辛，热；大毒。性肺、脾经。

【功能】拔毒提脓，祛腐生肌，燥湿杀虫。

【主治】痈疽疔疮，梅毒下疳，瘰疬瘰疬，一切恶疮肉暗紫黑，疮口坚硬，腐肉不去，窦道瘘管，脓水淋漓，久不收口，以及湿疮，疥癣。

【用法用量】外用：适量。研极细末，单用，或与其他药配成散剂，或制成药捻插入疮口。

【禁忌】本品有毒，不可内服。外用亦不宜大量持久使用。口眼附近及乳头脐中等部位不宜用。疮面过大时亦不宜用，以防中毒。撒于疮面，须薄匀，否则引起疼痛。

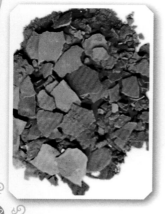

🌺【经典配方】

九一散　功能主治：治提脓，拔毒，去腐，生肌。成分：石膏（煅）900g，红粉（升药）100g。

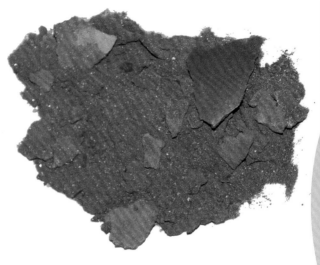

【饮片特征】本品为水银、硝石、白矾或由水银和硝酸炼制而成的红色氧化汞。为片状或粉状结晶，橙红色。片状的一面光滑，略具光泽；另一面较粗糙，似附一层粉末，无光泽。粉末橙色。体重，质硬脆，片状者易折断，断面粗糙，常散有稀疏小细孔，无臭。遇光颜色逐渐变深。

炉甘石
Lu Gan Shi

【性味归经】

甘，平。归肝、脾经。

【功能】

解毒明目退翳，收湿止痒敛疮。

【主治】

用于目赤肿痛，眼睑赤烂，翳膜遮睛，胬肉攀睛，溃疡不敛，脓水淋漓，湿疮瘙痒。

【用法用量】

外用适量。

【禁忌】

忌内服。

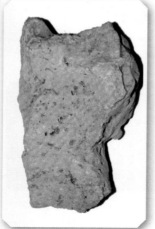

🌿【经典配方】

点眼万明膏　功能主治：治眼疾。成分：炉甘石（火煅，研细，入人乳浸49日）9g，川黄连（乳制）1.5g，朱砂9g，硼砂1.5g，胆矾0.9g，冰片0.9g。

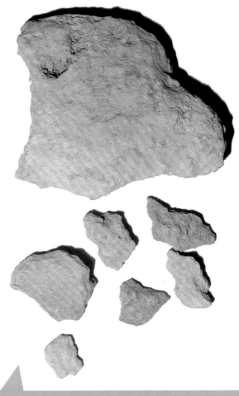

【饮片特征】本品为碳酸盐类矿物方解石族菱锌矿的加工品，主含碳酸锌（$ZnCO_3$）。呈不规则的块状。灰白色或淡红色，表面粉性，无光泽，凹凸不平，多孔，似蜂窝状。体轻，易碎。气微，味微涩。

硼　砂

Peng Sha

【性味归经】甘、咸，凉。归肺、胃经。

【功能】清热消痰，解毒防腐。

【主治】用于痰热咳嗽，喉痹，鹅口疮，噎膈积聚，诸骨鲠喉，目赤翳障，胬肉攀睛，阴部溃疡。

【用法用量】内服：入丸、散，1.5～3g。外用：沸水溶化冲洗；或研末敷。防腐生用，收敛煅用。

【禁忌】体虚者慎服。

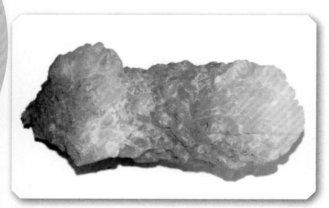

 【经典配方】

　　1. **硼砂散**　功能主 喉痹，闭塞不通，肿痛治：治大人、小儿卒患 生疮，语声不快，风壅

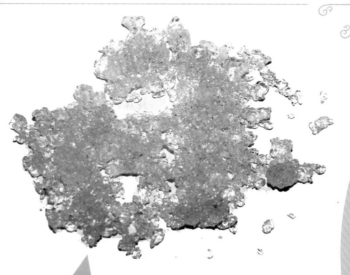

【饮片特征】本品为硼砂矿经精制而成的结晶。呈不规则块状，大小不一。无色透明或白色半透明，玻璃样光泽。久置空气中，易风化成白色粉末。体较轻，质脆易碎。无臭，味先略咸，后微带甜，稍有凉感。可溶于水，易溶于沸水或甘油中。

痰毒，鼻衄出血。成分：山药（生）1800g，樟脑（研）210g，牙硝（生）720g，麝香（研）120g，甘草、硼砂（研）各600g。

2. 疗牙止痛散　功能主治：牙痛。成分：硼砂、牙硝各9g，雄黄6g，冰片0.45g，麝香0.15g。

<table>
<tr><td>

轻 粉

Qing Fen

</td><td>

【性味归经】辛，寒；有毒。归大肠、小肠经。

【功能】外用杀虫，攻毒，敛疮；内服祛痰消积，逐水通便。

【主治】外治用于疥疮，顽癣，臁疮，梅毒，疮疡，湿疹；内服用于痰涎积滞，水肿臌胀，二便不利。

【用法用量】外用适量，研末掺敷患处。内服每次0.1～0.2g，1日1～2次，多入丸剂或装胶囊服，服后漱口。

【禁忌】本品有毒，不可过量，内服慎用。孕妇禁服。

</td></tr>
</table>

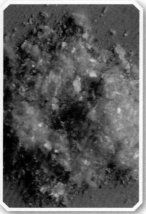

【经典配方】

神捷散　功能主治：主治疥疮。成分：轻粉15g，吴茱萸30g，赤小豆49粒，蒺藜30g，白芜仁15g，石硫黄少许。

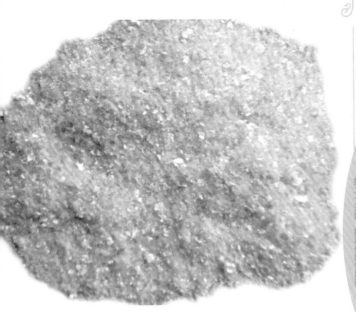

【饮片特征】本品为氯化亚汞。白色有光泽的鳞片状或雪花状结晶，或结晶性粉末，遇光颜色缓缓变暗。气微。

铅 丹
Qian Dan

【性味归经】辛，微寒；有毒。归心、肝经。

【功能】解毒祛腐，收湿敛疮，坠痰镇惊。

【主治】用于痈疽疮疡，外痔，湿疹，烧烫伤。

【用法用量】外用：研末撒，调敷，或熬膏敷贴，每次不得超过20g，用药范围应小于30cm²。内服：每日0.15～0.3g，入丸、散，时间不能超过2个星期。

【禁忌】铅丹有毒，且有蓄积作用。外敷不宜大面积、长时间使用，以防引起中毒。一般不作内服，必要时应控制剂量，只可暂用，并严密观察。服药期间禁止饮酒，防止过劳、饥饿、感染，以免使潜在铅游离出来，引起急性中毒。孕妇、哺乳妇女及儿童禁用。

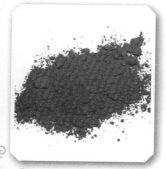

【经典配方】

铅丹散　功能主治：治消渴。成分：铅丹、胡粉各1.5g，天花粉、甘草各75g，泽泻、石膏、赤石脂、白石脂各37.5g。

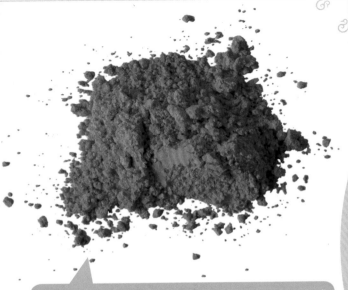

【饮片特征】本品为纯铅加工制成的氧化物，橙红色或橙黄色粉末。不透明，土状光泽。体重，质细腻，易吸湿结块，手触之染指。无臭，无味。

【养生药膳】

木防己酒　木防己4.2g，铅丹0.3g，防风、桂心、龙齿各2.4g，朱砂0.2g，炙甘草2.4g，细辛、当归、干姜各1.5g，独活0.6g，莽草0.3g。用于小儿风痫发动，手足不仁。

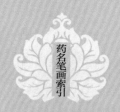

药名笔画索引

（以药名首字笔画为序）

二画

丁公藤 282

丁香 400

人参 736

人参芦 906

九香虫 436

儿茶 580

刀豆 434

三画

三七 500

三棱 586

三颗针 140

干姜 390

土荆皮 916

土茯苓 196

土鳖虫 568

大血藤 182

大青叶 154

大枣 754

大黄 238

大戟 254

大蒜 928

大蓟 486

大腹皮 440

小茴香 388

小蓟 490

山豆根 188

山茱萸　878

山药　742

山楂　450

千年健　310

千里光　176

川贝母　596

川芎　530

川楝子　412

女贞子　836

马尾莲　132

马齿苋　170

马勃　200

马兜铃　644

四画

王不留行　566

天冬　838

天竺黄　616

天花粉　104

天南星　600

天麻　720

木瓜　272

木香　422

木贼　82

木通　358

木蝴蝶　204

木鳖子　926

五加皮　302

五灵脂　540

五味子　862

五倍子　870

太子参　748

车前子　350

瓦楞子　638

水牛角　224

水蛭　584

牛黄　712

牛蒡子　74

牛膝　554

升药　932

升麻　88

月季花　562

丹参　548

乌药　416

乌梢蛇　266

乌梅　866

火麻仁　246

巴戟天　768

五画

玉竹　846

玉米须　342

甘松　442

甘草　750

甘遂　252

艾叶　524

石韦　366

石决明　694

石菖蒲　728

石斛　842

石榴皮　874

石膏　98

龙骨　676

龙胆　130

龙眼肉　818

北沙参　822

生地黄　214

生姜　44

生铁落　708

仙茅　794

仙鹤草　514

白及　510

白术　738

白头翁　190

白芍　816

白芷　58

白花蛇舌草　194

白芥子　606

白茅根　492

白矾　918

白果　660

白前　618

白扁豆　746

白蔹　178

白鲜皮　138

白薇　230

瓜蒂　902

瓜蒌　604

冬瓜皮　340

冬虫夏草　782

冬葵子　368

玄参　216

半边莲　210

半夏　594

丝瓜络　300

六画

老鹳草　290

地龙　710

地耳草　380

地肤子　352

地骨皮　228

地榆　494

地锦草　172

芒硝　240

西河柳　54

西洋参　740

百合　830

百部　650

当归　808

肉苁蓉　784

肉豆蔻　868

肉桂　394

朱砂　674

竹沥　612

竹茹　608

延胡索　534

自然铜　572

血余炭　518

血竭　576

全蝎　714

合欢皮　690

冰片　730

刘寄奴　578

决明子　112

灯心草　364

阳起石　800

防己　286

防风　50

红花　552

七画

麦冬　834

麦芽　458

远志　684

赤石脂　872

赤芍　220

芫荽　482

芫花　256

花椒　396

花蕊石　506

苍术　322

苍耳子　64

芡实　884

苎麻根　496

芦荟　244

芦根　102

苏木　574

苏合香　732

杜仲　770

豆蔻　324

连翘　144

吴茱萸　398

牡丹皮　218

牡蛎　702

伸筋草　268

皂荚　610

佛手　424

谷芽　452

谷精草　116

龟甲　840

辛夷　66

羌活　56

灶心土　526

沙苑子　766

没药　536

沉香　426

诃子　864

补骨脂　776

灵芝　688

阿胶　814

阿魏　464

陈皮　410

附子　386

鸡内金　460

鸡血藤　558

鸡骨草　382

鸡冠花　896

八画

青风藤　278

青皮　414

青果　166

青葙子　118

青蒿　226

青黛　158

苦杏仁　642

苦参　136

苦楝皮　472

枇杷叶　648

板蓝根　156

松子仁　248

松节　276

枫香脂　546

刺五加　760

刺猬皮　892

郁李仁　250

郁金　538

虎杖　374

昆布　624

明党参　848

罗布麻叶　706

罗汉果　666

败酱草　184

制何首乌　810

知母　100

垂盆草　378

委陵菜　208

使君子　468

侧柏叶　488

佩兰　318

金果榄　168

金荞麦　164

金钱草　376

金银花　142

金樱子　890

乳香　532

鱼腥草　180

狗脊　308

饴糖　756

炉甘石　934

泽兰　560

泽泻　334

降香　508

细辛　60

九画

珍珠母　698

荆芥　48

茜草　504

荜茇　404

荜澄茄　406

草豆蔻　328

草果　326

茵陈蒿　372

茯苓　332

胡荽　52

胡黄连　234

胡芦巴　790

胡椒　402

胡颓子叶　670

荔枝核　420

南瓜子　470

南沙参　826

枳实　418

枳椇子　346

柏子仁　686

栀子　108

枸杞子　828

柿蒂　432

威灵仙　262

厚朴　316

砂仁　320

轻粉　938

鸦胆子　206

韭菜籽　798

虻虫　590

哈蟆油　806

骨碎补　570

钩藤　716

香附　430

香橼　444

香薷　46

重楼　192

禹白附　602

禹余粮　876

胆矾　904

胖大海　632

独活　260

姜黄　542

前胡　622

炮姜　522

洋金花　664

穿山龙　292

穿山甲　588

穿心莲　152

神曲　454

络石藤　296

绞股蓝　762

十画

秦艽　284

秦皮　134

蚕沙　274

莱菔子　456

莲子　880

莪术　582

桂枝　40

桔梗　626

桃仁　556

核桃仁　792

夏天无　544

夏枯草　110

柴胡　86

党参　744

鸭跖草　120

铅丹　940

射干　186

凌霄花　564

高良姜　392

拳参　198

益母草　550

益智　780

浙贝母　598

娑罗子　438

海马　804

海风藤　270

海金沙　356

海狗肾　802

海桐皮　298

海浮石　636

海蛤壳　634

海螵蛸　886

海藻　620

浮小麦　858

浮萍　94

桑叶　78

桑白皮　652

桑枝　288

桑寄生　304

桑椹　850

桑螵蛸　882

十一画

黄芩　124

黄芪　752

黄连　126

黄药子　628

黄柏　128

黄精　824

萆薢　360

菟丝子　788

菊花　80

常山　900

野菊花　150

蛇床子　912

银柴胡　232

猪苓　338

猫爪草　630

麻黄　38

麻黄根　856

鹿茸　764

鹿衔草　306

旋覆花　614

淫羊藿　772

淡竹叶　106

淡豆豉　92

密蒙花　122

续断　774

绵马贯众　160

绿豆　212

十二画

琥珀　680

款冬花　658

葫芦　344

葛根　90

葱白　68

葶苈子　656

萹蓄　370

楮实子　820

棕榈炭　512

硫黄　914

雄黄　910

紫贝齿　704

紫花地丁　148

紫苏叶　42

紫苏子　646

紫河车　786

紫草　222

紫珠　516

紫菀　654

蛤蚧　778

黑芝麻　852

锁阳　796

鹅不食草　70

番泻叶　242

滑石　354

寒水石　114

十三画

蒺藜　700

蒲公英　146

蒲黄　502

椿皮　894

槐花　498

硼砂　936

雷丸　476

路路通　280

蜈蚣　718

蜂房　920

蜂蜜　758

锦灯笼　202

矮地茶　662

满山红　668

十四画以上

蔓荆子　84

榧子　480

槟榔　474

酸枣仁　682

磁石　678

豨莶草　294

蝉蜕　76

漏芦　162

赭石　696

蕲蛇　264

樟脑　924

蝼蛄　348

墨旱莲　832

稻芽　462

僵蚕　722

熟地黄　812

鹤虱　478

薤白　428

薏苡仁　336

薄荷　72

藁本　62

檀香　446

藕节　520

覆盆子　888

礞石　640

瞿麦　362

翻白草　174

藿香　314

蟾酥　922

鳖甲　844

糯米稻根　860

麝香　726

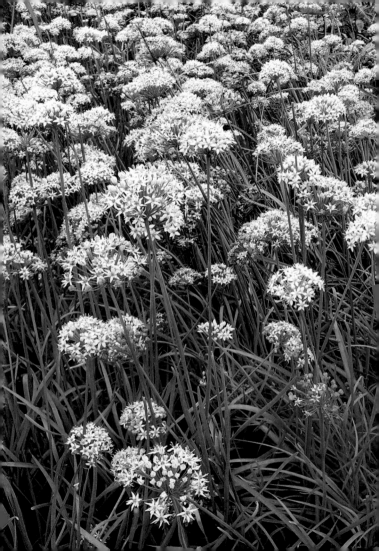

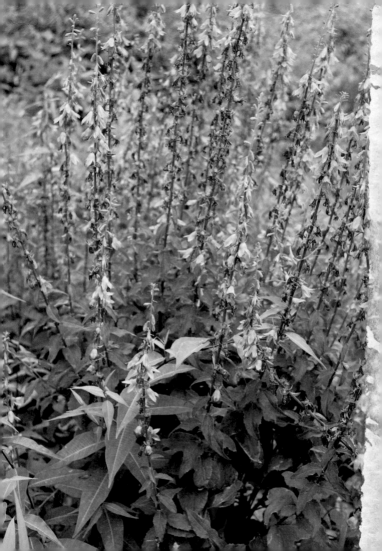